Hans-Jürgen Dobner · Gerald Perry

Biomechanik für Physiotherapeuten

Hippokrates

Die Deutsche Bibliothek – CIP-Einheitsaufnahme

Ein Titeldatensatz für diese Publikation ist bei Der Deutschen Bibliothek erhältlich

Anschrift der Verfasser:

Prof. Dr. Hans-Jürgen Dobner
FB Mathematik,
Arbeitsgruppe Technomathematik
Universität Kaiserslautern
67653 Kaiserslautern

Dipl.-Phys. Ed. Gerald Perry
Reha-Therapie PERRY
Rheinstraße 34b
76829 Landau

Illustrationen: J. Hormann, Stuttgart

Wichtiger Hinweis:
Wie jede Wissenschaft ist die Medizin ständigen Entwicklungen unterworfen. Forschung und klinische Erfahrung erweitern unsere Erkenntnisse, insbesondere was Behandlung und medikamentöse Therapie anbelangt. Soweit in diesem Werk eine Dosierung oder eine Applikation erwähnt wird, darf der Leser zwar darauf vertrauen, dass Autoren, Herausgeber und Verlag große Sorgfalt darauf verwandt haben, daß diese Angabe dem **Wissensstand bei Fertigstellung des Werkes** entspricht.
Für Angaben über Dosierungsanweisungen und Applikationsformen kann vom Verlag jedoch keine Gewähr übernommen werden. **Jeder Benutzer ist angehalten**, durch sorgfältige Prüfung der Beipackzettel der verwendeten Präparate und gegebenenfalls nach Konsultation eines Spezialisten festzustellen, ob die dort gegebene Empfehlung für Dosierungen oder die Beachtung von Kontraindikationen gegenüber der Angabe in diesem Buch abweicht. Eine solche Prüfung ist besonders wichtig bei selten verwendeten Präparaten oder solchen, die neu auf den Markt gebracht worden sind. **Jede Dosierung oder Applikation erfolgt auf eigene Gefahr des Benutzers**. Autoren und Verlag appellieren an jeden Benutzer, ihm etwa auffallende Ungenauigkeiten dem Verlag mitzuteilen.
Geschützte Warennamen werden **nicht** besonders kenntlich gemacht. Aus dem Fehlen eines solchen Hinweises kann also nicht geschlossen werden, dass es sich um einen freien Warennamen handele.

ISBN 3-7773-1441-2

© Hippokrates Verlag GmbH, Stuttgart 2001

Vordergrundmotiv: IFA-Bilderteam;
Hintergrundmotiv: SuperStode Bildagentur

Printed in Germany
Satz: Hofacker DDV GmbH, Schorndorf
Druck: Stürtz AG, Würzburg

Das Werk, einschließlich aller seiner Teile, ist urheberrechtlich geschützt. Jede Verwertung außerhalb der engen Grenzen des Urheberrechtsgesetzes ist ohne Zustimmung des Verlages unzulässig und strafbar. Das gilt insbesondere für Vervielfältigungen, Übersetzungen, Mikroverfilmungen und die Einspeicherung und Verarbeitung in elektronischen Systemen.

Geleitworte

Nach der ärztlichen Diagnose sind die therapeutische Befunderhebung von Patienten und die Verlaufsdokumentation von Behandlungen am Wichtigsten. In den therapeutischen Berufen werden Biomechanik und Bewegungsanalyse zunehmend unverzichtbare Instrumentarien um Belastungsparameter zu bestimmen und damit Patienten effektiver betreuen zu können.

Die Autoren haben den Mangel an Basisinformationen für Einsteiger der Biomechanik erkannt und durch prägnante Erklärungsweise ein pädagogisch wertvolles Lehrbuch konzipiert. Aufgrund ihrer reichen Erfahrung aus den Bereichen Sport, Rehabilitation, Physik und Mathematik haben sie die Grundlagen der Biomechanik auf verständliche und anwendungsbezogene Weise behandelt. Das Buch ist daher für all diejenigen von großem Nutzen, die mit Fragen menschlicher Bewegungen und daraus resultierenden Belastungen beschäftigt sind.

Prof. Dr. med. Emin Ergen,
Direktor des Instituts für Sportmedizin, Fakultät für Medizin,
Universität Ankara, Türkei
Direktor des Sportmedizinischen Ausschusses des Internationalen Olympischen Komitees der Türkei

In den letzten Jahren hat die postoperative Nachbehandlung von Sportverletzungen erheblich an Wichtigkeit zugenommen, da letztendlich ein gutes postoperatives Ergebnis nur durch ein entsprechend ausgeklügeltes Behandlungsprogramm möglich wurde.

Auch die konservative Therapie von zahlreichen Muskel-, Sehnen- und Knorpelverletzungen war erst möglich durch neuere Erkenntnisse der komplexen Bewegungsabläufe, um gezielt an den verschiedenen Gelenken ansetzen zu können, wobei die zweidimensionale Betrachtungsweise mit eine wichtige Voraussetzung war.

Besonders entscheidend für die Rehabilitationsmaßnahmen sind die Kenntnisse der auf den menschlichen Körper einwirkenden Kräfte, um die individuelle Reizdosis adäquat festlegen zu können.

Auf der Basis der vorliegenden Untersuchungsergebnisse erscheint daher eine breit angelegte Verbesserung der Therapie des Bewegungsapparates sowie ein besseres Verständnis von Funktion und Funktionsstörungen möglich, so dass dieses Werk nicht nur Bewegungstherapeuten, sondern auch Traumatologen, Sportärzten und Medizinstudenten ans Herz gelegt werden muss.

Dr. med. Heinz-Walter Löhr,
Arzt für Orthopädie und Sportmedizin, Karlsruhe
seit 1980 ärztlicher Betreuer des Fußballvereins Karlsruher SC
Mitglied des Deutschen Sportärztebundes

Vorwort

Was herauskommt, wenn sich ein Physiotherapeut und ein Mathematiker entschließen gemeinsam ein Fachbuch zu schreiben, liegt vor Ihnen.

Die Mechanik ist Grundlage der Physik und spielt in unterschiedlichster Form in viele Gebiete der Naturwissenschaften hinein, so auch in die Medizin und in steigendem Maße in die Bewegungslehre.
Die zunehmende Bedeutung der angewandten Biomechanik in der Physiotherapie spiegelt sich in der Tatsache wider, dass in der neuen Ausbildungs- und Prüfungsordnung für Physiotherapeuten Biomechanik offiziell Unterrichtsfach und Gegenstand der schriftlichen Abschlussprüfung geworden ist. Ähnliche Bestrebungen gelten auch für die Berufsverbände in Österreich und der Schweiz.
In der deutschsprachigen Literatur fehlt bisher eine elementare Einführung in die *Biomechanik für Physiotherapeuten*. Existierende Werke sind als Einsteig in dieses Gebiet meist ungeeignet, da sie den speziellen Bedürfnissen von Bewegungstherapeuten nicht gerecht werden und diese überfordert. Die Biomechanik für Physiotherapeuten schließt diese Lücke. Dabei wird der Tatsache Rechnung getragen, dass Bewegungstherapeuten unterschiedliche schulische Vorkenntnisse mitbringen.
Das vorliegende Werk führt deshalb in die Grundlagen der Biomechanik ein und deckt alle im Curriculum vorgesehenen Lerninhalte ab. Die Abneigung von Physiotherapeuten vor Biomechanik ist wahrscheinlich zurückzuführen auf eine aus der Schulzeit herrührende Aversion gegenüber Physik und Mathematik. Demzufolge wurden folgende didaktische Absichten verfolgt:
– Basiswissen bereitstellen, wobei wir uns auf solche Elemente beschränkt haben, die auf Kenntnissen aufbauen, welche dem gesamten Leserkreis zur Verfügung stehen dürften;
– den Stoff in enger Verbindung mit der Anwendung aufbereiten und anhand von Situationen der Alltagserfahrung verdeutlichen. Das betrifft Auswahl und Anwendung der biomechanischen Prinzipien.

Zielstellung des Buches ist die Bereitstellung der theoretischen Grundlagen und die praxisgerechte Aufbereitung dieses Wissens, was zur Bewältigung biomechanischer Fragestellungen der therapeutischen Behandlung befähigt.
Wir beschränken uns daher auf ebene (zweidimensionale) Biomechanik. Das hat vor allem zwei Gründe. Zum einen benötigt man für eine dreidimensionale Betrachtungsweise Hilfsmittel aus der Vektoranalysis, welche mathematische Voraussetzungen bedingen, die teilweise erst während eines naturwissenschaftlichen Studiums zur Verfügung stehen. Zum anderen erweist sich für die angesprochene Zielgruppe die zweidimensionale Betrachtungsweise als ausreichend.
Das Buch will als Lehrbuch verstanden sein. Es bereitet Methoden auf, welche in dieser Zusammenstellung bisher nicht zugänglich sind. Das Lehrbuch ist hauptsächlich für Bewegungstherapeuten (Physiotherapeuten, Ergotherapeuten, Motologen, …) in Ausbildung und Beruf gedacht. Wir denken aber, dass es auch für andere Gruppen wie z. B. für Studierende der Sportwissenschaften von Gewinn sein kann.
Ein Hauptanliegen war es uns, Grundlagen wissenschaftlich exakt und dennoch verständlich darzustellen und gleichzeitig den Praxisbezug deutlich aufzuzeigen. So vermittelt dieses Werk prägnant und präzise Basisinformationen über Biomechanik. Wir wählen einen ausgeprägt pädagogischen Aufbau, der keine tiefergehenden naturwissenschaftlichen Kenntnisse erfordert und zudem voraussetzungsfrei aufgebaut ist.

Zum didaktischen Konzept der *Biomechanik für Physiotherapeuten* gehört es, dass alle benötigten grundlegenden physikalischen Sachverhalte zunächst Schritt für Schritt eingehend erörtert werden, bevor sie auf komplexe Fragestellungen der Bewegungstherapie angewandt werden. In der Entstehungsphase des Buches haben wir dabei stets die Diskussion mit Auszubildenden und Kollegen gesucht, um so Inhalt und didaktisches Konzept auf diese Zielgruppe abzustimmen.

Im Vordergrund steht die qualitative und quantitative Ermittlung der auf den menschlichen Körper einwirkenden Belastungen, was durch ausgeprägte numerische Betrachtungen zum Ausdruck kommt.

Das Buch besteht im wesentlichen aus drei Teilen. Im ersten, die Kapitel 1 – 4 umfassenden Teil, stellen wir die notwendigen elementaren Grundlagen aus Anatomie, Medizin, Mathematik und Physik zusammen. Im mittleren Teil, den Kapiteln 5 – 10, werden die Grundlagen der Biomechanik erarbeitet, wobei wir den Anwendungsbezug deutlich in den Vordergrund gerückt haben. Im dritten Teil, welcher durch die restlichen Kapitel 11 – 14 abgedeckt wird, übertragen wir die physikalischen Grundlagen auf den Bewegungsapparat, dazu stellen wir die Technik der biomechanischen Analyse exemplarisch an Hand komplexer, aber dennoch einfacher Fragestellungen dar, wobei die bereitgestellten Werkzeuge intensiv genutzt werden. Eine zentrale Rolle kommt den Gleichgewichtsbedingungen der Mechanik zu, welche immer wieder Anwendung finden.

Zum Schluss bleibt uns die angenehme Aufgabe, all denjenigen zu danken, die uns bei der Abfassung des Manuskripts tatkräftig unterstützt haben. Herzlich bedanken möchten wir uns bei der Ehefrau Christa des erstgenannten Autors für sorgfältiges Korrekturlesen, anregende Diskussionen sowie zahlreiche Verbesserungsvorschläge. Ebenso sind wir Herrn Prof. Dr. G. Dobner, FH Konstanz, für Kritik und Anregungen dankbar. Nicht zuletzt ein Dankeschön an Frau Seiz und Frau Hüsgen vom Hippokrates Verlag für die stets erfreuliche Zusammenarbeit sowie an den Verlag für die sorgfältige Ausstattung des Buches.

Landau im Sommer 2000
H.-J. Dobner
G. Perry

Inhaltsverzeichnis

1	**Einleitung**	3
	1.1 Ziele der Biomechanik	3
	1.2 Methoden der Biomechanik	4
	1.3 Kinematik und Dynamik	6
	1.4 Kontrollfragen	10

2	**Anatomische Grundlagen**	11
	2.1 Anatomische Grundbegriffe	11
	2.2 Körperebenen und -achsen	12
	2.3 Körpersegmente	14
	2.4 Muskeln und Knochen	16
	2.5 Gelenktypen und Gelenkkinematik	18
	2.6 Kontrollfragen	18

3	**Mathematische Grundlagen**	20
	3.1 Mathematische Begriffe und Symbole	20
	3.2 Gleichungen und Funktionen	22
	3.2.1 Umformung von Gleichungen	22
	3.2.2 Funktionen	25
	3.2.3 Koordinaten	27
	3.3 Elementare Geometrie und Trigonometrie	29
	3.4 Skalare und Vektoren	37
	3.5 Operationen mit Vektoren	38
	3.6 Kontrollfragen	41

4	**Basisgrößen der Physik**	44
	4.1 Maßsysteme	44
	4.2 Lineare Bewegungen	45
	4.2.1 Geschwindigkeit	45
	4.2.2 Beschleunigung	47
	4.3 Drehbewegung	49
	4.3.1 Rotation und Winkelgeschwindigkeit	49
	4.3.2 Winkelbeschleunigung	50
	4.4 Zusammengesetzte Bewegungen	52
	4.5 Masse und Gewicht	53
	4.6 Kontrollfragen	54

5 Kraft und das erste Newton'sche Gesetz ... 59

- 5.1 Das Trägheitsgesetz ... 59
- 5.2 Reibungskraft ... 62
- 5.3 Der Körperschwerpunkt ... 65
- 5.3.1 Die Ermittlung des Körperschwerpunktes ... 65
- 5.3.2 Die Verlagerung des Körperschwerpunktes ... 69
- 5.4 Die resultierende Kraft ... 71
- 5.4.1 Grafische Methoden zur Bestimmung der resultierenden Kraft ... 73
- 5.4.2 Algebraische Methoden zur Bestimmung der resultierenden Kraft ... 74
- 5.5 Die Zerlegung von Kräften ... 75
- 5.5.1 Grafische Methode ... 76
- 5.5.2 Rechnerische Methode ... 76
- 5.6 Kontrollfragen ... 78

6 Das zweite Newton'sche Gesetz ... 79

- 6.1 Gravitation ... 79
- 6.2 Das zweite Newton'sche Gesetz ... 80
- 6.3 Der Impuls ... 81
- 6.4 Kontrollfragen ... 83

7 Das dritte Newton'sche Gesetz ... 84

- 7.1 Actio et Reactio ... 84
- 7.2 Freikörperdiagramme ... 88
- 7.3 Impulsübertragung ... 92
- 7.4 Kontrollfragen ... 92

8 Drehbewegungen und Drehmoment ... 94

- 8.1 Das Drehmoment ... 94
- 8.2 Die Berechnung von Drehmomenten ... 98
- 8.3 Die Gleichgewichtsbedingung für Drehmomente ... 101
- 8.4 Das Massenträgheitsmoment ... 103
- 8.5 Der Drehimpuls ... 106
- 8.6 Standmoment und Kippmoment ... 107
- 8.7 Die Vektordarstellung von Drehbewegungsgrößen ... 110
- 8.8 Kontrollfragen ... 111

9 Mechanische Maschinen ... 113

- 9.1 Die Klassifikation von Hebeln ... 113
- 9.2 Das Hebelgesetz ... 117
- 9.3 Umlenksysteme ... 119
- 9.4 Die schiefe Ebene ... 121
- 9.5 Kontrollfragen ... 123

10 Arbeit, Energie und Leistung ... 125

- 10.1 Arbeit ... 125
- 10.2 Energie ... 130
- 10.3 Leistung ... 135
- 10.4 Der Wirkungsgrad ... 136
- 10.5 Kontrollfragen ... 137

11 Biomechanik in der Praxis ... 141

- 11.1 Biomechanische Analysen ... 141
- 11.2 Belastungen des Lumbosakralgelenkes ... 144
- 11.3 Biomechanik der Rumpfflexion ... 146
- 11.4 Biomechanische Analyse der Kopfhaltung ... 148
- 11.5 Biomechanische Analyse des Aufstehens ... 152
- 11.6 Biomechanik des Hüftgelenkes ... 154
- 11.7 Biomechanik des Hebens ... 157
- 11.8 Kontrollfragen ... 160

12 Die biomechanische Analyse von Bewegungen ... 162

- 12.1 Ablauf einer Bewegungsanalyse ... 162
- 12.1.1 Beschreibung ... 162
- 12.1.2 Anatomische Analyse ... 163
- 12.1.3 Evaluierung ... 163
- 12.2 Ganganalyse ... 164
- 12.3 Belastungen beim Gehen und Stehen ... 166
- 12.4 Belastungen der Ferse ... 169
- 12.5 Belastungen beim Abrollen des Fußes ... 171
- 12.6 Energiebedarf beim Gehen und Laufen ... 174
- 12.7 Gelenkkinematik ... 176
- 12.8 Kontrollfragen ... 177

13 Biomechanik in der therapeutischen Praxis ... 178

- 13.1 Qualitative Biomechanik ... 178
- 13.2 Freikörperdiagramme ... 179
- 13.3. Das Kniegelenk ... 180
- 13.4 Übungsauswahl ... 181
- 13.4.1 Hebel ... 181
- 13.4.2 Energieaufwand ... 182
- 13.5 Biomechanik therapeutischer Übungen ... 184
- 13.6 Kontrollfragen ... 187

14 Die Belastbarkeit biologischer Strukturen ... 188

14.1 Auftrieb in Fluiden ... 188
14.1.1 Fluide ... 188
14.1.2 Der hydrostatische Druck ... 189
14.1.3 Die Auftriebskraft und das archimedische Prinzip ... 190
14.2 Dehnung und Spannung ... 194
14.3 Belastungsfälle der Biomechanik ... 197
14.4 Knochen- und Weichteilbelastungen ... 201
14.5 Kraftentwicklung im Körper ... 202
14.6 Kontrollfragen ... 206

Anhang ... 210

Arbeitsblatt Körperschwerpunkt ... 211
Arbeitsblatt Krafteinflussgrößen ... 212

Literatur ... 213

Grundlagen der Biomechanik

1 Einleitung

1.1 Ziele der Biomechanik
1.2 Methoden der Biomechanik
1.3 Kinematik und Dynamik
1.4 Kontrollfragen

1.1 Ziele der Biomechanik

Biomechanik ist die Anwendung der Mechanik auf biologische Systeme wie den menschlichen Körper. Kenntnisse biomechanischer Grundlagen sind für in der heutigen Zeit tätige Bewegungstherapeuten ein unverzichtbares wissenschaftliches Instrumentarium zur Optimierung von Bewegungsparametern, um die Belastbarkeit ihrer Patienten einzustufen und somit effiziente Therapieprogramme erstellen zu können. Die zunehmende Bedeutung der **angewandten Biomechanik** in der Bewegungstherapie spiegelt sich in der Tatsache wider, dass dieses Fach für Physiotherapeuten in Deutschland seit 1996 offizieller Ausbildungsbestandteil ist.

Die Behandlung nach Verletzungen wird durch genaue Kenntnis der kausal pathomechanischen Belastungen der anatomischen Strukturen effektiver gestaltet. Zur Behandlung von Gelenkschwächen werden zur Muskelstabilisation immer häufiger Kraftmaschinen eingesetzt. Ein unreflektierter Einsatz solcher Geräte muss als kritisch eingestuft werden. Hier sind detaillierte Kenntnisse der auftretenden Kräfte beim Maschineneinsatz von besonderer Bedeutung. Solches Grundwissen erfordert zusätzlich zu erlernten anatomischen Kenntnissen aus der Berufsausbildung das Verstehen elementarer biomechanischer Regeln. Dadurch werden Belastungseffekte in Alltag und Therapie physikalisch verständlich gemacht.

In der Biomechanik differenzieren wir zwischen organischen und anorganischen Körpern. Allgemein versteht man unter einem Körper eine Zusammensetzung von Materie in festem, flüssigem oder gasförmigem Zustand. Wenn hier jedoch vom **Körper** gesprochen wird, ist damit ausnahmslos der menschliche Körper gemeint, anderenfalls sprechen wir von **Objekt** oder **Gegenstand**.

Wenn individuelle Bewegungsmuster entwicklungsbedingt sind, dann ist der Mensch mit seinem genetischen Schicksal verbunden. Vorbestimmte Reifungsprozesse seines Gehirns und Körpers beeinflussen unter anderem die alltägliche Bewegungsmotorik sowie Körperhaltung und Gangart. Beim Umgang mit der erdverbundenen Existenz ist der Mensch schließlich auf sich allein gestellt. Wie effizient kann er tägliche Belastungen überwinden oder wie energiesparend kann er den Weg von A nach B finden? Als Beispiel sei die Zielmotorik der Hand-Mund-Bewegung, das Hinsetzen und Aufstehen oder das Treppen-Hoch- und -Runtersteigen erwähnt.

Der Bewegungstherapeut interessiert sich nicht nur für den momentanen Status seines Patienten, sondern auch für die individuellen Gegebenheiten und für das realitätsbezogene Behandlungskonzept, z. B. wird ein Beinamputierter nie wieder eine physiologische bipedale Ganzkörperfunktion ausüben können. Trotz Versorgung mit orthopädischen Hilfsmitteln und optimaler therapeutischer Behandlung wird sein Gangbild nie das eines Unversehrten erreichen. Ausweich- oder Schonbelastungen, wenn nicht zum richtigen Zeitpunkt korrigiert, führen bekanntlich zu struktureller Fehlbelastung, funktioneller Dysbalance und Bewegungseinschränkung. Es bleibt trotz allem eine selbstgewählte Entscheidung des Individuums, ob es eine Fortbewegungsart bevorzugt, die es ihm ermöglicht, seine Ziele zu erreichen; oft unergonomisch, aber für es scheinbar ausreichend. Hier kann die Biomechanik helfen, durch genaue Betrachtung und didaktische Interpretation des Gangbildes des Patienten Prothesen effektiver zu nutzen. Bei nicht sparsamem Kraft- und Energieeinsatz ermüdet man bekanntlich schneller, wodurch die allgemeine Leistung eingeschränkt wird. Beispielhaft seien die scheinbar ineffektiven Bewegungscharakteristiken von Patienten mit Amputationen oder Störungen des Zentralnervensystems aufgeführt.

Bewegungen quantitativ zu berechnen ist ein rein rechnerisches Verfahren und beschäftigt sich nicht mit psychosozialem Umfeld, Motivation oder Emotion, welche bekanntermaßen einen Einfluss auf das Bewegungsbild des Individuums haben können. Biomechanik bietet keine kurativen „Therapiepläne" und keine Übungen an. Biomechanik beschäftigt sich vielmehr mit der Anwendung physikalischer Regeln, die Auswirkungen auf den menschlichen Organismus haben. Biomechanik ist ein grundlegendes Untersuchungsverfahren, bei dem Bewegung und Belastung im Mittelpunkt stehen.

Mathematik ist ein unverzichtbares Werkzeug, um Belastungen und ihre Effekte zu berechnen. Jegliches Material auf unserer Erde, wozu insbesondere der Mensch zählt, steht ununterbrochen unter dem Einfluss von mehreren, oft nicht sichtbaren oder bewusst spürbaren Kräften. Ein Ziel der Biomechanik ist die Identifizierung und Auseinandersetzung mit diesen **Kräften**, um so deren Auswirkung auf den Menschen besser verstehen zu können. Um festzustellen, ob der menschliche Körper im Gleichgewicht oder Ungleichgewicht ist, benutzt der Biomechaniker eine Methodik der Simplifikation, und um die Realität annähernd zu modellieren, verwendet er eine eigene Fachsprache und Symbolik.

Ein weiteres Ziel der Biomechanik ist die Evaluierung des Zusammenspiels der Muskel-Skelett-Strukturen; sie ermöglicht eine gezielte Betrachtung von Teilfunktionen des gesamten Körpermechanismus oder Segmentalinteraktionen. Hier werden durch Vergleichsverfahren Fehlfunktionen präzise identifiziert.

Die Biomechanik erleichtert und objektiviert die Dokumentation in der Praxis und eröffnet somit die Möglichkeit, Behandlungsverläufe qualitativ zu vergleichen. Damit können Kräfte sowie Gelenkmessungen und Leistungen kritisch nachkontrolliert werden. Ferner werden Gebrauchsgegenstände- und Hilfsmittelnutzung, Arbeitsergonomie und Arbeitsumfeld mit der Absicht der Erleichterung von Tätigkeiten betrachtet mit der Maßgabe, körperliche Überbeanspruchungen zu vermeiden.

1.2 Methoden der Biomechanik

Die Biomechanik ist den Naturwissenschaften zuzuordnen. Einzelne Disziplinen untersuchen jeweils Teilbereiche der Natur unter spezifischen Gesichtspunkten. Um Erscheinungen menschlicher Bewegungen analysieren zu können, müssen Erkenntnisse aus verschiedenen Gebieten herangezogen und gemeinsam ausgewertet werden. In der Biomechanik sind das in erster Linie die Bereiche Anatomie, Biologie, Mechanik und Mathematik. Die Biomechanik befasst sich im weitesten Sinn mit der Erklärung und Voraussage menschlicher Bewegungen. Deren bewusster Einsatz erleichtert die Anwendung therapeutischer Methoden und steigert deren Effektivität.

Ziel der Biomechanik ist es, durch Anwendung mechanischer Gesetze auf menschliche Bewegungen Erklärungen zu geben und Voraussagen zu machen, um diese in der Prävention und Rehabilitation effektiv umzusetzen. Im Unterschied zu vielen anderen Naturwissenschaften steht nicht die experimentelle Untersuchung, sondern das genaue Beobachten im Vordergrund. Bewegungsmuster werden analysiert, um Abnormaliäten zu erkennen. Eigenschaften werden gedanklich zusammengefasst und mit einem eigenen Namen (**Begriff**) versehen. Damit auch alle unter einem Begriff dasselbe verstehen, wird dieser in den Naturwissenschaften definiert.

Fachbegriffe werden im Gegensatz zu Alltagsbegriffen exakt festgelegt. Missverständnisse sind zu erwarten, wenn

- der gleiche Begriff sowohl in der Alltagssprache als auch in der Fachsprache erscheint; so verwendet man den Begriff Kraft in der Umgangssprache eher unpräzise im Sinne von kräftig, während er in der Mechanik eindeutig als Ursache einer Änderung des Bewegungsstatus eines Gegenstandes erklärt ist;
- er in unterschiedlicher Bedeutung in verschiedenen Disziplinen verwendet wird; so versteht man in der Anatomie oder Biologie unter Körper einen menschlichen oder tierischen Körper. In der Mathematik versteht man darunter ein geometrisches Gebilde oder eine algebraische Struktur.

Einen Teil naturwissenschaftlicher Fachbegriffe bezeichnet man als Größe; dabei handelt es sich um Begriffe zur Beschreibung messbarer Eigenschaften (vgl. Kap. 4.1).

Gesetze spielen eine grundlegende Rolle in der Biomechanik. Gesetze in den Naturwissenschaften sind allgemeine Zusammenhänge der Natur, die unter bestimmten Bedingungen stets wirken. Sie bestehen aus zwei Teilen, der **Bedingungsaussage** und der **Gesetzesaussage**. Die Bedingungsaussage gibt an, unter welchen Voraussetzungen der im Gesetz formulierte Sachverhalt, d. h. die Gesetzesausage, gilt.

Naturwissenschaftliche Gesetze können durch eine Formel dargestellt oder mit Worten formuliert werden. Der Therapeut soll lernen, das Wirken mechanischer Gesetze auf menschliche Bewegungen anzuwenden. Der Lernprozess wird durch deren bewusste praktische Umsetzung erleichtert und automatisiert.

Das Erkennen und Anwenden mechanischer Gesetze in der Bewegungstherapie ist ein komplexer Prozess. Wichtige Naturgesetze und deren Gültigkeitsbedingungen sind in langen, oft von Irrtümern und Kontroversen begleiteten Prozessen entdeckt worden. Man denke etwa an Kopernikus, der herausfand, dass sich die Erde um die Sonne dreht und nicht umgekehrt. Das Entdecken von Naturgesetzen ist nicht Gegenstand der Biomechanik, sondern das Anwenden physikalischer Gesetze zum Lösen von Aufgaben und Problemen wie zum Beispiel:

- Erklären und Vorhersagen von Erscheinungen (Warum ist das Heben mit geradem Rücken und gebeugten Knien schonender?);
- Berechnen von Größen (Gelenkbelastungen, Behandlungsintensitäten etc.).

Beim Anwenden biomechanischer Gesetze müssen folgende Punkte berücksichtigt werden:

- Erfassen des Sachverhaltes,
- Vereinfachung unter Vernachlässigung unwesentlicher Details,
- Beschreibung mit biomechanischen Gesetzen,
- Anwendung der Gesetze zur Lösung der Aufgabe.

Bei einer biomechanischen Untersuchung sind unter anderem folgende wissenschaftliche Tätigkeiten durchzuführen. Wir benennen diese in der Reihenfolge ihrer Wichtigkeit.

Beobachten: Gezielte Wahrnehmung von Bewegungen, um deren wichtige Eigenschaften (zeitliche Abfolge etc.) zu erkennen.

Beschreiben: Darstellung der wesentlichen Aspekte eines Vorganges mit sprachlichen Mitteln.

Erklären: Logische Darstellung eines Vorganges durch Bezug auf biomechanische Gesetze.

Voraussagen: Darstellung der Konsequenzen unter Berücksichtigung der Bedingungsaussagen.

Messen: Eine Messung kann mit ausreichender Erfahrung oft durch eine Schätzung ersetzt werden.

Vergleichen: Ermittlung und Darstellung von Gemeinsamkeiten sowie Unterscheiden verschiedener Abläufe.

Begründen: Durch wissenschaftliche Argumentation nachweisen, dass eine Aussage richtig ist.

Definieren: Eindeutige Bestimmung eines Begriffs durch Festlegung seiner spezifischen Merkmale.

Interpretieren: Einer verbalen Aussage oder einer Formel wird eine auf die Realität bezogene Bedeutung gegeben.

Experimentieren: Beobachten eines Vorganges unter kontrollierten und veränderbaren Bedingungen.

1.3 Kinematik und Dynamik

Die Mechanik ist unterteilt in **Kinematik** und **Dynamik**. Die Dynamik wiederum lässt sich weiter in **Statik** und **Kinetik** aufspalten (s. Tab. 1.1). Die Kinematik ist die Lehre von den Bewegungen und befasst sich mit der räumlich-zeitlichen Charakterisierung von Bewegungsvorgängen ohne Berücksichtigung von Masse und einwirkenden Kräften. Die Dynamik befasst sich mit der Frage, wie sich Objekte unter Einwirkung von Kräften bewegen. Im Unterschied zur Kinematik fragt die Dynamik nach den Ursachen der Bewegung und berücksichtigt Masse und Kraft. Die Statik – ein Teilgebiet der Dynamik – ist die Lehre vom Gleichgewicht der Kräfte. Die Statik untersucht hauptsächlich Objekte, deren Form sich unter äußeren Kräften nicht ändert. Kinetik – das zweite Teilgebiet der Dynamik – untersucht die von Kräften hervorgerufenen Bewegungen.

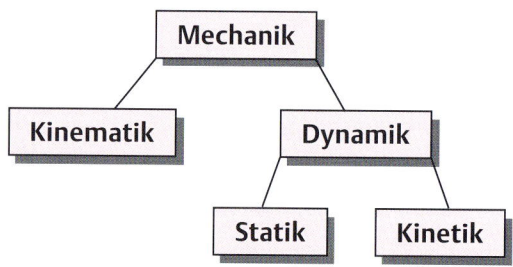

Tab. 1.1: Unterteilung der Mechanik

Die grundlegenden Bewegungsarten, mit denen man sich in der Kinematik auseinandersetzt, sind **Translationen** und **Rotationen**. Eine Translation ist eine fortschreitende Bewegung, bei der keine Drehung des Objektes in sich stattfindet; alle Punkte werden bei dieser Bewegungsform lediglich parallel zueinander verschoben, z. B. das Schieben oder Anheben einer Kiste (s. Abb. 1.1).

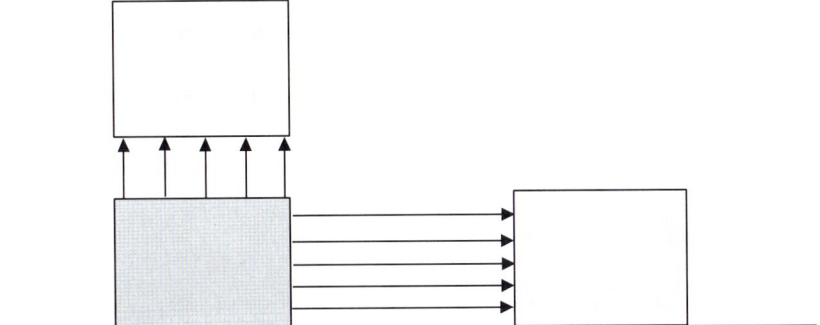

Abb. 1.1: Darstellung der Translation

Eine Rotation ist eine Drehbewegung; alle Punkte eines Gegenstandes bewegen sich auf konzentrischen Kreisen bzw. Kreissektoren um den Drehpunkt, welcher sich innerhalb oder außerhalb des betrachteten Gegenstandes befinden kann (s. Abb. 1.2), z. B. ein Bumerang oder die Drehscheibe eines Trainingsgerätes.

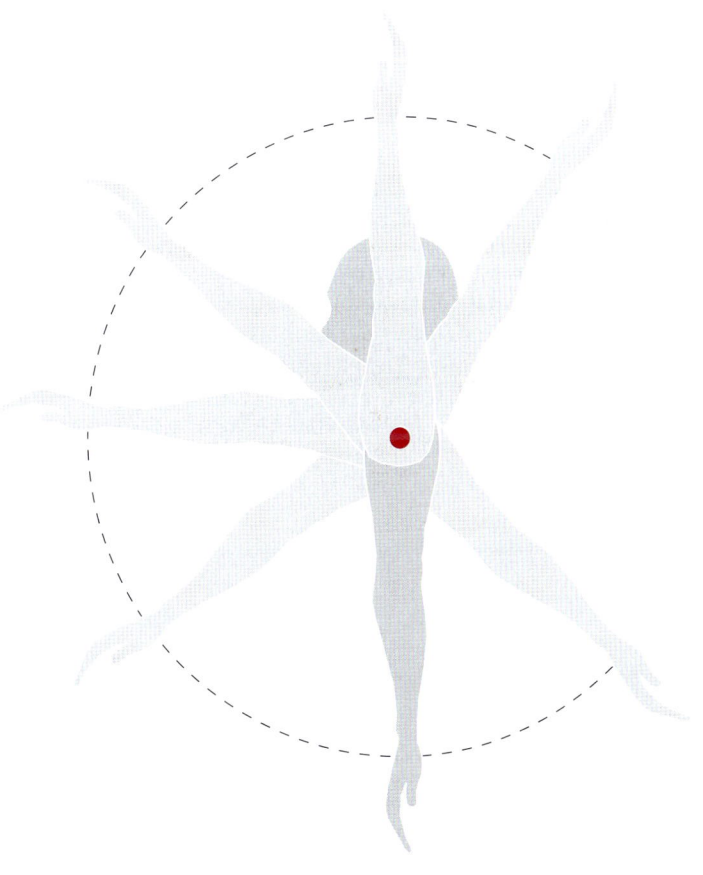

Abb. 1.2: Darstellung der Rotation

Im Bewegungapparat des menschlichen Körpers finden im physikalischen Sinn keine reinen Translationen oder Rotationen statt, sondern Kombinationsbewegungen; diese entstehen durch Überlagerung beider Bewegungsformen (s. Abb. 1.3). Die Arthrokinematik des Knies mit seiner asymmetrischen Artikulationskonfiguration zeigt deutlich eine Kombinationsbewegung während der dynamischen Funktion.

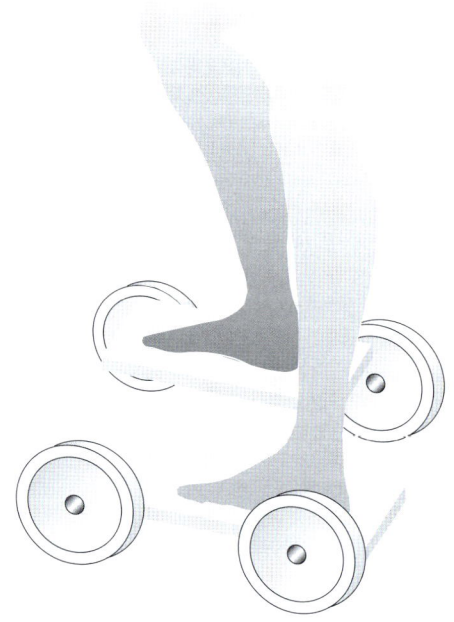

Abb. 1.3: Kombinationsbewegung

Bezug zur Praxis

- Zur Beschreibung von menschlichen Bewegungen in einem ebenen Modell wird bei Kombinationsbewegungen oft ein translatorischer oder rotatorischer Anteil vernachlässigt und eine solche Bewegung vereinfacht als Rotation oder Translation aufgefasst; so bleibt beim Kniestreckergerät die Gerätedrehachse ortsfest (s. Abb. 1.4), aber die translatorische Komponente der Gelenkdynamik des Knies wird nicht berücksichtigt.

1.3 Kinematik und Dynamik

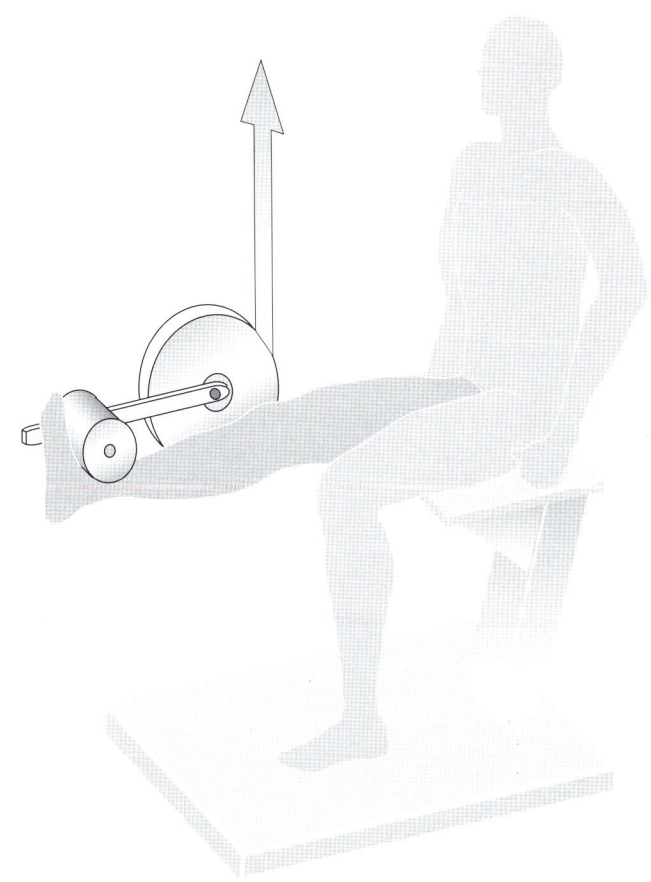

Abb. 1.4:
Kniestreckergerät mit ortsfester Drehachse

- Die biomechanische Analyse der Wirbelsäulendynamik wird auf Interartikulationsebene sowie in Bezug auf die gesamte Wirbelsäulenkinematik wegen der Komplexität der tatsächlichen Gegebenheiten häufig vereinfacht. Die Bewegung im Zervikalabschnitt wird bei Vernachlässigung der rotatorischen Komponente als Translation in der Sagittal- oder Frontalebene modelliert, und andererseits wird bei Betrachtung der Rotation um die Vertikalachse die natürliche Translationsabweichung nicht berücksichtigt.
- Das Abtasten eines Gelenkes zur Feststellung des rotatorischen und translatorischen Endgefühls ist eine bedeutende Untersuchungsmethode der Manuellen Therapie. Hierbei unterscheidet man durch Seitenvergleich zwischen physiologischem und pathologischem Endgefühl der Arthrokinematik und identifiziert durch Palpation strukturelle Bewegungseinschränkungen.

1.4 Kontrollfragen

- ☑ Womit beschäftigt sich die Biomechanik?
- ☑ Warum brauchen wir die Biomechanik?
- ☑ Welche Schritte sind bei der Anwendung biomechanischer Gesetze durchzuführen?
- ☑ Ist Ihnen ein Naturgesetz bekannt, das in der Biomechanik angewandt wird?
- ☑ Welche Tätigkeiten üben Sie bei Anwendung der Biomechanik in der Praxis aus?
- ☑ Nennen Sie Begriffe, welche in Alltags- und Fachsprache unterschiedlich verwendet werden.
- ☑ Erläutern Sie die folgenden Begriffe: Dynamik, Statik, Kinematik und Kinetik.
- ☑ Charakterisieren Sie Translations- und Rotationsbewegungen und geben Sie Beispiele.
- ☑ Was versteht man unter einer Kombinationsbewegung und wo kommt diese vor?
- ☑ Beschreiben Sie eine translatorische und eine rotatorische Gelenkuntersuchung.

2 Anatomische Grundlagen

2.1 Anatomische Grundbegriffe
2.2 Körperebenen und -achsen
2.3 Körpersegmente
2.4 Muskeln und Knochen
2.5 Gelenktypen und Gelenkkinematik
2.6 Kontrollfragen

Das Erlernen der Anatomie gehört zur Grundlagenausbildung von Bewegungstherapeuten. Die wichtigsten Bezeichnungen, Begriffe und Sachverhalte der Anatomie werden in diesem Kapitel im Hinblick auf ihre Anwendung in der Biomechanik kurz zusammengefasst. Es ist nicht die Absicht dieses Buches, das Fach Anatomie umfassend darzustellen.

2.1 Anatomische Grundbegriffe

Setzt man die 24 Stunden eines Tages in Relation zum Alter der Erde, so hat die Entwicklung des menschlichen Organismus erst in den letzten Sekunden stattgefunden. Er spiegelt das vorläufige Endstadium einer Reihe von Adaptionen wider, die sich in einem Zweig des Primatenstammes ereigneten und zugleich Anfang eines neuen Evolutionslaufes bildeten, welcher durch ein abstraktes Denkvermögen und die Kultur geprägt ist; ein Merkmal, das den Menschen von allen anderen Kreaturen unterscheidet. Die Entstehung der Erde reicht über fünf Milliarden Jahre zurück; dabei entwickelten sich die ersten Säugetiere vor etwa 200 Millionen und die Primaten vor 60 Millionen Jahren. Der Mensch hat im Laufe der letzten fünf Millionen Jahre Modifikationen erlebt, um seine heutige Gestalt zu erlangen. Für die Evolution der höheren Primaten waren unterschiedliche Umweltbedingungen von Bedeutung. In bewaldeten Gebieten entwickelten sich die Menschenaffen, während sich in offeneren und trockeneren Regionen die Hominiden mit dem Streben zum bipeden aufrechten Gang verbreiteten. Die Vorfahren des Homo erectus dürften weder auf dem Boden lebende Quadrupeden noch Brachiatoren (Hänger) gewesen sein. Ihr Bewegungsapparat gestattete Fortbewegung sowohl auf Bäumen als auch auf dem Boden. Für die Vertikalisierung waren unter anderem das Aufrichten der Wirbelsäule und ein Vorwärtskippen des Beckens notwendige Voraussetzungen. Dadurch hat sich der Körperschwerpunkt nach oben verlagert. Zur Gleichgewichtserhaltung des Körpers in seiner neuen Funktionsstelle war auch eine Adaption des Vestibularorgans an diese veränderte Körperlage notwendig. Die tief greifende morphologische Umstrukturierung beim Übergang zum aufrechten Gang erfolgte primär an der Wirbelsäule und hat Veränderungen insbesondere im Lendenwirbelbereich bewirkt. Der Übergang vom Vier- zum Zweifüßerstand hat eine geringere Unterstützungsfläche, ergo eine labile Stabilität zur Folge. Das führte zu einer Funktionsveränderung der Bandscheiben und im Vergleich zu den Vierbeinern zu einer viel höheren Beanspruchung an stabilisierender Aktivität von Muskeln und Bändern. Diese Gestaltumformung war nur an der Kugelgelenkwinkelumstellung, die an allen „vier Ecken" (Schultern und Hüften) des vierbeinigen biologischen Gestells vorhanden ist, möglich.

Bestimmte Muskeltypen des heutigen menschlichen Organismus zeigen noch Spuren ihrer Primatenfunktion, in der Literatur als Primärmuskulatur beschrieben, und haben die Tendenz, zu ihrer Ursprungsfunktionsform zurückzukehren; klassische Beispiele hierfür sind die Hüftbeugemuskulatur sowie die Dysbalance-Überbelastungsproblematik der Rückenstreckermuskulatur. Das lässt die Frage offen, ob mit zunehmender Körperhöhe und Bewegungsmangel in einer industrialisierten Gesellschaft die Entwicklung des Homo sapiens abgeschlossen ist oder sich noch in einem Übergangsstadium der Weiterentwicklung befindet.

2.2 Körperebenen und -achsen

Aus Substratknochenbewegungen resultieren sichtbare äußerliche kinetische Erscheinungen. Die multigelenkige menschliche Struktur besteht aus einer Vielzahl beweglicher Segmente. Um Körperbewegungen analysieren und beschreiben zu können, ist es vorteilhaft, lineare Bewegungen und Drehbewegungen einem **Bezugssystem** zuzuordnen. Die genaue Beschreibung der Körperfunktionen erfolgt in Bezug auf zugrunde gelegte Achsen und Ebenen. Ein solches System ermöglicht die Orientierung der komplexen Interartikulationen des Körpers im Raum. Gedachte gerade Linien, um welche sich Körper oder Körpersegmente drehen, nennen wir **Achsen**. Bewegung erfolgt stets in mehreren **Ebenen** (Höhe, Breite, Tiefe), daher bezieht sich die Beschreibung von Bewegungsumfängen auf die **drei Ebenen des Raumes**. In der allgemeinen Bewegungslehre verwendet man zur Beschreibung von Haltungen und Bewegungen rechtwinklig zueinander stehende Körperebenen und Körperachsen. Man beachte, dass diese Achsen jeweils auf den menschlichen Bewegungsapparat, jedoch nicht auf den umgebenden Raum bezogen sind. Allgemein bezeichnet man diese Achsen auch als x-, y- bzw. z-Achse (vgl. Abb. 2.1). Wir legen ein kartesisches Koordinatensystem zugrunde, wodurch die Bezeichnung der Ebenen und Achsen eindeutig festgelegt ist. In der Kineanthropometrie verwendet man dagegen nichtrechtwinklig aufeinander stehende dreidimensionale Systeme von Ebenen und Achsen, was die Realität physiologischer Bewegungen genauer annähert.

- **Frontalachse** (oder y-Achse), bildet mit der Sagittal- und Transversalachse jeweils einen rechten Winkel.
- **Sagittalachse** (oder x-Achse), steht rechtwinklig zur Transversalachse und zeigt von der Körpervorderseite zur Körperrückseite.
- **Transversalachse** (oder z-Achse), des Körpers bildet beim aufrechten Stand einen rechten Winkel mit der Unterlage.

Die Körperebenen orientieren sich an diesen **drei Hauptachsen** (vgl. Abb. 2.1). Diese sind dadurch eindeutig festgelegt; sie sind auf den Körper bzw. Körpersegmente bezogen, aber nicht auf den Raum.

- **Frontalebene:** (y-z-Ebene) enthält die Transversal- und Frontalachse und steht rechtwinklig zur Sagittalebene, zerlegt den Körper in einen vorderen und einen hinteren Teil.
- **Sagittalebene:** (x-z-Ebene) ist durch die Transversal- und Sagittalachse gelegt und zerlegt den Körper in einen linken und einen rechten Teil.
- **Transversalebene:** (x-y-Ebene) steht rechtwinklig zur Sagittal- und Frontalebene, sie enthält die Sagittal- und Frontalachse und zerlegt den Körper in einen unteren und einen oberen Teil.

2.2 Körperebenen und -achsen

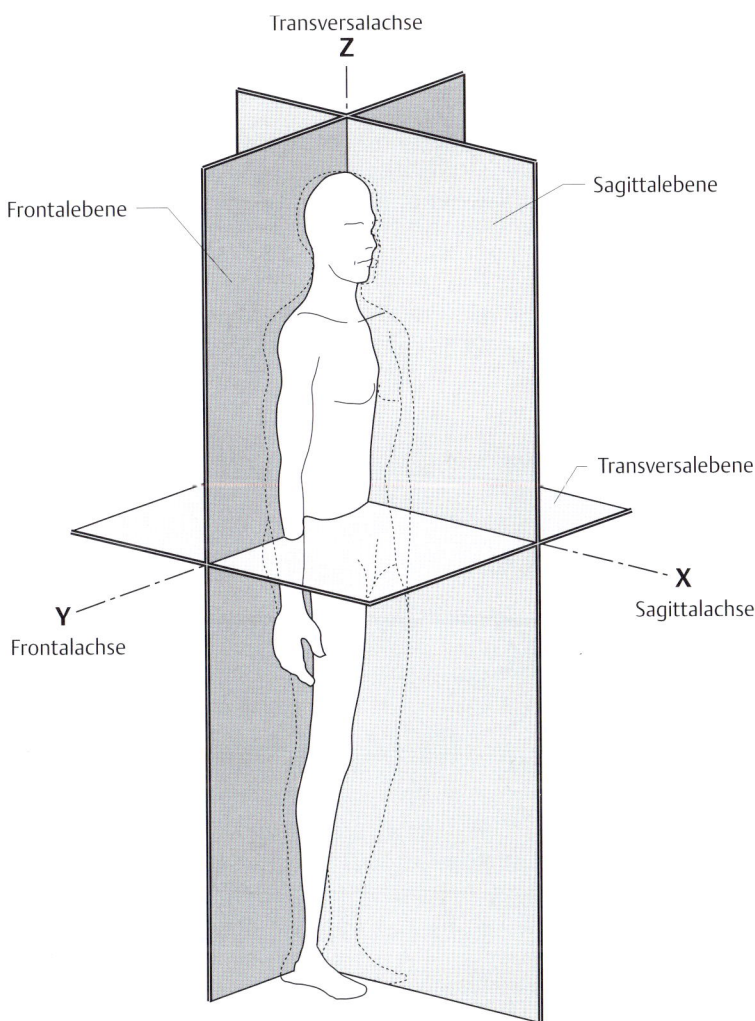

Abb. 2.1: Körperachsen und -ebenen

Beachte Die Bezeichnung der Körperachsen ist in der Literatur uneinheitlich. Im Gegensatz zu gängigen Lehrbüchern verwenden wir eine auf das x-y-z-Koordinatensystem bezogene mathematisch konsistente Bezeichnungsweise.

Jede Parallelverschiebung dieser Ebenen bezeichnet man als Para-Sagittalebene, Para-Frontalebene bzw. Para-Transversalebene. Die Vorsilbe **Para** wird jedoch häufig weggelassen, da aus dem Kontext hervorgeht, welche Ebenen gemeint sind.

Bezug zur Praxis
- Zur präzisen Analyse von Bewegungen und Bewegungseinschränkungen erklärt man für jedes Gelenk eigene Referenzachsen und Referenzebenen. Bei der biomechanischen Betrachtung des Hüftgelenkes beispielsweise nimmt man den Drehpunkt des Femurkopfes als Schnittpunkt der drei Achsen, dadurch sind auch die drei Ebenen (Frontal-, Sagittal- und Transversalebene) bestimmt.
Nehmen wir die Zugwirkung des M. pectineus, der anterior durch die Frontalebene nach medial verläuft: Durch seine schwache Innenrotationsfunktion wird exemplarisch verdeutlicht, dass keine Bewegung des menschlichen Körpers vollkommen in einer einzigen Ebene stattfindet.

Bezüglich der Hauptkörperebenen, ausgehend vom normalen aufrechten Stand, differenzieren wir folgende fundamentalen Bewegungsrichtungen von Gelenken:

- **Frontalebene:** Abduktion (Abspreizen), Adduktion (Anziehen) und Lateralflexion (Seitwärtsneigung).
- **Sagittalebene:** Flexion (Beugung) und Extension (Streckung).
- **Transversalebene:** Innenrotation (Innendrehung) und Außenrotation (Außendrehung).

Unabhängig von der Körperlage im Raum wird bei der Beschreibung von Segmentalbewegungen Bezug zur normalen aufrechten Ausgangsstellung genommen.

Bezeichnung	Bedeutung
Frontalebene oder Lateralebene	von vorne gesehen
Sagittalebene oder Anteroposteriorebene	von der Seite gesehen
Transversalebene oder Horizontalebene	quer durch
medial	zur Mitte hin
lateral	zur Seite hin
kaudal	zum Fuß hin
kranial	zum Kopf hin
proximal	zum Rumpf hin
distal	vom Rumpf weg
anterior	vorne
posterior	hinten
ventral	zum Bauch hin
dorsal	zum Rücken hin

Tab. 2.1: Anatomische Lagebezeichnung

2.3 Körpersegmente

Zur Untersuchung von komplexen Bewegungsmustern in der Biomechanik ist es vorteilhaft, zuerst Bewegungen an einzelnen Körperabschnitten zu analysieren, um dann Aussagen über das Bewegungsverhalten des ganzen Körpers machen zu können. Dazu verwendet man statt des komplizierten menschlichen Körperbaus ein vereinfachtes Modell.

Es gibt mehrere gebräuchliche mathematische Modelle, von denen das **Hanavan-Modell** das bekannteste ist. Es beschreibt den menschlichen Körper mit Hilfe von vierzehn Segmenten und einfachen geometrischen Gebilden (Kugeln, Ellipsoiden und Kegelstümpfen). Wir verwenden hier ein noch einfacheres ebenes Modell, welches aus zehn einzelnen Segmenten besteht, aber für die therapeutische Praxis vollkommen ausreichend ist. Das **Zehn-Segmente-Modell** (Abb. 2.2) umfasst:

2.3 Körpersegmente

- Kopf und Nacken,
- Rumpf,
- Oberarme,
- Unterarme mit den Händen,
- Oberschenkel,
- Unterschenkel mit den Füßen.

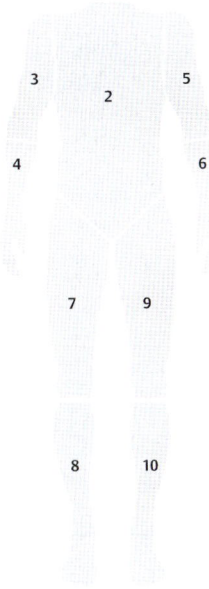

Abb. 2.2
Modell mit zehn Segmenten

Zur Lösung der meisten Problemstellungen in der Biomechanik sind Messungen am menschlichen Körper erforderlich. Wenn möglich, sollen exakte Messdaten verwendet werden. Allerdings können gewisse Werte wie Teilgewicht und Schwerpunkt (s. Kap. 5) von Körpersegmenten sehr schwer direkt ermittelt werden. Aus diesem Grund greift man hier auf Durchschnittswerte zurück, die hauptsächlich aus Labormessungen an Leichen stammen. In der Tab. 2.2 sind die prozentualen geschlechtsspezifischen Gewichtsanteile der Körpersegmente von Erwachsenen dargestellt, ohne allerdings einen bestimmten morphologischen Typus zu berücksichtigen.

Körperteil	Mann	Frau
Rumpf (mit Kopf und Nacken)	55.4 %	54.0 %
Kopf u. Nacken	8.0 %	7.5 %
Oberarme (beide)	6.6 %	6.0 %
Unterarme (beide)	3.8 %	3.1 %
Hände (beide)	1.3 %	1.0 %
Oberschenkel (beide)	21.0 %	23.0 %
Unterschenkel (beide)	9.0 %	10.5 %
Füße (beide)	2.9 %	2.4 %

Tab. 2.2: Anhaltswerte für die Gewichtsanteile von Körpersegmenten

Eine Vielzahl von Größen in der Biomechanik setzt die Bestimmung von Körperbaumerkmalen voraus. Ein mechanisches Verfahren zur Ermittlung kinematischer Größen ist die **Somatometrie**. Die Länge von Körperteilen sowie Masse, Volumen, Schwerpunkt und Massenträgheitsmoment des menschlichen Körpers werden hierbei mit Maßband, verschiedenen Waagen und der Immersionsmethode bestimmt.

Bezug zur Praxis

- Beim Abduzieren eines gestreckten Armes im Stehen hebt man etwas mehr als 5 % des Gesamtkörpergewichtes. Diese Tatsache wird bei Patienten mit Insuffizienz oder Lähmung der Armhebemuskulatur während einer Muskelfunktionsprüfung deutlich wahrgenommen. Eine Variation der Ausgangsstellung erleichtert oder erschwert diese Aufgabe, obwohl das Teilkörpergewicht unverändert bleibt.

Die Länge einzelner Körperteile steht zur gesamten Körperlänge in einem bestimmten Verhältnis. Diese Körperproportionen sind in der Tab. 2.3 aufgelistet.

Tab. 2.3: Körperproportionen in Prozent bei anatomischer Normalstellung

Körperteil	Anteil in % an gesamter Körperlänge (Mann)
Rumpf (mit Kopf und Nacken)	48 %
Oberarm	17 %
Unterarm	15 %
Hand	4 %
Oberschenkel	24 %
Unterschenkel	23 %
Fuß	4.4 %

Die Körperproportionen eines Menschen lassen sich auch in Bruchteilen des Körperstammes ausdrücken. Ordnet man dem Rumpf mit Kopf und Nacken den Wert 1.00 zu, dann beträgt die gesamte Länge der oberen Extremität 0.76, die Oberarmlänge 0.36 sowie die Unterarmlänge 0.32. Die Länge der unteren Extremitäten beträgt 1.1, die Länge der Oberschenkel 0.5 und diejenige der Unterschenkel 0.48.

2.4 Muskeln und Knochen

Bei der funktionellen Gestaltung des Individuums erkennt man ein aktives und ein passives System. Die Muskulatur stellt zusammen mit Hilfseinrichtungen den aktiven Teil dar, während der passive Bewegungsapparat durch das knöcherne Skelett gebildet wird. Die Bestandteile sind durch die Nervensysteme miteinander in funktioneller Fortbewegungssynthese verknüpft.

In der Biomechanik interessieren wir uns unter anderem für die statische und dynamische Funktion der Skelettmuskulatur. Zunächst interessieren wir uns für die Skelettmuskulatur, welche aus etwa 430 Einzelmuskeln besteht. Zur Ausübung der dynamischen Tätigkeit sind primär die **phasisch** arbeitenden Muskelfasern zuständig und für die statische Funktion überwiegend die **tonisch** arbeitende Posturalmuskulatur. Muskeln haben die Eigenschaft sich zu dehnen sowie zu kontrahieren und sind elastisch reversibel. Sie sind die myodynamischen Ele-

2.4 Muskeln und Knochen

mente des Bewegungsapparates und in ständiger Anpassung zwischen Belastungs- und Grundspannung (Reflextonus). Muskeln haben die Aufgabe, den Zusammenhalt der Gelenkpartien zu sichern. Der prozentuale Anteil der verschiedenen Muskelfasern ist morphologisch, geschlechtlich sowie altersmäßig bestimmt. Bei den Skelettmuskeln unterscheidet man einen Ursprung (**origio**) und einen Ansatz (**insertio**). Der Ursprung liegt häufig am relativ unbeweglichen Knochen (**punctum fixum**), der Ansatz am beweglicheren Partner (**punctum mobile**).

Bei einem männlichen Erwachsenen beträgt der Anteil der Muskulatur an der gesamten Körpermasse durchschnittlich 40 %, bei einem weiblichen Erwachsenen hingegen 30 %. Die Kraft eines Muskels steht in direktem Verhältnis zum Querschnitt aller beteiligten Muskelfasern und seiner Länge. Es gilt:

> **Muskelvolumen = Muskellänge · Muskelquerschnitt**

Wir erkennen drei Hauptarbeitsweisen der Muskulatur:
- statisch oder isometrisch
  → keine sichtbare Bewegung während der Spannung;
- dynamisch-positiv oder konzentrisch
  → die Ansatzstellen eines Muskels nähern sich an;
- dynamisch-negativ oder exzentrisch
  → die Ansatzstellen eines Muskels entfernen sich.

Bei der Muskelarbeit ist zu berücksichtigen, dass isometrische Arbeit überwiegend die tonische Muskulatur fordert und dynamische konzentrische/exzentrische Arbeit hauptsächlich die phasische Muskulatur. Bei der exzentrischen Arbeit kann der Muskel eine mehrfache Kraftentwicklung gegenüber seiner konzentrischen Funktion entwickeln. Das Verhältnis der Muskelfasern zu den Sehnen legt die Muskelform fest. Man beschreibt einen Muskel nach der Anzahl seiner Muskelköpfe; diese laufen oft in eine gemeinsame Endsehne aus und können auch mehrere Gelenke überspannen. Wir unterscheiden vier Grundformen der Muskelkontraktion:

- konzentrische Kontraktion;
- exzentrische Kontraktion;
- isotonische Kontraktion;
- isometrische Kontraktion.

Ein Muskel arbeitet nie alleine, er ist Bestandteil einer neuromotorischen Funktionseinheit, die von einem ausführenden **Agonisten** (Hauptmuskel) und einem **Antagonisten** gebildet wird, welcher für die entgegengesetzte Richtung Widerstand leisten kann. Zum Stabilisieren der Bewegung in Zielrichtung sind Hilfsmuskeln (**Synergisten**) verantwortlich. Deren Bewegung hat dreidimensionalen Rotationscharakter. Das Muskelaktionspotential wird von einem Alles-oder-nichts-Reflex zentral gesteuert, was aber nichts über die Qualität der Muskelfunktion aussagt.

Gelenke und ihre Knochenpartien bilden anatomische Hebel, d. h. unter interner oder externer Krafteinwirkung sind Knochen an Drehbewegungen beteiligt. Die von unserem übergeordneten neuronalen Steuerungssystem an die Muskeln und Gelenke abgegebenen Reize ermöglichen Statusänderung, Lokomotion und Beschleunigung. Die Einzelknochen des Skeletts eines Erwachsenen machen ca. 20 % der Körpermasse aus. Neben ihrer Schutzfunktion sind die Knochen Gerüstwerk und Ansatz für die Muskeln. Abhängig von Funktion und Lage im Körper haben Knochen verschiedene Formen und Längen.

2.5 Gelenktypen und Gelenkkinematik

Von den 206 bis 212 Einzelknochen des menschlichen Skelettsystems sind nur etwa 180 direkt an dynamischen Bewegungen beteiligt. Man unterscheidet zwei funktionelle Hauptteile des Skeletts, das **Zentralgerippe** um die **Wirbelsäule** und den **Skelettanhang** der **Extremitäten**. Die Wirbelsäule ist das zentral bewegliche Stützgerüst des Körpers und setzt sich aus mehreren aufeinander gestapelten Einzelwirbeln zusammen, die eine komplexe Bewegungsvielfalt in allen Ebenen ermöglichen. Der Rotationsumfang ist am größten beim Halswirbelsäulenabschnitt und am geringsten bei der Lendenwirbelsäule. Eine Besonderheit dieser Zentralsäule ist die Fähigkeit, gleichzeitig Rotationen in gegensinnige Richtungen (**Torsion**) um die Frontalachse auszuführen. Charakteristisch ist die physiologische **lordotische** und **kyphotische** Krümmung der Wirbelsäule in der Sagittalebene und eine Vertikalisierung um die Frontalachse.

Knochen sind entweder nahezu fest oder deutlich beweglich miteinander verbunden. Man unterscheidet hauptsächlich zwischen **Synarthrosen** und **Diarthrosen**. Bei Synarthrosen liegt eine unwesentlich bewegliche Verbindung der Knochen durch ein Bindematerial vor, welches geringe Beweglichkeit gegeneinander zulässt. Diarthrosen sind frei bewegliche Verbindungen von Knochen und bestehen aus Gelenkfläche und Gelenkhöhle, wobei die Gelenkform und die Anordnung der zugehörigen Hilfseinrichtungen das Bewegungsausmaß eines Gelenkes bestimmen. Diese sind für die Biomechanik am interessantesten. Die Gelenkpartien sind mit festem glatten Knorpel beschichtet, zueinander beweglich und mit Gelenkschmiere (Synovia) überzogen. Die Arthrokinematik ist von der Interaktion der Gelenkpartner abhängig; das Gelenk wird durch Spannung der Muskulatur in allen Positionen stabilisiert.

Bei einer Gelenkbewegung gibt es häufig einen proximal passiven Teil, der sich in relativer Ruhe befindet, und einen distal dynamischen Teil. Wir unterscheiden weiter zwischen ein-, zwei- und dreiachsigen Gelenken. Nachstehend sind die bedeutsamsten Gelenkartikulationsformen aufgelistet:

- **Einachsige** Gelenke: Scharniergelenke erlauben Beuge- und Streckbewegungen.
- **Zweiachsige** Gelenke: Beim Sattelgelenk besitzen die beiden Gelenkkörper jeweils eine konvexe und eine konkave Kontaktfläche.
- **Dreiachsige** Gelenke: Das Kugelgelenk besteht aus einem konvex gerundeten Gelenkkopf und einer dazu passenden konkaven Gelenkpfanne. Es gestattet Bewegungen innerhalb eines Kugelsektors und Drehungen um seine eigene Längsachse. Es ermöglicht Bewegungen durch alle Ebenen.

2.6 Kontrollfragen

- Welche strukturellen Anpassungen waren beim Übergang vom Vierfüßler- zum Zweifüßlerstand erforderlich und welche Konsequenzen hat das beim heutigen Menschen?
- Skizzieren Sie die Körperebenen und -achsen einer liegenden Person.
- Welche anatomischen Lagebezeichnungen verwendet man in der Bewegungstherapie?
- Skizzieren Sie das Zehn-Segmente-Modell einer sitzenden Person.
- Welchen Anteil an der Gesamtmasse des Körpers haben Rumpf mit Kopf und Nacken?

2.6 Kontrollfragen

- ☑ Was verstehen Sie unter dem aktiven und passiven Teil des Bewegungsapparates?
- ☑ Welche Hauptarbeitsweisen der Muskulatur kennen Sie?
- ☑ Nennen Sie anhand einer Bewegung Beispiele für Agonisten und Antagonisten.
- ☑ Erläutern Sie, anhand eines Beispiels, den Unterschied zwischen Synarthrosen- und Diarthrosengelenken.
- ☑ Beschreiben Sie die wichtigsten Gelenktypen und ihre Referenz zu Achsen und Ebenen.

3 Mathematische Grundlagen

3.1 Mathematische Begriffe und Symbole
3.2 Gleichungen und Funktionen
3.2.1 Umformung von Gleichungen
3.2.2 Funktionen
3.2.3 Koordinaten
3.3 Elementare Geometrie und Trigonometrie
3.4 Skalare und Vektoren
3.5 Operationen mit Vektoren
3.6 Kontrollfragen

3.1 Mathematische Begriffe und Symbole

Mathematik ist ein unverzichtbares Hilfsmittel, um physikalische Sachverhalte kurz und präzise darzustellen. Das ist mit normalen sprachlichen Mitteln nur unzureichend möglich. Die Sprache der Mathematik ist so umfassend, dass es sinnvoll ist, die mathematischen Grundlagen bereits am Anfang darzustellen, auch wenn zu diesem Zeitpunkt Praxisbezüge noch schwer herzustellen sind und daher manches zunächst abstrakt erscheint.

Wir gehen davon aus, dass der Leser im Umgang mit Zahlen geübt ist und über geometrische Grundkenntnisse verfügt. Zur Darstellung physikalisch-naturwissenschaftlicher Sachverhalte verwenden wir unter anderem mathematische Zeichen. Um den Einstieg in die **Sprache der Mathematik** zu erleichtern, sind die am häufigsten auftretenden Symbole und Fachbegriffe nachfolgend kurz erläutert.

Mathematische Begriffe

- **Ausdruck, Term:** mittels mathematischer Zeichen und Zahlen gebildete Formel, z. B.
$$F = m \cdot a$$
- **Konstante:** eine Größe, die immer den gleichen Wert hat, z. B.
Pi, in Zeichen $\pi = 3.14159265\ldots$; eine wichtige mathematische Konstante. Zum Rechnen ist der gerundete Wert 3.14 oder $\frac{22}{7}$ oft ausreichend.
Der Umfang eines Kreises vom Radius r beträgt $2\pi r$ ($\approx 6.28\, r$).
- **Menge:** die Zusammenfassung bestimmter, unterscheidbarer Objekte zu einer Gesamtheit, z. B. die Menge der Physiotherapeuten in Deutschland oder die Menge der Ergotherapeuten in Europa.
- **Potenz:** Produkte aus gleichen Zahlen lassen sich vereinfacht als Potenz schreiben, z. B.
$$2 \cdot 2 \cdot 2 \cdot 2 \cdot 2 \cdot 2 \cdot 2 = 2^7 = 128$$
- **Proportional:** zwei Größen, die bis auf einen konstanten Faktor gleich sind, z. B. der Umfang U eines Kreises ist zu seinem Radius r proportional:
$U = 2\pi r$, d. h. U ist bis auf den konstanten Faktor 2π gleich r.
- **Quadrieren:** eine Zahl mit sich selbst multiplizieren, z. B.
$4 \cdot 4 = 4^2$ (Sprechweise 4 hoch zwei) $= 16$
- **Variable:** eine veränderliche mathematische Größe, die zur Formulierung allgemeiner mathematischer Sachverhalte verwendet wird, z. B.
der Radius r in der Formel $U = 2\pi r$ ist variabel (veränderlich).

3.1 Mathematische Begriffe und Symbole

- **Vorzeichen:** eine von Null verschiedene Zahl ist entweder größer oder kleiner als Null. Im ersten Fall nennt man die Zahl positiv und ordnet ihr das Vorzeichen + (Plus) zu, im zweiten Fall nennt man die Zahl negativ und gibt ihr das Vorzeichen – (Minus); die Zahl Null ist weder positiv noch negativ, z. B.

  Hyperextension des Kniegelenkes (Genu recurvatum) misst man in Minusgraden, z. B. –5°.

- **Zahlen:** wir unterscheiden zwischen **ganzen Zahlen**: 0, (–1, +1, –2, +2, –3, +3, … und **reellen** Zahlen wie z. B.

  $$1.234,\ \frac{1}{3},\ \pi, \ldots$$

  Gebrochene Zahlen sind reelle Zahlen, die man als Bruch schreiben kann. Reelle Zahlen stellt man im Dezimalsystem dar. Im Dezimalsystem wird nach dem Dezimalpunkt mit Zehntel, Hundertstel, Tausendstel fortgesetzt, z. B.

  $$\frac{1}{1000} = 0.001,\ \frac{37}{10} = 3.7$$

- **Zahlengerade:** zeichnet man Zahlen in einer Geraden ein, so dass eine kleinere Zahl a immer links neben einer größeren Zahl b liegt, so erhält man eine Zahlengerade:

  ```
  –9  –8  –7  –6  –5  –4  –3  –2  –1   0  +1  +2  +3  +4  +5  +6  +7  +8  +9
  |   |   |   |   |   |   |   |   |   |   |   |   |   |   |   |   |   |   |
  ```

Mathematische Symbole, welche in der Biomechanik immer wieder benutzt werden, sind in Tab. 3.1 zusammengefasst. Deren Verwendung verdeutlichen wir anhand von Beispielen.

Symbol	Bedeutung	Beispiel
=	gleich	4 = 4
≠	ungleich	2 ≠ 3
≈	ungefähr gleich	1/3 ≈ 0.3
<	kleiner als	2 < 5
≤	kleiner oder gleich als	5 ≤ 5
>	größer als	5 > 3
≥	größer oder gleich als	6 ≥ 3
%	Prozent	8% von 120 = 9.6
$\|x\|$	Betrag einer beliebigen Zahl x; entsteht durch Abschneiden des Vorzeichens von x. Die Zahl Null hat den Betrag Null.	$\|+3.4\| = 3.4$ $\|-7\| = 7$
$\sqrt{x}$	Quadratwurzel einer Zahl $x \geq 0$, ist diejenige positive Zahl, welche mit sich selbst multipliziert x ergibt.	$\sqrt{16} = 4$

Tab. 3.1: Mathematische Zeichen (nach DIN 1302)

Die Multiplikation zweier Zahlen bzw. physikalischer Größen a und b wird dargestellt wie:

$$a \times b \quad \text{oder} \quad a \cdot b \quad \text{oder} \quad a\,b$$

Die Division zweier Zahlen wird dargestellt wie:

$$a \div b \quad \text{oder} \quad a : b \quad \text{oder} \quad \frac{a}{b} \quad \text{oder} \quad a/b$$

3.2 Gleichungen und Funktionen

Die Begriffe der Gleichung und der Funktion erweisen sich als einige der wichtigsten mathematischen Begriffe, die – oft unbewusst – auch im Alltag verwendet werden. Das Studium von Gleichungen und Funktionen und ihre Beherrschung ist auch in der Biomechanik erforderlich.

3.2.1 Umformung von Gleichungen

Definition

Will man angeben, dass zwei Ausdrücke gleich sind, so setzt man sie zwischen ein Gleichheitszeichen (=) und erhält damit eine **Gleichung**. Die beiden Ausdrücke bilden die linke und die rechte Seite der Gleichung und müssen völlig übereinstimmen. Eine Ungleichung besteht aus zwei Ausdrücken, die durch eines der Zeichen ≠, <, ≤, ≥, > verbunden sind.

Für uns sind vor allem zwei Typen wichtig: **identische Gleichung** und **Bestimmungsgleichung** (s. Tab. 3.2). Die identische Gleichung ist eine Gleichung, welche immer gilt. In einer Bestimmungsgleichung dagegen treten unbekannte Größen auf, die durch Rechnung bestimmt werden müssen. Kommen in einer Bestimmungsgleichung mehrere Symbole vor, so muss eindeutig feststehen, welches davon die **Unbekannten** sind. Unbekannte Größen werden üblicherweise mit den letzten Buchstaben des Alphabets bezeichnet, z. B. x, y oder z. In der Mathematik ist es üblich, für Bestimmungsgleichung kurz Gleichung zu sagen. Zu erwähnen ist, dass es Bestimmungsgleichungen gibt, die unlösbar sind.

Typ der Gleichung	Charakteristik	Beispiel
Identische Gleichung	Gleichung, die für alle Werte der vorkommenden Größen richtig ist.	$5c + 3c = 8c$ $(a + b) \cdot (a - b) = a^2 - b^2$
Bestimmungsgleichung	Gleichung, die nur für gewisse Werte der Größe x richtig ist. die Größe x heißt Unbekannte und wird gesucht.	$x + 30 = 180$ richtig, wenn $x = 150$ $2x + 6 = 5x - 9$ richtig, wenn $x = 5$

Tab. 3.2: Gleichungen I

Eine Bestimmungsgleichung lösen heißt, für die Unbekannte diejenigen Werte finden, so dass beim Einsetzen eine identische Gleichung entsteht (**Probe**). Ein solcher Wert heißt **Lösung der Gleichung**. Zu jeder Bestimmungsgleichung gehört unbedingt eine Probe; nur sie gibt Sicherheit, dass wirklich eine Lösung berechnet wurde.

3.2 Gleichungen und Funktionen

Durch Auflösen der Gleichung bestimmt man die Unbekannte *x*. Dazu darf man folgende Umformungen verwenden:

- In einer Gleichung kann man auf beiden Seiten dieselbe Zahl addieren oder subtrahieren.
- Es ist gestattet, beide Seiten einer Gleichung mit derselben Zahl zu multiplizieren oder durch dieselbe Zahl zu dividieren. Darüber hinaus darf man in einer Gleichung beide Seiten in dieselbe Potenz erheben oder aus beiden Seiten die Quadratwurzel ziehen.

Diese Manipulationen ändern an der Lösung einer Gleichung nichts. Häufig hat man es mit linearen und mit quadratischen Gleichungen zu tun. In der **linearen Gleichung** oder **Gleichung ersten Grades** treten nur Unbekannte in der ersten Potenz auf. In der Therapie kommen lineare Bestimmungsgleichungen überwiegend bei einfachen Bewegungsaufgaben vor (s. nachfolgende Kap.). In einer **quadratischen Gleichung** oder **Gleichung zweiten Grades** tritt die Unbekannte in der zweiten Potenz auf. Die quadratische Gleichung ist ein Beispiel für eine **nichtlineare Gleichung**. Das Lösen allgemeiner nichtlinearer Gleichungen ist schwierig und kann im Rahmen dieses Textbuches nicht berücksichtigt werden.

Zur Verdeutlichung sind die beiden für uns wichtigsten Gleichungen gemeinsam mit einer Formel, mit welcher die Lösung berechnet werden kann, in Tab. 3.3 zusammengestellt. Es bezeichnen dabei *x* die gesuchte Größe und *a*, *b*, *c* beliebige reelle Zahlen.

Typ der Gleichung	Allgemeine Form	Lösungsformel	Beispiel
Lineare Gleichung	$ax + b = 0$	Es gibt nur eine Lösung: $x = -\frac{b}{a}$, falls $a \neq 0$	$10x - 5 = 0$ $\Rightarrow x = \frac{1}{2}$
Quadratische Gleichung	$ax^2 + bx + c = 0$, $a \neq 0$	Es existieren nur dann reelle Lösungen, falls $b^2 - 4ac \geq 0$ ist. Dann gibt es zwei Lösungen x_1 und x_2 (die tiefgestellten Zahlen nennt man Indizes), nämlich: $x_1 = \frac{-b + \sqrt{b^2 - 4ac}}{2a}$ $x_2 = \frac{-b - \sqrt{b^2 - 4ac}}{2a}$	$6x^2 - x - 2 = 0$ $\Rightarrow x_1 = -\frac{1}{2}$ $\Rightarrow x_2 = -\frac{1}{3}$

Tab. 3.3: Gleichungen II

▶ *Beispiele:*
Lineare Bestimmungsgleichung

Das Trainingsprogramm eines Patienten besteht aus 5 Übungszyklen, wobei bei jedem Zyklus 5 Wiederholungen mehr als beim vorangegangenen durchzuführen sind (*Bührle* Pyramiden). Mit welcher Anzahl von Wiederholung muss begonnen werden, wenn insgesamt nicht mehr als 120 Übungen zu absolvieren sind?

Es bezeichnet w die unbekannte Zahl von Wiederholungen. Eine Zusammenstellung der durchgeführten Übungseinheiten ergibt:

Nummer des Zyklus	Wiederholungen im Zyklus
1	w
2	$w + 5$
3	$w + 10$
4	$w + 15$
5	$w + 20$
Wiederholungen insgesamt	$5w + 50$

Die gesamte Anzahl der Wiederholungen muss 120 betragen. Summation der rechten Spalte führt auf die lineare Bestimmungsgleichung:

$$5w + 50 = 120$$

Durch Auflösen folgt daraus:

$$w = \frac{120 - 50}{5} = 14$$

Quadratische Bestimmungsgleichung

In einer Praxis werden rechteckige Gymnastikmatten mit speziellen Abmessungen (vgl. Kap. 4) benötigt: Die Seiten sollen um je $50\,cm$ differieren, die Gesamtfläche darf aber nicht mehr als $4\,m^2$ betragen.

Die Länge der kürzeren Mattenseite nennen wir x (die Einheit Meter lassen wir der Einfachheit halber weg), dann hat die zweite Seite die Länge $x + 0.5$. Die Matte soll die Form eines Rechtecks haben, daher berechnet sich ihre Fläche nach der Formel „Länge mal Breite", d. h. $x(x + 0.5)$. Da die Matte eine Fläche von $4\,m^2$ hat, führt das auf folgende quadratische Bestimmungsgleichung:

$$x(x + 0.5) = 4$$

Wenn wir ausmultiplizieren und alle Terme auf die linke Seite des Gleichheitszeichens bringen, erhalten wir die quadratische Gleichung:

$$x^2 + 0.5x - 4 = 0$$

Einsetzen in vorstehende Lösungsformel liefert die beiden Lösungen:

$$x_1 = 1.76 \text{ und } x_2 = -2.26$$

Dabei ist die zweite Lösung zwar mathematisch korrekt, wegen des negativen Vorzeichens aber für dieses Problem unbrauchbar.

3.2.2 Funktionen

Trainiert ein Patient auf einem Stepper, so hängt sein **Pulsschlag** p maßgeblich von der zyklischen **Trittfrequenz** tf ab, wenn wir andere Einflussfaktoren wie Gerätekonstruktion, Patientenparameter, Belastungsintensität etc. vernachlässigen. Um diese Abhängigkeit auszudrücken, schreibt man in der Mathematik:

$$p(tf), \quad \text{Sprechweise: } p \text{ von } tf$$

Messwerte können zur Darstellung dieser Korrelation in eine Tabelle eingetragen werden. Als Beispiel betrachten wir die in Tab. 3.4 aufgelisteten Daten.

Tab. 3.4: Korrelation der Belastungsergebnisse

tf	40	45	50	55	60	65	70	75	80	85	90
p(tf)	70	74	78	80	84	90	98	110	115	125	135

Übertragen wir diese Daten in ein Diagramm, so bekommen wir eine optische Vorstellung von dem Zusammenhang der beiden Größen (s. Abb. 3.1).

Dieser oben geschilderte Fall ist ein Beispiel für eine **Funktion**. Der Funktionsbegriff hat in der Mathematik eine zentrale Bedeutung; mit ihm lassen sich auch nichtmathematische Sachverhalte präzise beschreiben. Allgemein können wir eine Funktion wie folgt erklären:

Definition

Gehört zu jedem Wert einer veränderlichen Größe x ein eindeutig bestimmter Wert y, der von x abhängt, so sagt man, y ist eine **Funktion** von x. Dafür schreibt man $y(x)$. Wir nennen x die **unabhängige Variable** oder das **Argument** und y die **abhängige Variable** oder den **Wert** der Funktion. Man sagt x wird y zugeordnet.

Den Zusammenhang zwischen beiden **Variablen** (Veränderlichen) können wir in Worten, durch eine Wertetabelle, ein Schaubild oder eine formelmäßige Gleichung – der **Funktionsgleichung** – ausdrücken.

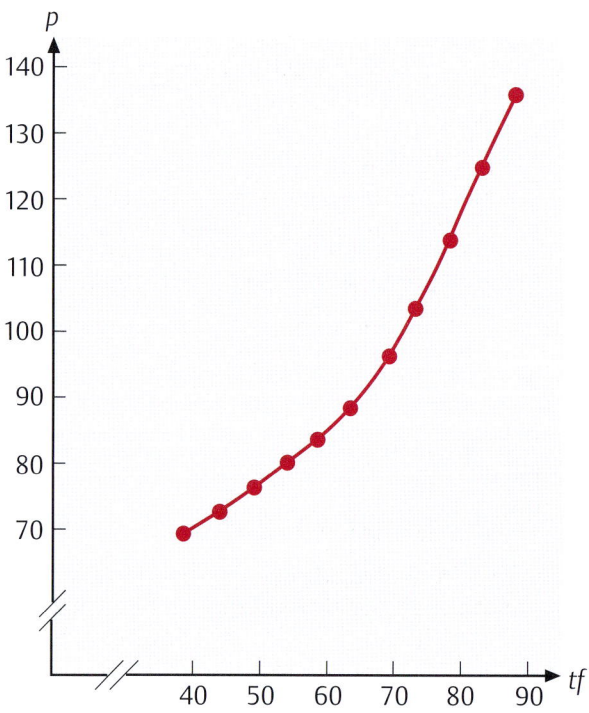

Abb. 3.1:
Grafische Korrelation von Belastungen

Beachte
- Die Bezeichnung von unabhängigen und abhängigen Variablen ist frei wählbar. Nach Möglichkeit wählt man bedeutungsangepasste Bezeichnungen, im obigen Beispiel p (statt x) für den **P**ulsschlag und tf (statt y) für die **T**rittfrequenz.
- Eine Funktion ist eine Vorschrift, die jedem Element x in unmissverständlicher Weise genau ein Element y zuordnet. Diese Vorschrift lässt sich nicht immer formelmäßig darstellen.

Im Alltag wird dieser Funktionsbezug vielfach nicht deutlich. Daher ist die folgende äquivalente Definition des Funktionsbegriffs vor allem für Nichtmathematiker geeigneter:

> Eine Funktion ordnet jedem Element einer Menge genau ein bestimmtes Element einer anderen Menge zu.

▶ **Beispiele:**
- Jeder von Krankenkassen anerkannten Therapiemaßnahme ist eine eindeutige Leistungsziffer zugeordnet.
- Jedem Therapeuten ist pro Behandlung genau ein Patient zugeordnet. Diese Zuordnungsvorschrift lässt sich nur schwer mit einer Formel beschreiben.
- Jedem in Deutschland zugelassenen PKW ist ein polizeiliches Kennzeichen zugeordnet. Eine Zuordnung wird manchmal auch durch einen Zuordnungspfeil $\mapsto$ symbolisiert:

$$PKW \mapsto Kennzeichen$$

Bezug zur Praxis

- Um Patienten einen Indikator ihrer Leistungsfähigkeit zu geben, wird die subjektive Belastungsskala nach *Borg* verwendet. Diese in steigenden Graden von 6 (extrem leicht) bis 20 (extrem anstrengend) unterteilte Skala erlaubt es Patienten, jeder Übung einen eindeutigen Anstrengungsgrad zuzuordnen.
- Bei arteriellen Verschlusskrankheiten werden Gehübungen durchgeführt. Die tägliche Zunahme der Gehstrecke wird anhand eines Schaubildes dokumentiert, wobei jedem Tag die zurückgelegte Strecke zugeordnet wird.
- Die maximale Pulsbelastung p bei älteren Patienten ist u. a. abhängig vom Lebensalter a und kann aus dem funktionalen Zusammenhang $p(a) = 180 - a$ bestimmt werden.

3.2.3 Koordinaten

Um Punkte einer Ebene eindeutig zu identifizieren, verwenden wir das **kartesische Koordinatensystem**, es besteht aus zwei senkrecht aufeinander stehenden Zahlengeraden, den **Koordinatenachsen**, auf denen Messskalen aufgetragen sind. Die waagrechte Achse heißt **Abszissenachse** und die senkrechte Achse **Ordinatenachse**. Den Schnittpunkt der Achsen nennt man **Nullpunkt** oder **Ursprung** (s. Abb. 3.2).

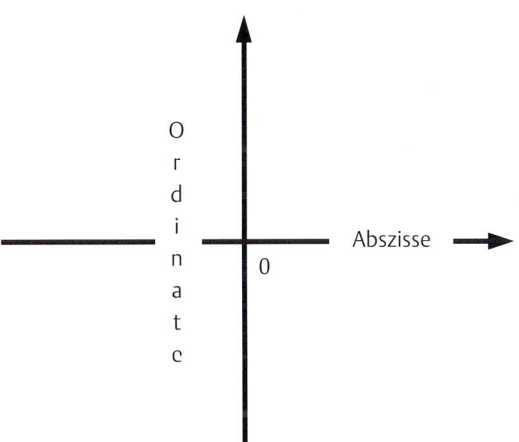

Abb. 3.2: Koordinatensystem

Ein Punkt $P = (x, y)$ der Ebene ist durch Angabe seiner **Koordinaten** x und y eindeutig festgelegt; dabei nennt man x seine **Abszisse** und y seine **Ordinate**. Tragen wir die Punkte $P = (2, 1.5)$, $Q = (0, -1)$, $R = (-2, -2.5)$, $S = (-3, 3)$ in das nachfolgende Koordinatensystem ein, so erhält man das in Abb. 3.3 dargestellte Bild.

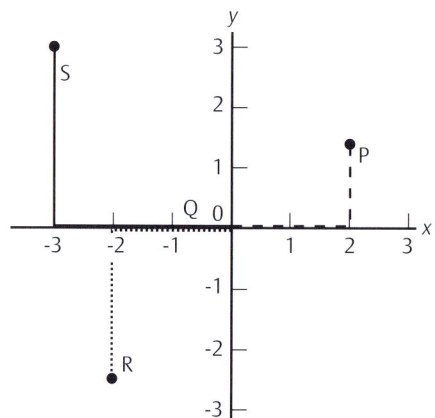

Abb. 3.3:
Koordinatensystem mit eingetragenen Punkten

Die Wahl der Einheiten und die Lage des Nullpunkts der beiden Skalen richtet sich nach dem darzustellenden Sachverhalt. Manchmal kann es zweckmäßig sein, für die Koordinatenachsen unterschiedliche Einheiten zu verwenden. Die beiden Achsen unterteilen die Ebene in vier Felder oder Quadranten.

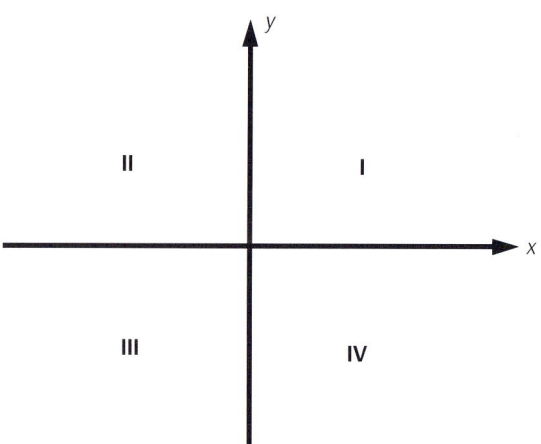

Abb. 3.4:
Diagramm der Quadranten

Diese werden in der Mathematik entgegen dem Uhrzeigersinn nummeriert (vgl. Abb. 3.4).

Beachte

In einem dreidimensionalen kartesischen Koordinatensystem (vgl. Kap. 2.2) werden die Achsen mit x, y und z bezeichnet (s. Abb. 3.5).

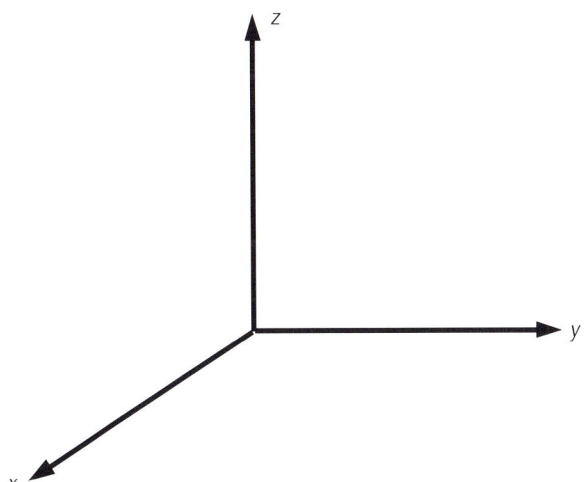

Abb. 3.5:
Räumliches kartesisches Koordinatensystem

Die Verwendung nichtkartesischer Koordinatensysteme in der Literatur ist eine Fehlerquelle bei der Analyse biomechanischer Probleme.

3.3 Elementare Geometrie und Trigonometrie

Ein **Punkt** ist dimensionslos; er hat keine Ausdehnung und bezeichnet präzise eine Stelle im Raum. Die Anzahl der unabhängigen Koordinaten eines Systems bezeichnet man als **Freiheitsgrade**. Es gibt **eindimensionale Punktmengen**; diese haben genau einen Freiheitsgrad, z. B. eine gerade Linie; **zweidimensionale Punktmengen**; diese haben genau zwei Freiheitsgrade, wie z. B. Ebenen; **dreidimensionale Punktmengen** haben drei Freiheitsgrade, z. B. Würfel oder Quader (s. Abb. 3.6).

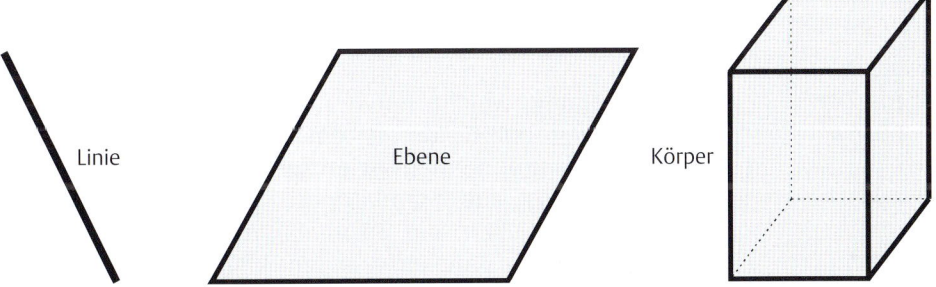

Abb. 3.6:
Punktmengen

Definition

- Eine **Gerade** ist die Bahn eines Punktes, der sich unbegrenzt in eine Richtung bewegt. Eine Gerade ist bereits durch zwei auf ihr liegende Punkte eindeutig festgelegt.
- Ein **Strahl** ist einseitig begrenzt und eine **Strecke** beidseitig begrenzt (s. Abb. 3.7). Ein Strahl hat immer einen eindeutigen Richtungssinn.
- Ein **Polygonzug** ist ein Streckenzug, der mehrere Punkte der Ebene oder des Raumes miteinander verbindet.

Verlaufen zwei Geraden in einer Ebene, so schneiden sie sich entweder in einem Punkt oder sie sind zueinander parallel. Eine weitere Möglichkeit für zwei in einer Ebene liegenden Geraden gibt es nicht. Dabei heißen zwei Geraden parallel zueinander, wenn sie keinen Punkt gemeinsam haben oder wenn sie identisch sind.

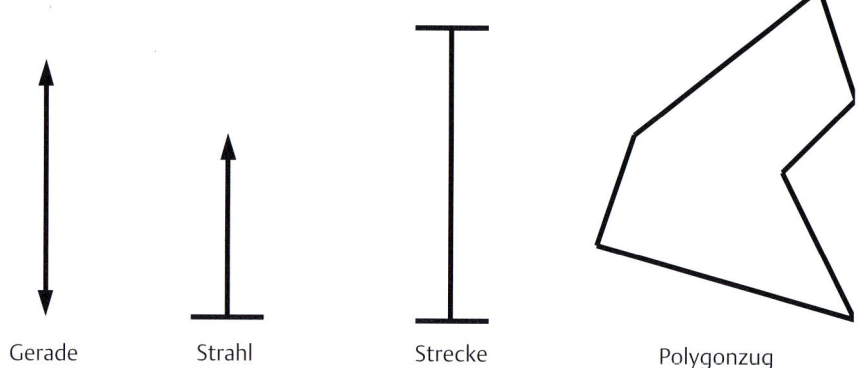

Abb. 3.7: Zweidimensionale Punktmengen

Gerade   Strahl   Strecke   Polygonzug

Definition

Ein **Winkel** α ist der Richtungsunterschied zweier Strahlen S_1 und S_2, die von einem gemeinsamen Punkt S, dem **Scheitel(punkt)** ausgehen. Die Strahlen S_1, S_2 sind die **Schenkel** des Winkels (s. Abb. 3.8).

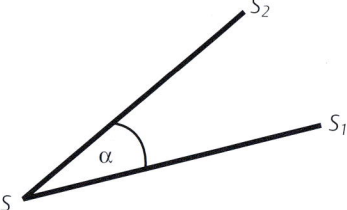

Abb. 3.8: Winkel

Die Drehung, welche notwendig ist, um den einen Strahl S_1 in den anderen Strahl S_2 zu überführen, ist ein Maß für die Größe des Winkels. In diesem Fall sprechen wir von einem **orientierten Winkel**. In einem kartesischen Koordinatensystem ist die Standardposition eines Winkels durch den Scheitel im Ursprung gegeben, die positive x-Achse ist dabei die Ausgangsseite. Winkel bezeichnen wir üblicherweise mit kleinen griechischen Buchstaben α, β, γ, δ, ϕ, θ. Die Größe eines Winkels gibt man an im **Gradmaß** ° oder im **Bogenmaß** *rad* (Englisch: radiant).

Bezug zur Praxis

- Zur Feststellung des Bewegungsumfanges (ROM) von Gelenken bezüglich einer Ebene bestimmt man den **Exkursionswinkel**; das ist der Winkel zwischen Ausgangs- und Endstellung des betreffenden Gelenkes.

3.3 Elementare Geometrie und Trigonometrie

Definition

Teilt man einen Kreis durch seinen Mittelpunkt in 360 gleiche Stücke, so entstehen 360 Einheitswinkel der Größe 1°. Kleinere Einheiten sind 1' (1 Minute) und 1'' (1 Sekunde):

$$1° = 60' = 360''$$

Das Bogenmaß eines Winkels α ist das Verhältnis von zugehörigem Bogen b zum Radius r (s. Abb. 3.9).

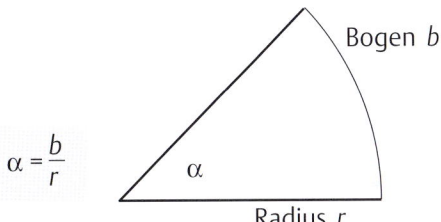

Abb. 3.9: Bogenmaß

Beachte

Man kann sich leicht merken, dass 1 *rad* demjenigen Winkel (ca. 60°) entspricht, bei dem der Kreisbogen b der Drehung gerade gleich dem Radius r des Kreises ist, dabei lässt man die Angabe *rad* oft weg. Genauer gelten die Beziehungen:

$$1° = \frac{1}{360} \text{ der vollen Umdrehung} = \frac{2\pi}{360} = 0.017453$$

$$1\ rad = \frac{180°}{\pi} \text{ der vollen Umdrehung} = 57°\ 17'\ 45''$$

Einige wichtige Winkel in Grad- und Bogenmaß sind in Tab. 3.5 zusammengestellt.

Eine zwölftel Umdrehung	= 30°	entspricht π/6
Eine achtel Umdrehung	= 45°	entspricht π/4
Eine sechstel Umdrehung	= 60°	entspricht π/3
Eine viertel Umdrehung	= 90°	entspricht π/2
Eine halbe Umdrehung	= 180°	entspricht π
Eine dreiviertel Umdrehung	= 270°	entspricht 3π/2
Eine volle Umdrehung	= 360°	entspricht 2π

Tab. 3.5: Winkel in Grad- und Bogenmaß

Zur Winkelmessung von Gelenken bedienen wir uns eines Goniometers oder eines Winkelmessers. In der therapeutischen Praxis geben wir dabei unmissverständlich an, ob die Drehung nach links, d. h. im Gegenuhrzeigersinn oder nach rechts, d. h. im Uhrzeigersinn erfolgen soll.

Bezug zur Praxis

- Messung der Seitausbiegung der Wirbelsäule in der Frontalebene nach dem *Cobb*-Verfahren. Dies ist eine zweidimensionale Methode, um anhand eines Röntgenbildes Form und Ausmaß einer lateralen Deviation von Skoliosen zu beurteilen. Man geht dabei folgendermaßen vor (vgl. Abb. 3.10):

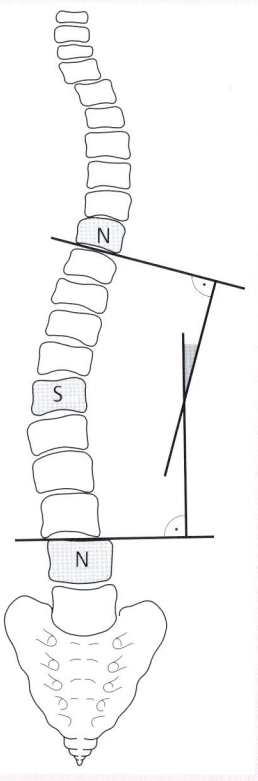

Abb. 3.10:
Winkelmessung nach *Cobb*

1. Bestimme die beiden Neutralwirbel N, das sind diejenigen Wirbel, an denen die Krümmung von konvex (= nach außen gekrümmt) in konkav (= nach innen gekrümmt) umschlägt.
2. Ziehe die Parallelen zu den Wirbeldeckplatten der Neutralwirbel.
3. Errichte Senkrechte auf diesen Parallellinien und bestimme den Schnittpunkt dieser Senkrechten. Der Schnittpunkt der beiden sich kreuzenden Linien bildet den Cobb-Winkel der Wirbelsäulenseitausbiegung.

Beachte

- Die Winkelsumme in einem ebenen Dreieck beträgt 180° und in einem ebenen Viereck 360°.
- Ein Parallelogramm ist ein spezielles Viereck, welches zwei Paare zueinander paralleler Gegenseiten hat. In jedem Parallelogramm sind die Gegenseiten gleich lang und die Gegenwinkel gleich groß. Mit den Bezeichnungen von Abb. 3.11 gilt: $a = c$ und $b = d$ sowie $\alpha = \gamma$ und $\beta = \delta$.

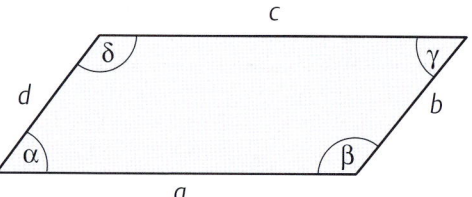

Abb. 3.11:
Parallelogramm

3.3 Elementare Geometrie und Trigonometrie

Verschiedene Winkeltypen sind in Tab. 3.6 zusammengefasst; dabei bezeichnen wir jeweils den Winkel mit α.

Winkel	Charakteristik	Beispiel
Nullwinkel	α = 0°	
Spitzer Winkel α	0° < α < 90°	
Rechter Winkel α	α = 90° Für rechte Winkel benutzt man das Symbol	
Stumpfer Winkel α	90° < α < 180°	
Gestreckter Winkel	α = 180°	
Vollwinkel	α = 360°	

Tab. 3.6: Winkeltypen

Beachte

Bei orthopädischen Messverfahren gibt man üblicherweise den Umfang der Bewegung in Form eines Zahlentripels an. Passiert der Bewegungsausschlag die Nullstellung, kommt die Null in die Mitte. Die anderen Werte charakterisieren maximal erreichbare Endgrade. Kann die Neutralstellung nicht erreicht werden, so erscheint die Null sinngemäß vor oder hinter den anderen beiden Zahlenwerten.

Bezug zur Praxis

- Die Erfassung des Bewegungsausmaßes der Gelenke bezieht sich auf die Frontal-, Sagittal- und Transversalebene. Zur Gelenkwinkelmessung in einer dieser Ebenen wird die **Neutral-Null-Methode** nach *Debrunner* angewendet. Die Gelenkstellungen einer aufrecht, mit herabhängenden Armen stehenden Person werden als **Nullgrad-Ausgangsstellung** oder **Neutral-Null-Stellung** definiert. Jede von dieser Neutralstellung abweichende Position wird in Winkelgraden ausgedrückt.
  Bei Frauen liegt oft eine physiologische Hyperextension des Ellenbogengelenkes vor. Dies wird z. B. ausgedrückt durch Extension/Flexion 5/0/150. Bei Einschränkung des Bewegungsausmaßes kann die Angabe beispielsweise lauten: Extension/Flexion 0/30/150. Zur Vermeidung von Fehlinterpretationen ist es sinnvoll, den Bewegungsumfang mit Hilfe von ± in eindeutiger

mathematischer Notation wiederzugeben (Notation von *Dobner/Perry*); in diesem Fall ist die Angabe der Null entbehrlich und der Umfang der Bewegung kann präziser in Form eines Zahlenpaares beschrieben werden! Vorstehende Angaben lauten dann:

Extension/Flexion –5/150 bzw. Extension/Flexion +30/150

Definition

Ein Dreieck, das einen rechten Winkel besitzt, heißt **rechtwinkliges Dreieck**. Die Seiten eines rechtwinkligen Dreiecks haben spezielle Namen (s. Abb. 3.12): die an den rechten Winkel anschließenden Seiten a und b heißen **Katheten**, die dem rechten Winkel gegenüberliegende Seite c nennt man **Hypotenuse**.

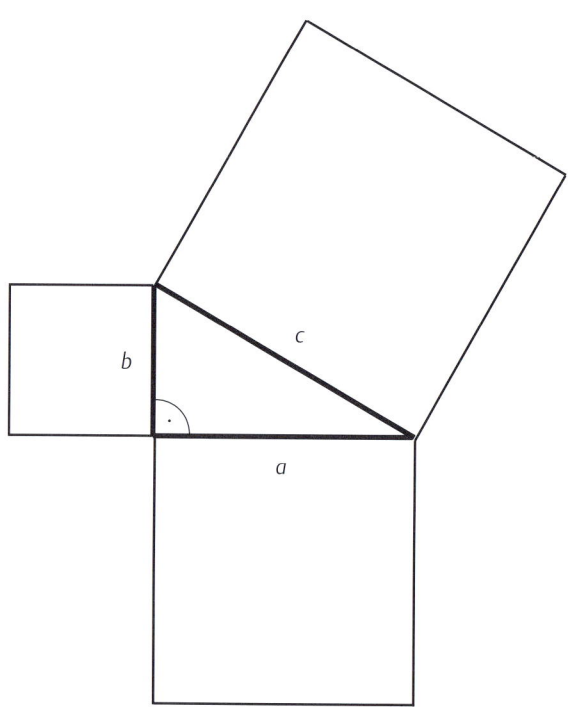

Abb. 3.12: Rechtwinkeliges Dreieck und Lehrsatz des Pythagoras

Im rechtwinkligen Dreieck gilt der **Satz des Pythagoras**.

Im rechtwinkligen Dreieck ist die Gesamtfläche der Quadrate mit den Seiten a und b gleich der Fläche des Quadrates mit der Seitenlänge c oder die Summe der Kathetenquadrate ist gleich dem Hypotenusenquadrat. In Formeln wird dieser Sachverhalt ausgedrückt durch:

$$a^2 + b^2 = c^2$$

3.3 Elementare Geometrie und Trigonometrie

▶ **Beispiel:**
Mit einem 6 Meter langen Brett soll eine Patientenrampe errichtet werden, um einen 1 Meter über dem Boden liegenden Praxiseingang zu erreichen. In welchem Abstand von der Tür muss das Brett angelegt werden?
Die Situation ist in Abb. 3.13 (nicht maßstabsgetreu) skizziert. Gegeben ist die Kathete b und die Hypotenuse c, gesucht ist die Kathete a. Nach dem Satz des Pythagoras gilt:

$$c^2 = a^2 + b^2$$

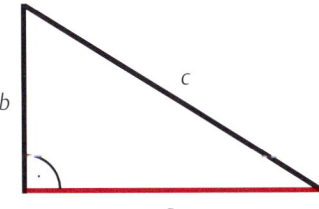

Abb. 3.13: Anwendung des Satzes von Pythagoras

Das ist eine Bestimmungsgleichung für a. Auflösen nach a ergibt: $a^2 = c^2 - b^2$. Einsetzen der Zahlenwerte liefert: $a^2 = 6^2 - 1^2$ und damit $a = \sqrt{35} = 5.92$. Das Brett muss also 5.92 Meter von der Hauswand entfernt angelegt werden.

In der Biomechanik wird oft vom Lot gesprochen, ohne genau festzulegen was man darunter versteht. Das **Lot** eines Punktes P auf eine Gerade g ist die Senkrechte zu g durch P. Der Schnittpunkt L dieser Senkrechten mit der Geraden heißt Lotfußpunkt (s. Abb. 3.14).

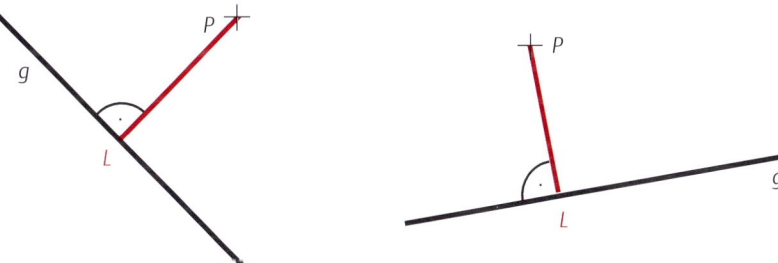

Abb. 3.14: Lot

Beachte
In der physikalischen Trainingslehre spricht man vom **Körperlot**. In anatomisch aufrechter Haltung auf einer Horizontalebene ist das Lot die Transversalachse, welche durch den Körperschwerpunkt verläuft; hierbei wird eine strukturelle Symmetrie des Skelettsystems festgelegt. Das Lot wird häufig mit der durch den Körperschwerpunkt zum Erdmittelpunkt gerichteten Geraden verwechselt.

Definition
Im rechtwinkligen Dreieck sind die Winkel eine Funktion des Seitenverhältnisses zweier Seiten (s. Abb. 3.15). Dabei bezeichnet man das Verhältnis der **Gegenkathete** b des Winkels α zur Hypotenuse c als den **Sinus** des Winkels α und schreibt dafür:

$$\sin(\alpha) = \frac{\text{Gegenkathete}}{\text{Hypotenuse}} = \frac{b}{c}$$

Definition

Im rechtwinkligen Dreieck bezeichnet man das Verhältnis der **Ankathete** a des Winkels α zur Hypotenuse c als den **Kosinus** des Winkels α und schreibt dafür:

$$\cos(\alpha) = \frac{Ankathete}{Hypotenuse} = \frac{a}{c}$$

Die Funktionen Sinus und Kosinus werden als **trigonometrische Funktionen** bezeichnet.

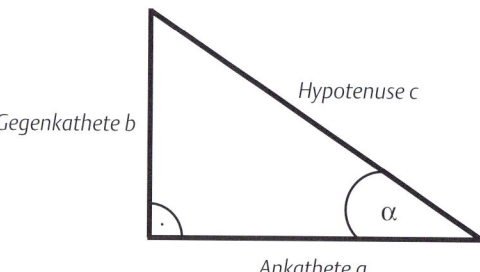

Abb. 3.15: Rechtwinkliges Dreieck und Winkelfunktionen

Die trigonometrischen Funktionen Sinus und Kosinus sind nicht nur im rechtwinkligen Dreieck, sondern allgemeiner für beliebige reelle Zahlen definiert. Anstatt des Winkels α wird dann als Argument meist x geschrieben. Die in der Mathematik übliche Definition dieser Funktionen mittels Reihendarstellungen übersteigt jedoch den Rahmen diese Buches. Einige häufig vorkommende Werte der trigonometrischen Funktionen sind im Anhang aufgelistet. Mit Hilfe eines Taschenrechners kann jeder beliebige Wert der trigonometrischen Funktionen ausgerechnet werden.

In einem beliebigen, nichtrechtwinkligen Dreieck können wir beispielsweise mit Hilfe des **Kosinussatzes** unbekannte Stücke (Winkel oder Seiten) berechnen. Dieser kann als Erweiterung des Satzes von Pythagoras betrachtet werden. Mit dem Kosinussatz lässt sich die unbekannte dritte Seite aus der Kenntnis von zwei Seiten und dem eingeschlossenen Winkel wie folgt berechnen (s. auch Abb. 3.16):

$$a^2 = b^2 + c^2 - 2 \cdot b \cdot c \cdot \cos(\alpha)$$
$$b^2 = a^2 + c^2 - 2 \cdot a \cdot c \cdot \cos(\beta)$$
(3.1)
$$c^2 = a^2 + b^2 - 2 \cdot a \cdot b \cdot \cos(\gamma)$$

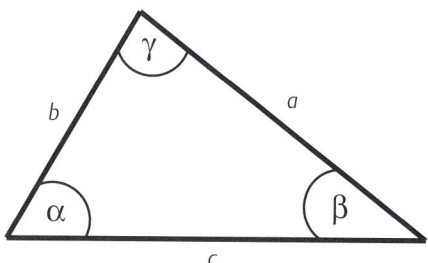

Abb. 3.16: Kosinussatz

3.4 Skalare und Vektoren

Mit dem Kosinussatz ist es möglich, aus der Kenntnis aller drei Seiten die Winkel zu berechnen, und zwar durch Umstellung der Gleichungen in (3.1):

$$\cos(\alpha) = \frac{b^2 + c^2 - a^2}{2 \cdot b \cdot c}$$

$$\cos(\beta) = \frac{a^2 + c^2 - b^2}{2 \cdot a \cdot c}$$

$$\cos(\gamma) = \frac{a^2 + b^2 - c^2}{2 \cdot a \cdot b}$$

(3.2)

In den nachfolgenden Kapiteln werden wir diese Beziehungen intensiv nutzen.

3.4 Skalare und Vektoren

In der Mathematik unterscheidet man zwischen **skalaren** und **vektoriellen** Größen. Ein **Skalar** ist eine Größe, welche durch alleinige Angabe einer Zahl in Verbindung mit einer geeigneten physikalischen Einheit vollständig charakterisiert ist. Beispiele dafür sind Länge, Temperatur und Zeit. Im Unterschied dazu stehen Vektoren, welche durch Angabe von Betrag und Richtung zu kennzeichnen sind. Vektoren spielen in der Biomechanik eine wichtige Rolle. Die **Vektorrechnung** erscheint zunächst etwas abstrakt, da es noch an geeigneten Beispielen fehlt; ihre volle Bedeutung wird erst in den folgenden Kapiteln deutlich.

Von praktischem Interesse sind ebene (zweidimensionale) und räumliche (dreidimensionale) Vektoren. Geometrisch werden Vektoren durch gerichtete Strecken repräsentiert (s. Abb. 3.17). Wir konzentrieren uns auf ebene Vektoren. Die Pfeilspitze legt die Richtung des Vektors fest, während die Länge den Betrag des Vektors repräsentiert. Ein Vektor lässt sich auch vollständig durch die Angabe von Anfangspunkt A und Endpunkt B festlegen; in Zeichen schreiben wir $\overrightarrow{AB}$ für denjenigen Vektor, der von A nach B zeigt und $\overrightarrow{BA}$ für den Vektor, der von B nach A zeigt.

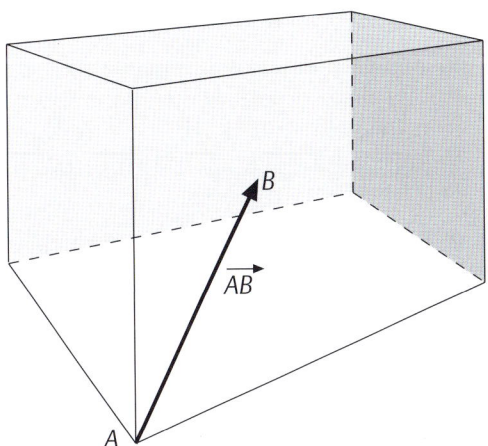

Abb. 3.17: Darstellung eines Vektors

Zwei Vektoren sind identisch, wenn sie in Betrag und Richtung übereinstimmen. Vektoren sind demnach gleich, wenn sie durch Parallelverschiebung ineinander überführt werden können (s. Abb. 3.18). Diese Vektoren nennt man **freie Vektoren**.

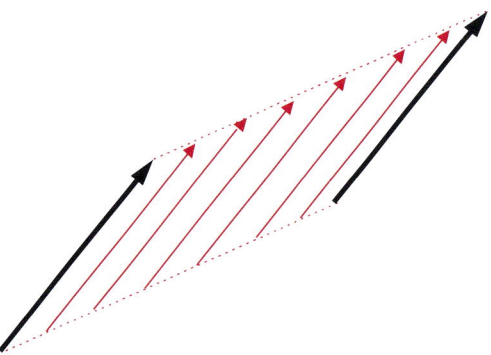

Abb. 3.18:
Freie Vektoren

Zu jedem Vektor $\vec{a}$ gibt es einen Gegenvektor $-\vec{a}$, welcher den gleichen Betrag wie $\vec{a}$ hat, jedoch entgegengesetzt gerichtet ist.

Beachte

- Es gilt $\vec{BA} = -\vec{AB}$ sowie $\vec{AB} = -\vec{BA}$.
- Vektoren bezeichnen wir mit Fettdruck **a** oder mit übergesetztem Pfeil $\vec{a}$.
- Der Betrag oder die Länge des Vektors **a** bzw. $\vec{a}$ wird, je nach Kontext, durch a bzw. durch das Symbol $|\vec{a}|$ ausgedrückt.

3.5 Operationen mit Vektoren

Wir besprechen zunächst die grafische Methode, wobei wir die Polygonmethode wegen ihrer Einfachheit bevorzugen; in Kapitel 5 besprechen wir dann rechnerische Vorgehensweisen. Vektoren kann man addieren, subtrahieren und mit irgendeiner Zahl multiplizieren.

In der elementaren Biomechanik betrachten wir meist ein zweidimensionales Abbild des Körpers, daher haben wir es hauptsächlich mit ebenen Vektoren zu tun. Deshalb stellen wir die Addition zweier Vektoren **a** und **b** anhand ebener Vektoren im Folgenden ausführlich dar. Nachfolgend werden Vektoren durch Fettdruck hervorgehoben.

1. Schritt: Verschiebe den Vektor **b** unter Beibehaltung seiner Länge und Richtung so lange parallel zu sich selbst, bis der Anfangspunkt von **b** mit dem Endpunkt von **a** zusammenfällt (s. Abb. 3.19).

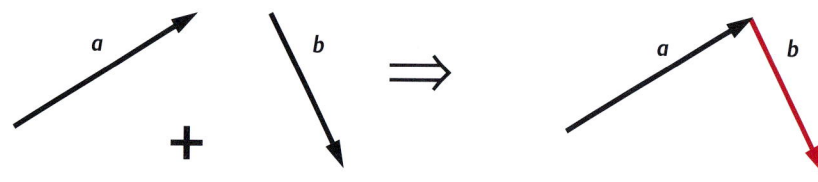

Abb. 3.19:
Erster Schritt der Vektoraddition

2. Schritt: Zeichne denjenigen Vektor, der vom Anfangspunkt von **a** zum Endpunkt von **b** zeigt. Dieser Vektor ist die **Resultierende** oder Summe der Vektoren **a** und **b**; die beiden Vektoren **a**, **b** heißen auch die **Komponenten** des Summenvektors **a** + **b** (s. Abb. 3.20).

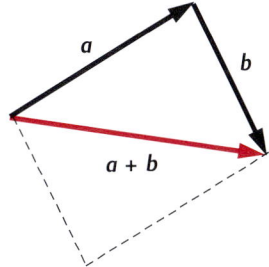

Abb. 3.20:
Zweiter Schritt der Vektoraddition

Die Vektorsumme **a** + **b** lässt sich alternativ als gerichtete Diagonale in dem aus **a** und **b** konstruierten Parallelogramm ermitteln.

Die Differenz **a** − **b** wird bestimmt, indem zunächst **−b** durch Umkehrung der Richtung von **b** gebildet wird und anschließend, wie oben beschrieben, die Addition **a** + **(−b)** ausgeführt wird. Die Subtraktion von Vektoren lässt sich in drei Teilschritte zerlegen.

1. Schritt: Bilde den Vektor **−b** durch Umkehrung der Richtung von **b** unter Beibehaltung der Länge von **b** (s. Abb. 3.21).

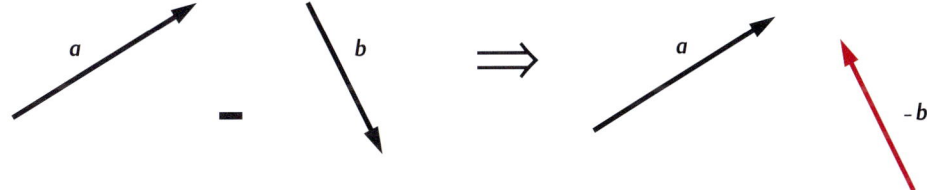

Abb. 3.21:
Erster Schritt der Vektorsubtraktion

2. Schritt: Verschiebe den Vektor **−b** unter Beibehaltung der Länge und Richtung von **−b** so lange parallel zu sich selbst, bis der Anfangspunkt von **−b** mit dem Endpunkt von **a** zusammenfällt (s. Abb. 3.22).

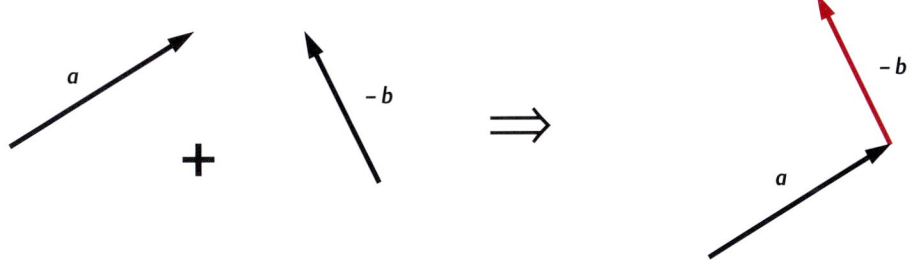

Abb. 3.22:
Zweiter Schritt der Vektorsubtraktion

3. Schritt: Zeichne denjenigen Vektor, der vom Anfangspunkt von **a** zum Endpunkt von **–b** zeigt. Das ist der Differenz der Vektoren **a** und **b** (s. Abb. 3.23).

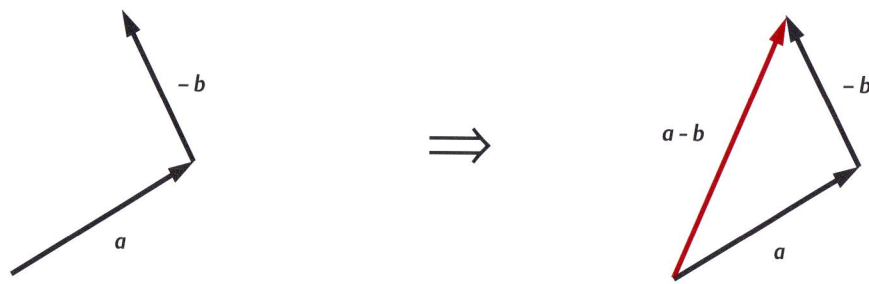

Abb. 3.23:
Dritter Schritt der Vektorsubtraktion

Die **Polygonmethode** – das Aneinanderhängen von Vektoren – lässt sich ohne weiteres auf mehrere Vektoren übertragen (s. Abb. 3.24 und 3.25)

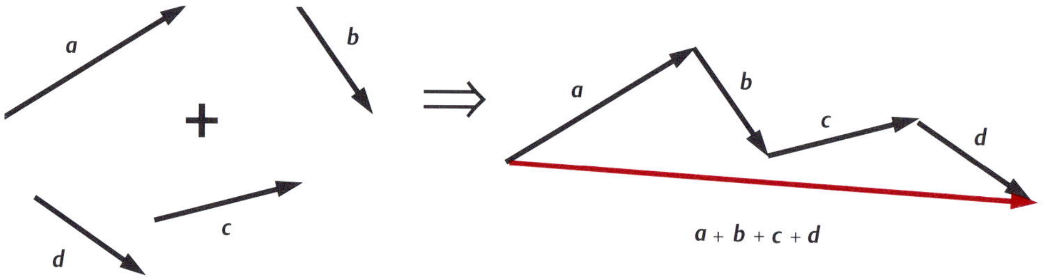

Abb. 3.24:
Polygonmethode für vier Vektoren (Addition)

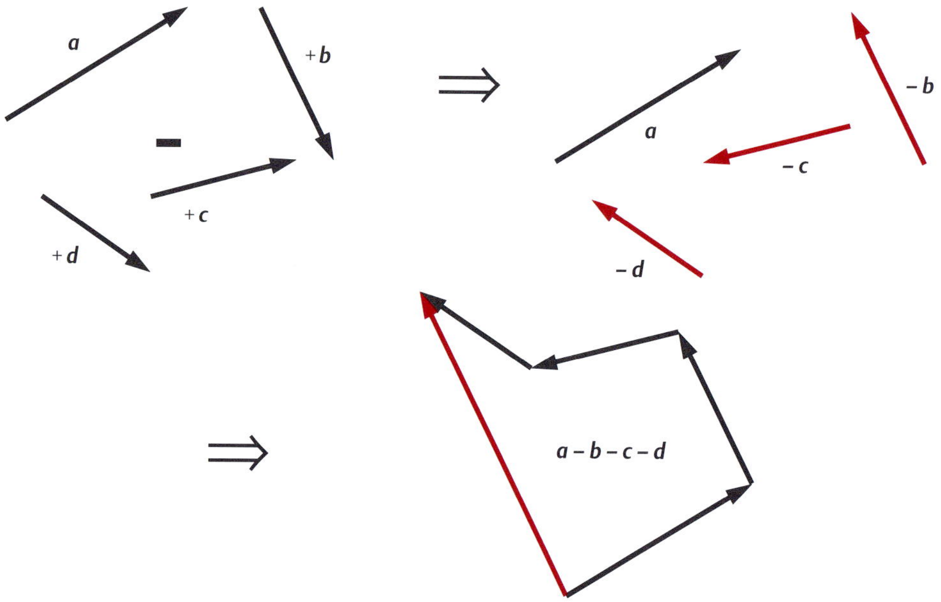

Abb. 3.25:
Polygonmethode für vier Vektoren (Subtraktion)

Beachte

Bei der Summenbildung spielt die Reihenfolge, in welcher wir die Vektoren zusammenfassen, keine Rolle, denn es gilt:

$$\boldsymbol{a} + \boldsymbol{b} = \boldsymbol{b} + \boldsymbol{a}$$

Durch Multiplikation eines Vektors $\boldsymbol{a}$ mit einer Zahl x, **skalare Multiplikation** genannt, entsteht ein Vektor $x \cdot \boldsymbol{a}$, der aus dem Vektor $\boldsymbol{a}$ durch Multiplikation seiner Länge (Betrag) mit x entsteht. Für $x > 1$ wird der Vektor verlängert und für $x < 1$ verkürzt. Ist x negativ ($x < 0$), so wird zusätzlich die Richtung umgekehrt. Auch die skalare Multiplikation lässt sich in Einzelschritten durchführen.

1. Schritt: Bestimme einen Vektor, der die gleiche Richtung wie $\boldsymbol{a}$, aber dessen $|x|$-fache Länge hat (s. Abb. 3.26).

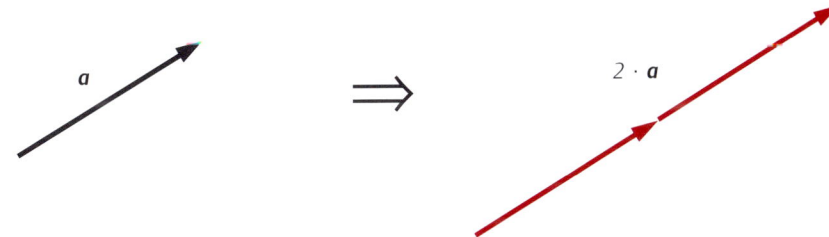

Abb. 3.26: Erster Schritt der skalaren Multiplikation

2. Schritt: Falls $x < 0$ ist, müssen wir die Orientierung des in Schritt 2 erhaltenen Vektors unter Beibehaltung seiner Länge umkehren (s. Abb. 3.27).

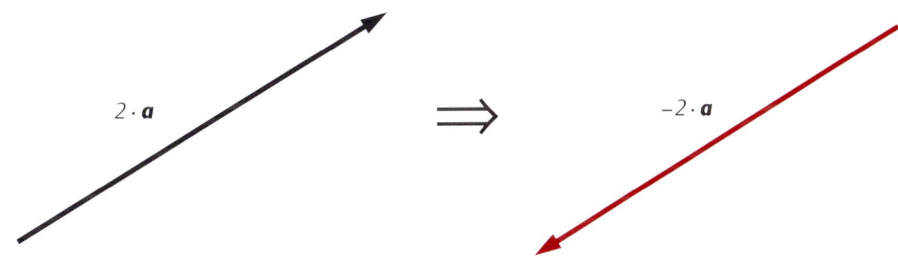

Abb. 3.27: Zweiter Schritt der skalaren Multiplikation

3.6 Kontrollfragen

- ☑ Bestimmen Sie die Lösung der Gleichung $3x - 8 = 19$.
- ☑ Bestimmen Sie die Lösung der Gleichung $2x^2 - 7x + 4 = 0$.
- ☑ Berechnen Sie $\sqrt{36}$, $|-7|$, 3^4.
- ☑ Welche Zahlen erfüllen die Ungleichung $x + 1 \leq 0$?
- ☑ Nennen Sie Beispiele für die Verwendung von Funktionen in der Therapie.
- ☑ Geben Sie eine mathematische Funktion an, welche den Zusammenhang zwischen Körperlänge und Idealgewicht beschreibt.
- ☑ Der große Zeiger einer Uhr zeigt auf „fünf nach halb". Drücken Sie die Position des Zeigers in Grad aus.
- ☑ Ermitteln Sie bei der in Abb. 3.28 skizzierten Wirbelsäule den Cobb-Winkel.

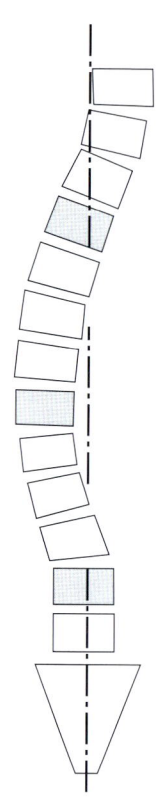

Abb. 3.28:
Cobb-Winkel

- Geben Sie unter Bezugnahme auf eine Ebene Beispiele für spitze, stumpfe und gestreckte Winkel im menschlichen Skelettsystem.
- Was versteht man unter der Neutral-Null-Methode?
- Tragen Sie die Punkte A = (1,1), B = (4,4), C = (−3,0), D = (−6, −3), E = (5,5), F = (7,7) in ein Koordinatensystem ein.
- Zeichnen Sie die Vektoren $\vec{AB}$, $\vec{CD}$, $\vec{AD}$, $-\vec{BC}$, und bestimmen Sie deren Länge.
- Bestimmen Sie folgende Vektoren $\vec{AB} + \vec{CD}$, $\vec{AB} - \vec{CD}$, $1.5 \cdot \vec{AD}$, $-3 \cdot \vec{AD}$.
- Bestimmen Sie den Vektor $\vec{AB} - 3 \cdot \vec{CD} + 2 \cdot \vec{EF} - 1.5 \cdot \vec{DB}$.
- Formulieren Sie den Satz des Pythagoras.
- Berechnen Sie sin(α) und cos(β) für das in Abb. 3.29 skizzierte rechtwinklige Dreieck.

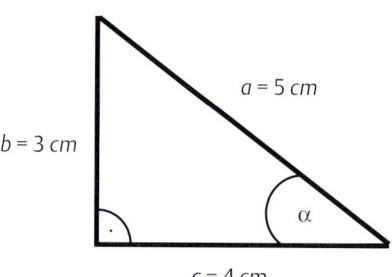

Abb. 3.29:
Satz des Pythagoras

3.6 Kontrollfragen

- ☑ Die Dreieckseiten $b = 3\,cm$, $c = 6\,cm$ schließen den Winkel $\alpha = 60°$ ein. Berechnen Sie die Länge der dritten Seite a sowie die beiden Winkel β und γ.
- ☑ Erklären Sie den Unterschied zwischen Skalaren und Vektoren.
- ☑ Wie kann man Vektoren geometrisch veranschaulichen?
- ☑ Was bedeutet das Symbol $|\vec{a}|$?
- ☑ Nennen und beschreiben Sie grafische Methoden zur Addition und Subtraktion von Vektoren.

4 Basisgrößen der Physik

4.1 Maßsysteme
4.2 Lineare Bewegungen
4.2.1 Geschwindigkeit
4.2.2 Beschleunigung
4.3 Drehbewegung
4.3.1 Rotation und Winkelgeschwindigkeit
4.3.2 Winkelbeschleunigung
4.4 Zusammengesetzte Bewegungen
4.5 Masse und Gewicht
4.6 Kontrollfragen

4.1 Maßsysteme

Wenn Sie nach Ihrer Körpergröße gefragt werden, so antworten Sie vielleicht: 1.74 m oder 174 cm; selten werden Sie einfach nur die Zahl 1.74 oder 174 ohne den Zusatz Meter oder Zentimeter nennen, denn diese Angabe ist ohne Bezug wertlos.

In der Biomechanik befassen wir uns mit **physikalischen Größen**; diese müssen messbar sein. Man muss bei solchen Größen immer mit angeben, in welcher **Einheit** gemessen wird. Die Vereinbarung, nach der die beobachtete physikalische Größe erfasst wird, ist die **Maßeinheit**. Die Wahl der verwendeten Einheiten ist willkürlich; im Zuge einer Vereinheitlichung hat man das Internationale **Einheitensystem SI** (Système International d'Unités) eingeführt, welches weltweit als Standard akzeptiert wird. In Deutschland ist das SI-System zum großen Teil in DIN 1301 erfasst. Für wenige **Basisgrößen** werden Grundeinheiten festgelegt und daraus andere, sogenannte **abgeleitete Größen** erklärt. Abgeleitete Größen werden durch multiplikative Verknüpfung der **Grundgrößeneinheiten** dargestellt. Unter den Einheiten gibt es solche, die gleichartige Größen erfassen (Meter, Zentimeter), und solche, die Größen unterschiedlicher Qualität messen (Meter und Sekunde). Einheiten, die gleichartige Größen messen, kann man mit Hilfe von Umrechnungsfaktoren ineinander umrechnen. Man sagt, physikalische Größen gleicher Art haben **gleiche Dimension**.

> Physikalische Größe = Maßzahl · Maßeinheit = Maßzahl [Maßeinheit]

In der Tab. 4.1 sind die Basisgrößen im **SI-System** unter Bezugnahme auf deren Bedeutung in der Bewegungstherapie zusammengestellt; ihre exakte physikalische Definition ist für die tägliche Praxis jedoch nebensächlich. Deshalb gehen wir darauf auch nicht näher ein. Die Vorstellung, welche jeder von diesen Größen besitzt, genügt vollkommen.

Tab. 4.1:
Basisgrößen des SI-Systems

Basisgröße	Basiseinheit	Abkürzung	Therapiebeispiel
Länge	Meter	m	Gehtest
Zeit	Sekunde	s	Übungsdauer
Temperatur	Kelvin	K	Hydrotherapie
Lichtstärke	Candela	cd	Rotlichtbestrahlung
Masse	Kilogramm	kg	Widerstand
Stoffmenge	Mol	mol	Lactatmessung
Stromstärke	Ampère	A	Reizstrom

Für den Therapeuten sind **Länge, Zeit** und **Masse** von Bedeutung, die anderen Größen spielen im Rahmen der Biomechanik eine untergeordnete Rolle. Während die beiden ersten Begriffe (Länge, Zeit) selbsterklärend sind, verweisen wir bezüglich des Massenbegriffs auf Abschnitt 4.5. Einige einfache abgeleitete Größen sind in Tab. 4.2 aufgelistet, auf andere wie beispielsweise Gewicht und Kraft gehen wir später ausführlich ein.

Tab. 4.2:
Einige abgeleitete Größen

Abgeleitete Größe	Einheit	Abkürzung	Therapie-Nutzung
Fläche (A)	Quadratmeter	m^2	Unterstützungsareal
Volumen (V)	Kubikmeter	m^3	Atemtherapie
Geschwindigkeit (v)	Meter/Sekunde	m/s	Lauftraining
Druck (p)	Gewicht/Fläche	kg/m^2	Bewegungsbad

4.2 Lineare Bewegungen

4.2.1 Geschwindigkeit

Wir beschäftigen uns mit der kinematischen Beschreibung von Bewegungen. Wie bereits in Kapitel 2 festgestellt, gibt es **Translations-** und **Rotationsbewegungen**, die wir unter dem Begriff **fortschreitende Bewegungen** zusammenfassen.

Translationsbewegungen oder **lineare Bewegungen** können unterschieden werden in:

- **Gleichförmige Bewegung** – in gleichen Zeitabschnitten werden Strecken gleicher Länge zurückgelegt.
- **Ungleichförmige Bewegung** – in gleichen Zeitabständen werden jeweils unterschiedliche Strecken überwunden.

Mit Hilfe eines sogenannten **Weg-Zeit-Diagramms** (s. Abb. 4.1) können die obengenannten Bewegungsformen leicht unterschieden werden. Das Weg-Zeit-Diagramm ist die Darstellung der Bewegung eines Objektes in einem Schaubild. Auf der waagrechten Achse ist die Zeit t und auf der senkrechten Achse der zurückgelegte Weg d aufgetragen.

Abb. 4.1:
Formen der linearen Bewegung

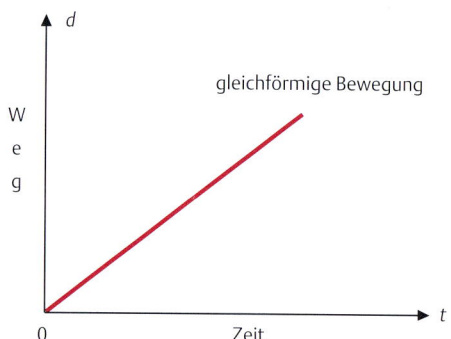
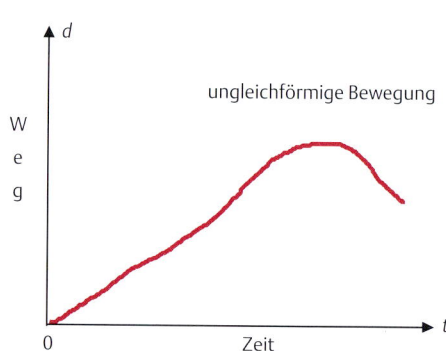

Anhand des freien Falls kann man sich eine ungleichförmige Bewegung am besten verdeutlichen. Lassen wir einen Gegenstand aus einer beliebigen Höhe fallen, so stürzt er ohne weitere Beeinflussung mit zunehmender Geschwindigkeit zu Boden.

Die gleichförmige Bewegung ist eine **idealisierte** Bewegungsform. Bei computergesteuerten Trainingsgeräten ist es maschinell möglich, eine annähernd gleichförmige Bewegung auszuführen. Egal wie kontrolliert wir unsere tägliche Bewegung steuern, es ist nicht möglich, eine gleichförmige Bewegung durchzuführen. Wenn wir künftig von **Bewegung** sprechen, meinen wir damit eine ungleichförmige Bewegung, es sei denn, etwas anderes ist ausdrücklich vermerkt. Zur Charakterisierung von Bewegungen ist die Angabe der **Geschwindigkeit** erforderlich. Wir verwenden eine unseren Bedürfnissen gerechte Definition der Geschwindigkeit.

Definition

Die **Durchschnittsgeschwindigkeit** oder kurz Geschwindigkeit einer Bewegung ist das Verhältnis von zurückgelegtem **Weg** d (englisch: **d**istance) zur benötigten **Zeit** t (englisch: **t**ime). Dabei wird v (englisch: **v**elocity) als Abkürzung für die **Geschwindigkeit** verwendet.

$$Geschwindigkeit\ [v] = \frac{zur\ddot{u}ckgelegter\ Weg}{ben\ddot{o}tigte\ Zeit} \quad \frac{[d]}{[t]}$$

$$formelm\ddot{a}\ss ig: \quad v = \frac{d}{t}$$

$$Einheit: \quad \frac{Meter}{Sekunde} = \frac{m}{s}$$

Die Gehgeschwindigkeit eines Patienten kann durch Messung von Weglänge (Meter) und Zeit (Sekunde) ermittelt werden (z. B. *Ratschow*-Test und Intervalltraining.).

Gewöhnlich rechnen wir mit der Einheit Stundenkilometer (*km/Std*), wobei folgende Beziehung gilt:

$$10\ \frac{m}{s} \stackrel{\wedge}{=} 3.6\ \frac{km}{Std}$$

Bei vorgegebener Geschwindigkeit und Zeit kann die zurückgelegte Strecke d und bei gegebener Geschwindigkeit und Strecke die benötigte Zeit t wie folgt berechnet werden:

$$d = v \cdot t \quad \text{bzw.} \quad t = \frac{d}{v}$$

Der Begriff der Geschwindigkeit ist weiter zu präzisieren, denn zu einer eindeutigen Beschreibung der Geschwindigkeit genügt nicht nur die Angabe $60\,m/s$, sondern es muss auch die **Richtung** mit angegeben werden. Geschwindigkeit besitzt sowohl einen Betrag als auch eine Richtung und ist somit ein **Vektor**. Wenn man umgangssprachlich sagt, man läuft mit einer Geschwindigkeit von $6\,km/Std$, so meint man eigentlich das **Tempo**, d. h. den Betrag des Geschwindigkeitsvektors.

Beachte

Wir erinnern daran, dass wir den Zahlenwert eines Vektors mit der dazugehörigen Einheit den Betrag des Vektors nennen und ihn durch senkrechte Striche, z. B. $|\boldsymbol{v}|$, kennzeichnen. Die Geschwindigkeit bezeichnen wir mit Fett- und Kursivdruck: $\boldsymbol{v}$ und deren Betrag (Tempo) nur mit Kursivdruck: v (vgl. dazu auch Kap. 3.5).

Bezug zur Praxis

- Beim Laufband besteht durch Regulierung des Tempos die Möglichkeit, dem Leistungsniveau des Patienten entsprechend zu therapieren.
- Gehtests werden zur Beurteilung der Leistungsfähigkeit von Patienten mit arteriellen Durchblutungsstörungen eingesetzt. Der Test wird auf ebenem Boden durchgeführt. Hier wird bei einem individuell vorgegebenem Tempo die schmerzfrei zurückgelegte Gehstrecke gemessen und mit Vergleichsverfahren ausgewertet.

4.2.2 Beschleunigung

Wir können an den verschiedenen Einstellungsmöglichkeiten moderner Laufbänder genauer beobachten, dass der Patient keine gleichförmige Bewegung ausführt, da innerhalb gleicher Zeitabschnitte das Tempo nicht konstant gehalten werden kann. Dies führt zum Begriff der **Beschleunigung** (s. Abb. 4.2). In Mathematik und Physik ist es üblich, den griechischen Buchstaben Δ als Symbol für die Änderung einer Größe zu verwenden.

Definition

Die **Beschleunigung a** (englisch: **a**cceleration) in einem bestimmten Zeitintervall ist das Verhältnis aus Geschwindigkeitsänderung $\Delta \boldsymbol{v}$ zum Zeitintervall Δt.

$$\text{Beschleunigung } [\boldsymbol{a}] = \frac{\text{Geschwindigkeitsänderung}}{\text{benötigte Zeit}} \quad \frac{[\Delta \boldsymbol{v}]}{[\Delta t]}$$

formelmäßig: $\boldsymbol{a} = \dfrac{\Delta \boldsymbol{v}}{\Delta t}$

Einheit: $\dfrac{Meter}{(Sekunde)^2} = \dfrac{m}{s^2}$

Eine gleichmäßig beschleunigte Bewegung liegt vor, wenn die Geschwindigkeit in gleichen Zeitintervallen um den gleichen Betrag zu- oder abnimmt.

Die Beschleunigung ist eine vektorielle Größe. In der Biomechanik interessiert man sich oft nur für den Betrag $|a| = a$ von a und nicht für die Richtung. Ist die Geschwindigkeit in der Zeitspanne t gleichmäßig von null auf den Betrag v angestiegen, so gilt die einfachere Formel:

$$a = \frac{v}{t}$$

Bei vorgegebener Beschleunigung und Zeit kann die Geschwindigkeit v und bei gegebener Geschwindigkeit und Beschleunigung die dafür benötigte Zeit t berechnet werden:

$$v = a \cdot t \quad \text{bzw.} \quad t = \frac{v}{a}$$

Für den zurückgelegten Weg d gilt dann:

$$d = \frac{1}{2} a \cdot t^2$$

Abb. 4.2:
Weg-Zeit-iagramme beschleunigter Bewegungen

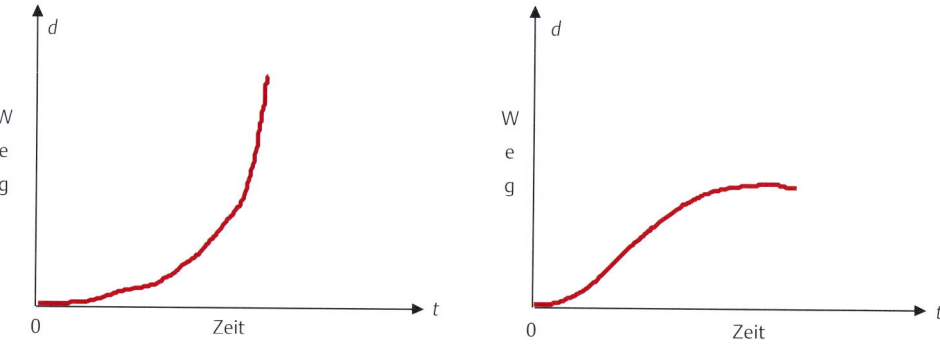

Der freie Fall ist eine gleichmäßig beschleunigte, aber keine gleichförmige Bewegung. Die hierbei auftretende Beschleunigung heißt **Erd-** oder **Fallbeschleunigung** und wird mit g bezeichnet (vgl. Kapitel 5), sie ist stets „nach unten" gerichtet und ortsabhängig. Die Erdbeschleunigung hat den Wert:

$$g = 9{,}81 \, \frac{m}{s^2}$$

Bei einer gleichmäßig beschleunigten Bewegung gilt $a = const$, bei einer ungleichmäßig beschleunigten Bewegung dagegen $a \neq const$. Da man Geschwindigkeit auch verringern kann, ist es möglich, dass a negativ wird; man spricht in diesem Fall von **negativer Beschleunigung** oder einem **Verzögerungsvorgang (Bremsen)**. Das Anhalten beim Fahrradfahren ist hierzu ein dem Alltag entnommenes Beispiel. Hier wird auch der Vektorcharakter der Beschleunigung offensichtlich.

Bezug zur Praxis
- Für Patienten mit Morbus Parkinson ist es schwierig, mit dem Gehen zu beginnen (Akinese). Der Gang wird trippelnd mit kleinen Schritten begonnen, erst dann wird unwillkürlich beschleunigt. Es liegt eine ungleichförmige (unregelmäßige) Bewegung vor.
- Bei Patienten mit Claudicatio intermittens liegt ebenfalls eine ungleichförmige Bewegung vor. Auftretende Beschwerden zwingen zu wiederkehrenden Gangunterbrechungen.

4.3 Drehbewegung

4.3.1 Rotation und Winkelgeschwindigkeit

Drehbewegung oder **Rotation** ist die Bewegung eines festen Gegenstandes, bei dem der Abstand zu einer raumfesten Achse – der **Drehachse** – konstant bleibt. Dabei beschreiben alle Punkte des Gegenstandes Kreise um die Drehachse. Im menschlichen Körper gibt es keine fixierten Drehachsen und somit in diesem physikalischen Sinne keine Drehbewegungen, da der arthrosynergistische Muskeleinsatz zur Durchführung einer Bewegung eine permanente Verschiebung des Drehpunktes bewirkt. Rotationen benutzen wir jedoch zur idealisierten Beschreibung menschlicher Drehbewegungen wie das Kreisen des Armes (s. Abb. 4.3).

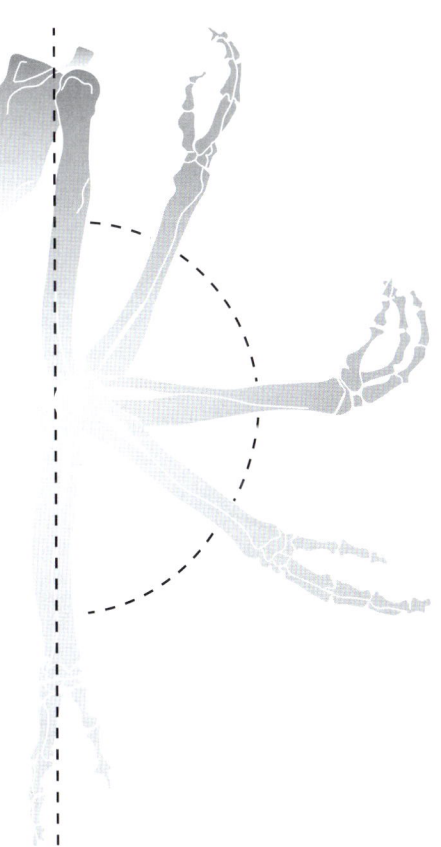

Abb. 4.3: Drehbewegung in der Anatomie

Die zur Beschreibung von Drehbewegungen benötigten Größen sind **Drehwinkel** und **Winkelgeschwindigkeit**. Diesen Größen entsprechen bei der linearen Bewegung Länge und Geschwindigkeit.

Definition

Die (Durchschnitts-) Winkelgeschwindigkeit ω einer Drehbewegung ist das Verhältnis des zurückgelegten Winkels φ zu der benötigten Zeit t.

$$Winkelgeschwindigkeit\ [\omega] = \frac{zurückgelegter\ Winkel}{benötigte\ Zeit}\quad \frac{[\varphi]}{[t]}$$

formelmäßig: $\omega = \dfrac{\varphi}{t}$

Einheit: $\dfrac{Radians}{Sekunde} = \dfrac{rad}{s}$

Beachte

Die Winkelgeschwindigkeit ist ein Vektor. Wir betrachten hier nur Drehungen um raumfeste Achsen. In diesem Fall hat die Winkelgeschwindigkeit ω nur zwei mögliche Richtungen: im Uhrzeigersinn und entgegen dem Uhrzeigersinn, ω ist positiv für Drehungen im Gegenuhrzeigersinn und negativ für Drehungen im Uhrzeigersinn.

Drehzahl oder **(Dreh-)Frequenz** n (englisch: **n**umber) ist die Anzahl der **Umdrehungen** (Touren) pro Zeiteinheit. Zwischen Winkelgeschwindigkeit und Frequenz besteht folgender Zusammenhang:

$$\omega = 2\pi n \quad und \quad n = \frac{\omega}{2\pi}$$

Die Drehzahl wird in Umdrehungen pro Sekunde oder pro Minute angegeben. Die Zeit – hier mit dem großen Buchstaben T abgekürzt, welche für eine Umdrehung benötigt wird, ist gegeben durch:

$$T = \frac{1}{n}$$

T wird als **Periodendauer** bezeichnet.

Bezug zur Praxis

- Das Ergometertraining mit dem Standfahrrad wird in der Therapie beispielsweise zum Gefäßtraining eingesetzt. Ein wesentlicher Parameter dieses Trainings ist dabei die Messung der Umdrehungszahl in der Minute.
- In der Frührehabilitation sollten dynamische Übungen zunächst mit konstanter Winkelgeschwindigkeit durchgeführt werden. Hierzu eignet sich ein isokinetisches Übungsprogramm mit computergesteuerten Trainingsgeräten, bei denen die Winkelgeschwindigkeit konstant bleibt.

4.3.2 Winkelbeschleunigung

Am konventionellen Fahrradergometer können wir feststellen, dass die Umdrehungszahl pro Minute nicht gleichbleibend ist; d. h. in gleichen Zeitintervallen ändert sich, wenn auch vom Patienten kaum bemerkt, die Winkelgeschwindigkeit. Mit Hilfe computergesteuerter Trainingsgeräte ist es möglich – bis auf die Anfangs- und Endphase – eine Optimierung der Muskelbelastung mittels eines anpassenden Widerstandes durch unveränderliche Umdrehungszahlen beizubehalten.

4.3 Drehbewegung

Definition

Die **Winkelbeschleunigung** α ist das Verhältnis von Winkelgeschwindigkeitsänderung Δω zu benötigter Zeit Δt:

$$Winkelbeschleunigung\ [\alpha] = \frac{\text{Änderung der Winkelgeschwindigkeit}}{\text{benötigte Zeit}} \quad \frac{[\Delta\omega]}{[\Delta t]}$$

formelmäßig: $\alpha = \dfrac{\Delta\omega}{\Delta t}$

Einheit: $\dfrac{rad}{s^2}$

Die Winkelbeschleunigung ist eine **vektorielle Größe**; α ist positiv, wenn die Winkelgeschwindigkeit ω zunimmt, und negativ, wenn ω abnimmt. Analog zu linearen Bewegungen beschreibt eine negative Winkelbeschleunigung einen Verzögerungsvorgang.

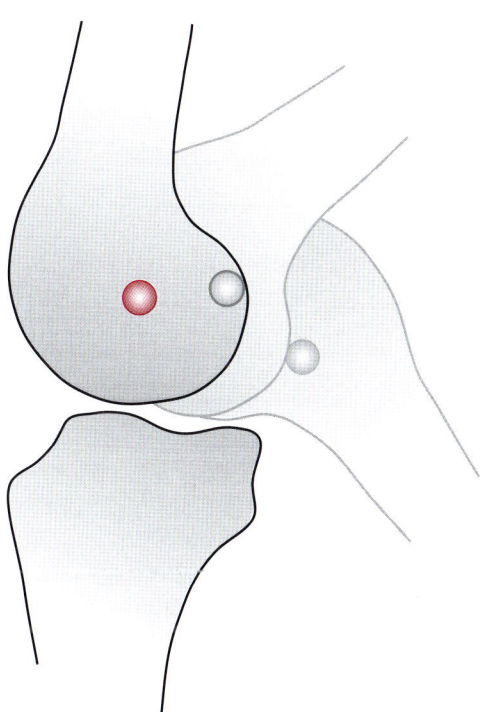

Abb. 4.4:
Nichtkonstante Drehachse des Kniegelenkes (Sagittalebene)

Bezug zur Praxis

- Geschwindigkeit und Kraft sind die wesentlichen Beschleunigungsparameter bei Kniestreckergeräten. Daraus folgt, dass ein Zusammenhang zwischen Winkelbeschleunigung und Belastung besteht. Mit gewöhnlichen auxotonisch arbeitenden Trainingsgeräten kann man die Winkelgeschwindigkeit nicht exakt steuern.

4.4 Zusammengesetzte Bewegungen

Wir befassen uns nun mit dem Problem, dass ein Objekt verschiedene Bewegungen gleichzeitig ausführt (vgl. Abschnitt 2.4). Wir betrachten zunächst den einfachen Sachverhalt, dass die Bewegungen entlang einer gemeinsamen Geraden erfolgen. Das ist beispielsweise der Fall, wenn man auf einer aufwärts fahrenden Rolltreppe abwärts steigt oder rückwärts auf einem Laufband läuft (s. Abb. 4.5). Führt ein Objekt auf einer Geraden zur selben Zeit zwei gleich oder entgegengesetzt gerichtete gleichförmige Bewegungen mit den jeweiligen Geschwindigkeiten v_1 und v_2 aus, so können diese durch eine Bewegung ersetzt werden, deren Betrag (Tempo) im Falle der gleichgerichteten Bewegung $v_1 + v_2$ ist und im Falle der entgegengesetzt gerichteten Bewegung $v_1 - v_2$ ist. Die Richtung der überlagerten Bewegung ist dabei durch die größere Einzelgeschwindigkeit festgelegt.

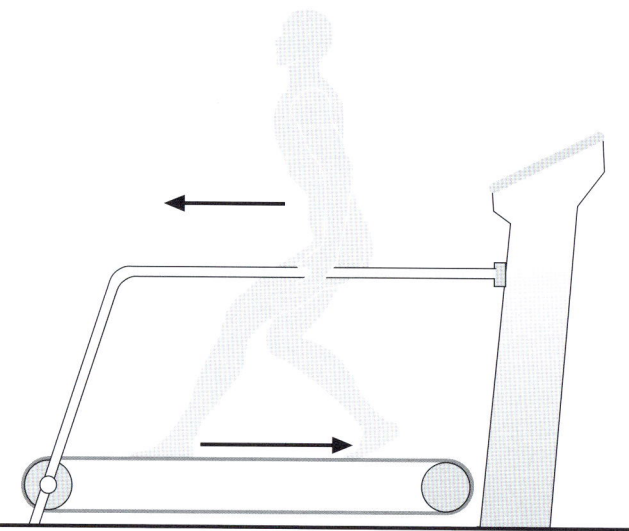

Abb. 4.5: Kombination von Bewegungen

Erfolgen die Bewegungen nicht entlang einer gemeinsamen Geraden, so sind die Geschwindigkeiten vektoriell zu addieren.
Es gilt das **Unabhängigkeitsgesetz der Bewegungen**: Führt ein Körper gleichzeitig mehrere Bewegungen aus, so ist es unwesentlich, ob die Bewegungen zur gleichen Zeit oder nacheinander ausgeführt werden. Es wird immer das gleiche Ziel erreicht.

▶ *Beispiel:*

Durchquert ein Schwimmer mit der Geschwindigkeit $v_{Schwimmer}$ einen Fluss und wird er dabei von der Strömung abgetrieben, d. h. die Eigengeschwindigkeit des Schwimmers verläuft senkrecht zur Strömungsgeschwindigkeit v_{Fluss} des Flusses, so handelt es sich um eine Überlagerung von Bewegungen, welche nicht entlang einer Geraden verlaufen. Die Richtung und Größe der zusammengesetzten Bewegung erhält man durch vektorielle Addition der beiden Geschwindigkeitsvektoren gemäß Abb. 4.6.

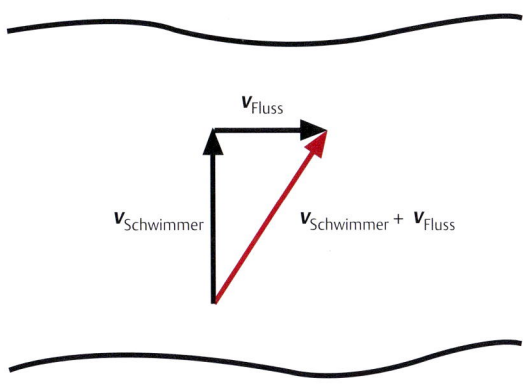

Abb. 4.6:
Betrag und Richtung zusammengesetzter Bewegungen

Bezug zur Praxis

- In der Therapie nutzen wir die Überlagerung von Bewegungen durch Auslösung kinematischer Muskelketten. Somit ist es dem Therapeuten möglich, die Bewegung des Patienten zu unterstützen, zu bahnen, zu assistieren oder Widerstand zu leisten.

4.5 Masse und Gewicht

Mit der skalaren Größe **Masse** beschreiben wir die Stoff- oder **Substanzmenge** eines Gegenstandes. So haben gleich große Kugeln aus verschiedenen Materialien (Kork, Holz, Eisen, Styropor) unterschiedliche Massen. Die Einheit der Masse ist das Kilogramm.

Definition

Das Verhältnis zwischen Masse und Volumen eines Gegenstandes bezeichnet man als **Dichte** ρ.

$$Dichte \; [\rho] = \frac{Masse}{Volumen} \quad \frac{[m]}{[V]}$$

$$formelmäßig: \quad \rho = \frac{m}{V}$$

$$Einheit: \quad \frac{Kilogramm}{Kubikmeter} = \frac{kg}{m^3}$$

Die Masse des menschlichen Körpers hat nicht überall dieselbe Dichte. Diese Tatsache wird in der Radiologie ausgenutzt: Im Röntgenbild erscheinen strahlenundurchlässige Strukturen hoher Dichte (z. B. Knochen) als Schatten und strahlendurchlässige Strukturen geringerer Dichte hell (z. B. die Lunge). Die mittlere Körperdichte beträgt 1.03 kg/m^3.

Die Masse ist dadurch charakterisiert, dass sie **ortsunabhängig** – ob auf der Erde oder im Weltraum – den gleichen Wert hat. Im Gegensatz dazu steht das Gewicht oder präziser ausgedrückt die Gewichtskraft, die als spezielle Kraft eine vektorielle Größe ist. Die Gewichtskraft, auch kurz Gewicht genannt, ist proportional zur Masse des Objekts. Genauer legen wir die Objekteigenschaft Gewicht für die Erde folgendermaßen fest:

Definition

Das Gewicht eines auf der Erde ruhenden Gegenstandes ist diejenige Kraft, mit welcher der Gegenstand infolge der **Erdanziehung** auf seine Unterlage drückt oder an seinem Aufhängepunkt zieht. Für Kraft (englisch: **F**orce) verwenden wir üblicherweise die Abkürzung **F**. Für das Körpergewicht schreiben wir manchmal auch **W** (englisch: **W**eight).

$$\text{Gewicht } [F] = \text{Masse } [m] \cdot \text{Erdbeschleunigung } [g]$$

formelmäßig: $\quad F = m \cdot g$

Einheit: $\quad \text{Kilogramm} \cdot \dfrac{\text{Meter}}{(\text{Sekunde})^2} = kg \cdot \dfrac{m}{s^2} = N$

Die Gewichtskraft ist eine vektorwertige Größe, deren Richtung zum Erdmittelpunkt zeigt.

Einheit der Kraft ist das Newton (N). Ein Gegenstand der Masse 1 kg erfährt auf der Erdoberfläche die Kraft:

$$1 \; kg \cdot 9.81 \, \dfrac{m}{s^2} = 9.81 \; N$$

Beachte

- Gewicht ist im Unterschied zur Masse eine **ortsabhängige** Größe. Sie hängt von dem Ort ab, wo sich der Gegenstand befindet. So wiegt ein Objekt mit der Masse 1 kg am Äquator $0.997 \cdot 9.81 \, N$ und an den Polen $1.003 \cdot 9.81 \, N$. Auf Grund der geringeren Masse des Mondes wiegt ein Mensch dort nur etwa ein Sechstel dessen, was er auf der Erde wiegt.
- In der Umgangssprache wird der Begriff „Gewicht" oft an Stelle von „Masse" verwendet.
- Für die praktische Rechnung setzt man häufig $1 \; kg \cdot 9.81 \, \dfrac{m}{s^2} \approx 10 \, N$.

Auf den für die Biomechanik fundamentalen Begriff der Kraft gehen wir in den folgenden Kapiteln intensiver ein.

Bezug zur Praxis

- Der scheinbare Gewichtsverlust eingetauchter Körperteile im Bewegungsbad führt zu einer geringeren Belastung des Bewegungsapparates. Da aber der Wasserwiderstand viel größer als der Luftwiderstand ist, können andererseits mit Schnellkraft ausgeführte Bewegungen zu Schädigungen führen (vgl. auch Kap. 14).

4.6 Kontrollfragen

☑ Erklären Sie den Unterschied zwischen Basisgrößen und abgeleiteten Größen.

☑ Nennen Sie Beispiele gleichförmiger und ungleichförmiger Bewegungen.

☑ Ist die Geschwindigkeit eine skalare oder eine vektorielle Größe?

☑ Was versteht man unter dem Betrag der Geschwindigkeit?

4.6 Kontrollfragen

- ☑ Welchen Weg legt ein Patient zurück, der 15 Minuten auf einem mit „5.5 km/Std" eingestellten Laufband trainiert?
- ☑ Ein Patient trainiert auf dem Laufband. Er startet bei 0 km/Std; innerhalb von 3 Minuten beträgt seine Geschwindigkeit 8 km/Std. Wie groß ist seine Beschleunigung und welche Strecke hat er in dieser Zeit zurückgelegt?
- ☑ Wann wird die Beschleunigung negativ und wo wenden Sie dies in der Praxis an?
- ☑ Welche Zeit benötigt ein Ball, um vom Dach eines 10 m hohen Hauses zu Boden zu fallen?
- ☑ Ein Patient übt auf dem Fahrradergometer mit einer Trittfrequenz von 120 Umdrehungen/Minute. Wie groß ist seine Winkelgeschwindigkeit? Der Patient reduziert dann seine Trittfrequenz auf 80 Umdrehungen/Minute. Wie groß ist die Winkelbeschleunigung?
- ☑ Wo können Sie das Unabhängigkeitsgesetz der Bewegungen in der Therapie ausnutzen?
- ☑ Vergleichen Sie Masse und Gewichtskraft eines Medizinballs.
- ☑ Erklären Sie den Zusammenhang zwischen den Einheiten Kilogramm und Newton.
- ☑ Welche Antwort geben Sie auf die Frage „Wieviel wiegt ein Kasten Bier"? Stellen Sie diese Frage auch anderen Personen!
- ☑ Wodurch äußert sich die Vektoreigenschaft der Erdbeschleunigung?
- ☑ Eine Person hat auf der Erde eine Masse von 80 kg. Ist deren Masse und Gewicht auf dem Planeten Jupiter, welcher die 318fache Erdmasse hat, kleiner, gleich oder größer als auf der Erde?

Prinzipien der Biomechanik

5 Kraft und das erste Newton'sche Gesetz

5.1	Das Trägheitsgesetz	5.4	Die resultierende Kraft	5.5.2	Rechnerische Methode
5.2	Reibungskraft	5.4.1	Grafische Methoden zur Bestimmung der resultierenden Kraft	5.6	Kontrollfragen
5.3	Der Körperschwerpunkt				
5.3.1	Die Ermittlung des Körperschwerpunktes	5.4.2	Algebraische Methoden zur Bestimmung der resultierenden Kraft		
5.3.2	Die Verlagerung des Körperschwerpunktes	5.5	Die Zerlegung von Kräften		
		5.5.1	Grafische Methode		

5.1 Das Trägheitsgesetz

Der Begriff Kraft wird im alltäglichen Sprachgebrauch häufig ungenau oder falsch verwendet, spielt aber in der Biomechanik eine fundamentale Rolle und muss daher genau erklärt werden. Um uns **Kraft** vorzustellen, brauchen wir nur an unseren Muskeleinsatz zu denken, wenn wir einen Gegenstand bewegen wollen.

- Objekte **verändern** unter Krafteinwirkung ihren **Bewegungszustand** oder ihre **Bewegungsrichtung**, z. B. führt ein plötzlicher Stoß gegen eine Person zu einer Ausweichbewegung und damit zu einer Änderung des Bewegungsstatus.
- Objekte **verformen** sich unter innerer oder äußerer Krafteinwirkung, z. B. ändert sich die Körperkontur eines Patienten beim Palpieren oder Massieren. Die Verformungen können **elastisch** sein, d. h. die ursprüngliche Form wird vom Objekt von allein wieder angenommen, oder **plastisch**, d. h. das Objekt nimmt nach der Krafteinwirkung nicht von allein seine ursprüngliche Form wieder an.

Jede Ursache, die den Ruhe- oder Bewegungszustand eines Gegenstandes verändert, ist eine Kraft. Dieses Phänomen wurde zum ersten Mal von dem englischen Naturwissenschaftler *Sir Isaac Newton* (1643 – 1727) formuliert und in den drei **Gesetzen der Bewegung** (Laws of Motion) zusammengefasst. Im vorliegenden Kapitel befassen wir uns ausgiebig mit dem ersten Gesetz, dem **Trägheitsgesetz**.

> **Das Trägheitsgesetz (1. Newton'sches Gesetz)**
>
> Ein Objekt bleibt in seinem Zustand der Ruhe oder der gleichförmigen Bewegung, solange es nicht durch eine **Kraft** gezwungen wird, seinen Zustand zu ändern.

Die Eigenschaft eines Objekts, seinen Bewegungszustand beizubehalten, bezeichnet man als Trägheit.

Beachte Kraft wird über ihre Auswirkungen festgelegt und ist die Ursache jeder Verformung oder Bewegungsänderung.

Einheit der Kraft ist das **Newton**, abgekürzt N (vgl. Kap. 4.5 und Kap. 6.2). Kraft äußert sich durch ihre Auswirkung. Es gibt eine **statische** Wirkung, die sich durch Deformation bemerkbar macht, und eine **dynamische** Wirkung, welche sich durch Beschleunigung (gleich Änderung der Geschwindigkeit) ausdrückt. Beide Auswirkungen können sowohl zusammen als auch getrennt auftreten.

Die Auswirkung der Trägheit macht sich bei Auffahrunfällen durch sogenannte Beschleunigungsverletzungen bemerkbar. Durch das abrupte Abbremsen wird der nicht abgestützte Kopf ruckartig in beide extreme Endstellungen (Flexion und Extension) geschleudert was zu einem dorsalen Stoßtrauma der Zervikalstrukturen führen kann.

Bezug zur Praxis

- Zur Kräftigung der Muskulatur der unteren Extremitäten wird auch die horizontale Beinpresse eingesetzt. Dabei muss der Patient in Rückenlage auf eine fixierte Fußplatte eine Beinkraft aufwenden, um den Schlitten auf dem er liegt vorwärts und rückwärts zu bewegen.
- Das Trägheitsgesetz wird von Patienten beim beabsichtigten abrupten Anhalten bzw. Abschalten des Laufbandes wahrgenommen. So tendiert die Person beim plötzlichen Abbremsen dazu, Geschwindigkeit und Bewegungsrichtung beizubehalten, welche sie vor dem Abbremsen des Laufbandes hatte. Das kann bei geringer Geschwindigkeit in der Simulation gewisser Sportsituationen (Abbremsen beim Tennis, Fechten etc.) gezielt eingesetzt werden.

Die Ursache jeder Änderung der **Größe** oder **Richtung** einer Geschwindigkeit ist eine **Kraft**. Kraft bezeichnen wir mit dem Buchstaben *F* (von englisch: **F**orce). Kräfte werden durch **Kraftvektoren** dargestellt. Diese Vektoren beinhalten auch einen Angriffspunkt, da die Wirkung einer Kraft auf ein Objekt nicht nur von Betrag (Größe, Länge) und Richtung abhängt, sondern auch davon, in welchem Punkt, dem sogenannten **Kraftangriffspunkt**, die Kraft angreift. Da es auf den Kraftangriffspunkt ankommt, bezeichnet man in der Biomechanik die Kraft auch als einen **gebundenen Vektor**. Die Richtung eines Kraftvektors nennt man dessen **Wirkungslinie**. Ein Kraftvektor wird durch einen Pfeil veranschaulicht, der am Angriffspunkt beginnt, in Richtung der Wirkungslinie zeigt und dessen Länge proportional zum Betrag ist. Um den Vektorcharakter zu betonen, schreibt man $\vec{F}$ oder ***F*** den Betrag der Kraft bezeichnen wir mit *F*. Wir vereinbaren:

Ein **Kraftvektor** wird durch **Größe**, **Richtung** und **Angriffspunkt** festgelegt.

Durch diese Festlegung vermeiden wir Missverständnisse sowie Fehlinterpretationen und erleichtern zudem den Umgang mit dem Kraftbegriff.

Beachte

- Nur eine Kraft, die an einem starren Objekt angreift, kann entlang ihrer Wirkungslinie verschoben werden.
- Kräfte sind nur an ihren Wirkungen erkennbar.
- Kräfte wirken immer flächenhaft; jedoch fassen wir vereinfachend flächenhaft wirkende Kräfte zu einer nur in einem Punkt wirkenden Gesamtkraft zusammen. In diesem Sinne stellen wir die Gewichtskraft durch einen einzigen Pfeil dar.

Wir unterscheiden zwischen **Anziehungs-** und **Kontaktkraft**. Die einzige Anziehungskraft, welche die Bewegung des Menschen merkbar beeinflusst, ist die Erdanziehung, auch Gravitation genannt. Wir gehen darauf im nächsten Kapitel ein.

Abhängig vom betrachteten System unterteilt man weiter in **innere** und **äußere Kräfte**. Innere Kräfte wirken zwischen Teilkomponenten des Körpers. Kräfte, die von einem nicht zum Körpersystem gehörenden Objekt ausgeübt werden, bezeichnet man als äußere oder externe Kräfte. Bis auf die Anziehungskraft sind alle externen Kräfte, welche auf die menschliche Bewegung einwirken, **Kontaktkräfte**; diese sind durch den (physikalischen) Kontakt zwischen verschiedenen Objekten hervorgerufen. Sie wirken meist als **Druck-, Zug-** oder **Scherkräfte**.

Bei Druckkräften greifen Kräfte senkrecht zur Oberfläche an, z. B. atmosphärischer Druck; bei Scherkräften parallel zur Oberfläche, z. B. Wind. Das Aufstützen der Hände auf eine Unterlage verursacht Druckkräfte in Hand-, Ellenbogen- und Schultergelenken. Zugkräfte in diesen Gelenken treten auf, wenn wir uns mit den Händen an eine Stange hängen. Scherkräfte im Gewebe entstehen bei Manipulationstechniken durch Verschiebung von Gelenkpartnern zueinander.

Bezug zur Praxis

- In der Spätrehabilitation nach Kniegelenkläsionen werden Kniestreckergeräte zur Muskelkräftigung eingesetzt. Ist das aufgelegte Gewicht eines Kniestreckergerätes zu groß, kann der Patient die Hebevorrichtung nicht bewegen, solange die von ihm aufgebrachte Muskelkraft geringer als die aufgelegte Gewichtskraft ist. Ob eine Kraft den Bewegungsstatus eines Objektes verändert, hängt also vom Verhältnis der Größe der Kraft zur Masse des Objektes ab.

Die Kraftwirkung ist nicht nur von der Größe, sondern auch von ihrer Richtung abhängig. Wir können die statische und dynamische Wirkung der externen Kraft feststellen, indem wir einen auf dem Boden liegenden luftgefüllten Gymnastikball betrachten und folgende Versuche durchführen (s. Abb. 5.1):

- Einmal treten wir mit dem Fuß senkrecht von oben auf den Ball und
- das andere Mal stoßen wir seitlich mit dem Fuß gegen den Ball.

Im ersten Fall stellen wir fest, dass der Ball seine Form verändert, während sein Bewegungsstatus unverändert bleibt, er verharrt in Ruhe (statische Wirkung), während er im zweiten Fall zwar auch kurzzeitig deformiert wird, dann aber wegrollt (dynamische Wirkung).

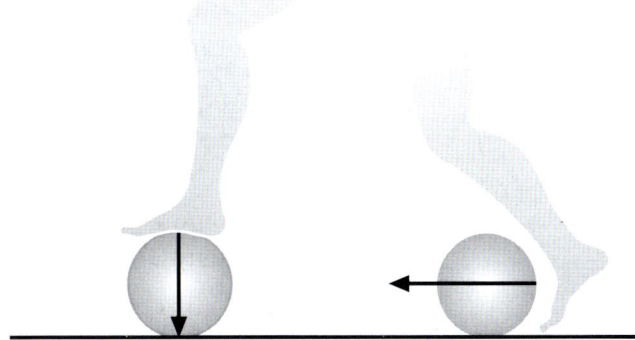

Abb. 5.1: Statische und dynamische Krafteinwirkung

Dies verdeutlicht nochmals, warum wir der Kraft nicht nur eine **Größe** (Betrag), sondern auch eine **Richtung** (Wirkungslinie) zuordnen müssen.

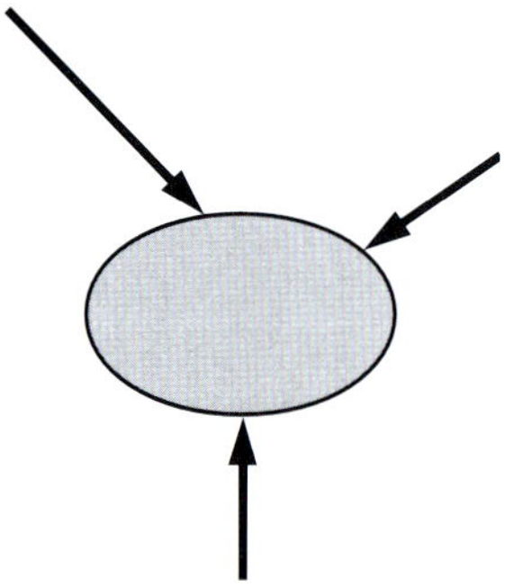

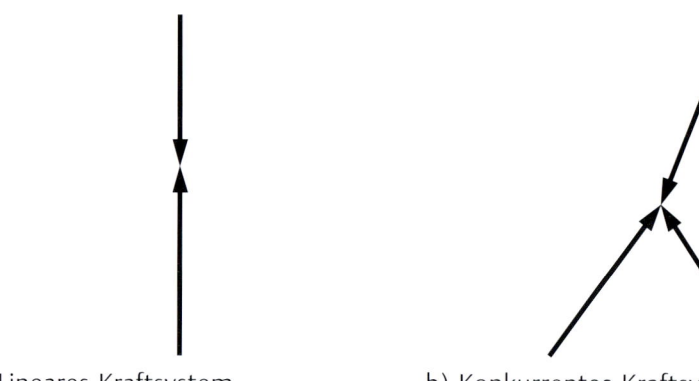

Abb. 5.2: Charakterisierung von externen Kräften bei einem starren Gegenstand

Zwei Kräfte sind **gleich**, wenn sie die gleiche Größe haben und in die gleiche Richtung wirken. Demzufolge sind zwei Kräfte **ungleich**, wenn sie entweder verschiedene Größen oder unterschiedliche Wirkungslinien haben (s. Abb. 5.2).

Greifen mehrere gleich oder unterschiedlich große Kräfte an einem Objekt an, so liegt ein Kraftsystem vor. Man unterscheidet zwischen **linearen** und **konkurrenten Kraftsystemen**.

Beiden Systemen ist gemeinsam, dass die Kräfte an einem Punkt angreifen. Bei einem linearen Kraftsystem (Abb. 5.3a) greifen Kräfte mit identischen Wirkungslinien an einem Punkt an. Bei einem konkurrenten Kraftsystem (Abb. 5.3b) greifen die Kräfte mit unterschiedlichen Wirkungslinien in einem Punkt an.

Abb. 5.3: Kraftsysteme   a) Lineares Kraftsystem   b) Konkurrentes Kraftsystem

5.2 Reibungskraft

Beim Verschieben einer schweren Massageliege spürt man deutlich die Kraft, die man aufwenden muss, um diese zu bewegen; außerdem können wir Spuren der Verformung an der Schuhsohle und am menschlichen Körper (Muskeltonus, Gelenkwinkelveränderung, Fußabdruck) feststellen.

Stoßen wir einen Ball, jeweils mit gleicher Kraft, über einen gewachsten Holzboden und über einen hochflorigen Teppichboden, so stellen wir fest, dass nach unterschiedlicher Zeit und Strecke in beiden Fällen der Ball zur Ruhe kommt. Es hat hier offensichtlich eine Kraft auf den Bewegungsstatus des Objektes eingewirkt. Diese Kraft ist die **Reibungskraft**, präziser **Festkörperreibungskraft**. Reibungskräfte entstehen an der Berührungsfläche zweier fester Gegenstände. Bei jedem Versuch, ein Objekt in Bewegung zu bringen, wirkt eine Kraft, welche diese Bewegung verhindert oder erschwert. Diese Kraft ist die **Reibung**, auch **Friktion** genannt. Sie wird verursacht, indem aufeinander greifende Flächen infolge ihrer mikroskopischen Rauigkeit ineinander verhaken, einen Widerstand bilden und nur durch Kraftanwendung gegeneinander verschoben werden kön-

5.2 Reibungskraft

nen. Die dadurch entstehende Kraft hängt von der **Oberflächenbeschaffenheit** der beiden Gegenstände ab.

Nach der Art der Bewegung der Gegenstände aufeinander unterscheiden wir drei Arten der Reibung:

- **Haftreibung** entsteht, wenn zwei Objekte aneinander haften; dadurch verzahnen sich die Unebenheiten stärker als beim Gleiten. Diese Tatsache nutzt man beispielsweise bei Klettverschlüssen oder bei der Bindegewebs- oder Trockenmassage aus.
- **Gleitreibung** entsteht, wenn ein Objekt auf einer Kontaktfläche gleitet, z. B. Massieren mit Öl oder Filzmatten beim Klapp'schen Kriechen (s. Abb. 5.4).
- **Rollreibung** entsteht, wenn reibende Flächen aufeinander abgewälzt werden; hierdurch lassen sich die unebenen Flächen leichter voneinander abheben. Aus diesem Grund besitzen Behandlungsliegen Rolleinrichtungen zum Transportieren.

Die Beträge dieser Reibungskräfte stehen in folgender Beziehung:

Haftreibungskraft > Gleitreibungskraft > Rollreibungskraft

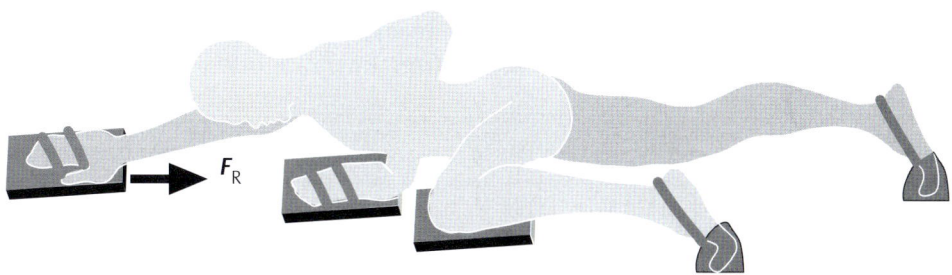

Abb. 5.4: Reibungskraft beim Klapp'schen Kriechen

Beachte
- Die Größe der Reibungskraft ist von der Größe der Berührungsfläche unabhängig.
- Die Größe der Reibungskraft ist der Gewichtskraft des Körpers proportional.
- Haftreibung ist als statisch, Gleit- und Rollreibung sind als dynamisch zu betrachten.

Die Reibungskraft wirkt parallel zur Berührungsfläche und entgegen der Bewegungsrichtung. Die Reibungskraft F_R ist proportional zur Auflagekraft (Normalkraft) F_N, welche das eine Objekt gegen das andere drückt. Kräfte, die senkrecht (normal) zur Oberfläche wirken, heißen Normalkräfte. Die Proportionalitätskonstante, d. h. den Quotienten aus Reibungs- und Gewichtskraft (Anpresskraft), nennt man **Reibungszahl** oder **Reibungskoeffizient**. Der Reibungskoeffizient ist eine dimensionslose Größe. Zur Abkürzung verwendet man dafür den kleinen griechischen Buchstaben µ. Der Zusammenhang zwischen Reibungskraft und Auflagekraft wird formelmäßig ausgedrückt durch:

(5.1) $$F_R = \mu \cdot F_N$$

Gilt µ = 0, so bedeutet das vollkommene Reibungsfreiheit. Je größer der Koeffizient µ ist, umso stärker sind die Flächen miteinander verhaftet; µ ist unabhängig von der Kontaktfläche, hängt aber von den Materialien ab. Die Reibungszahl kann aus Kenntnis der Kräfte F_R und F_N berechnet werden.

Beachte

Ausschlaggebend für die Größe der Reibungskraft ist immer diejenige Kraft, welche senkrecht auf die Unterlage wirkt.

▶ *Beispiel:*

Muss beispielsweise eine Kraft von 300 N aufgebracht werden, um einen Rollstuhl, der samt Patient eine Gewichtskraft von 900 N hat, ins Rollen zu bringen, so erhalten wir aus Formel (5.1) durch Umstellen den Reibungskoeffizienten:

$$(5.2) \qquad \mu = \frac{F_R}{F_N}$$

Im vorliegenden Fall ist $F_N = 900$ N und $F_R = 300$ N; damit erhält man aus (5.2) die Gleitreibungszahl:

$$\mu = \frac{F_R}{F_N} = \frac{300}{900} = 0.3$$

Die Reibungszahlen einiger Materialien sind in Tab. 5.1 zusammengefasst. Dabei bezeichnet μ_H die **H**aftreibungszahl und μ_G die **G**leitreibungszahl.

Tab. 5.1:
Einige Haft- und Gleitreibungszahlen

Materialpaare	μ_H	μ_G
Stahl auf Stahl	0.15	0.12
Gummi auf Eis	0.20	0.15
Leder auf Holz	0.47	0.27
Stahl auf Holz	0.55	0.35
Holz auf Holz	0.65	0.30
Gummi auf Asphalt	0.90	0.85

Bezug zur Praxis

- Erhöhung der Haftreibung durch Anbringen von Gummistöpseln an Gehhilfen.
- Das *Klapp*'sche Kriechverfahren, das in der Therapie bei Skoliosepatienten eingesetzt wird, nutzt aus, dass im Vierfüßlerstand die Wirbelkompression reduziert wird und eine Antitorsion pathologischer Krümmungen erreicht werden kann. Zur Durchführung des Therapieverfahrens verwendet man Kriechkappen aus Filz, um die Reibungskraft des Bodens herabzusetzen (s. auch Abb. 5.4).

5.3 Der Körperschwerpunkt

Wir balancieren auf einer Hand eine Streichholzschachtel in waagrechter Stellung aus; dadurch finden wir die Angriffslinie der Schwerkraft für diese Stellung. Dann drehen wir die Schachtel um 90° nach vorne bzw. nach oben und balancieren sie in diesen Stellungen erneut aus; die so ermittelten drei Angriffslinien der Schwerkraft schneiden sich in genau einem Punkt. Dieser wird als Angriffspunkt der Schwerkraft betrachtet. Auch beim menschlichen Körper gibt es solch einen bestimmten Punkt. Idealisierend denken wir uns die gesamte Masse des Körpers in dieser einzigen Stelle, dem **Körperschwerpunkt (KSP)**, konzentriert. Ihm ordnen wir die gesamte Gewichtskraft zu (s. Abb. 5.5).

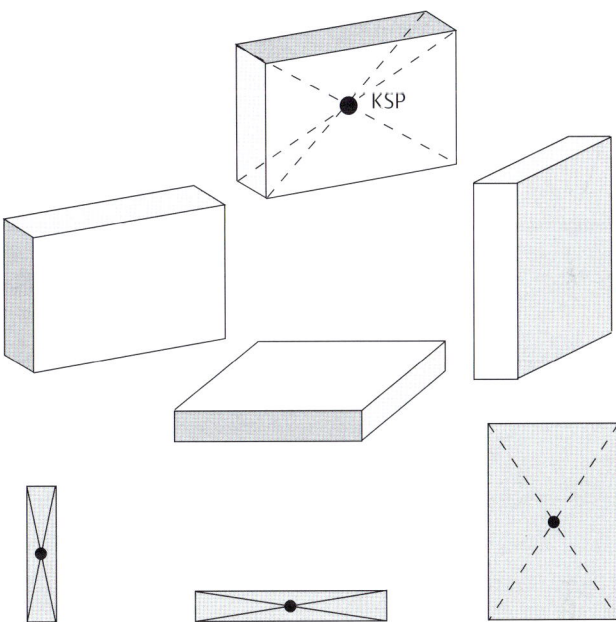

Abb. 5.5: Bestimmung des Schwerpunktes

Man beachte, dass der Körper- bzw. Objektschwerpunkt lediglich ein Modell für die Lage eines Gegenstandes darstellt und nur ein gedachter Punkt ist. Der Körperschwerpunkt ist in der Biomechanik ein wichtiger Orientierungspunkt bei der Bewegungsanalyse.

Bezug zur Praxis

- Das Hebetraining von Alltagsgegenständen ist Bestandteil der orthopädischen Rückenschule. Hierbei wird versucht, den Körperschwerpunkt so nah wie möglich zum Objektschwerpunkt zu bringen (vgl. Kap. 11).
- Beim Heben eines bettlägerigen Patienten von der Bettkante wird eine ökonomische Hebetechnik durch Annäherung der beiden Körperschwerpunkte (Patient – Therapeut) erzielt.

5.3.1 Die Ermittlung des Körperschwerpunktes

Um die Wirkung von Gewichtskräften des Körpers analysieren zu können, ist das Kennen des **Körperschwerpunktes** erforderlich. Eine exakte Bestimmung des Schwerpunktes ist nur für wenige homogene Gebilde mit einfacher geometrischer Struktur (Würfel, Kugel) möglich. Beim menschlichen Körper ist man bei der Ermittlung des Körperschwerpunktes auf Näherungsmethoden angewiesen. Wegen der Bedeutung innerhalb der Biomechanik werden wir auf dessen praktische Bestimmung ausführlich eingehen. Wir stellen mit der **Segmentmethode** (s. Tab. 5.2) ein einfaches, für die Praxis ausreichendes Verfahren vor. Die Segmentmethode ist ein grafisch-algebraisches Verfahren und damit geeignet zur Durchführung auf Rechnern.

Die Segmenttechnik bestimmt die Körperschwerpunkte der einzelnen Körpersegmente (vgl. Kap. 2). Die Position der **Teilkörperschwerpunkte (TKSP)** kann für jede beliebige Körperlage ermittelt werden. Ferner wird das Verhältnis der Teilkörpergewichte zum gesamten Körpergewicht ausgenutzt, wobei wir zur Vereinfachung davon ausgehen, dass die Masse der einzelnen Körperteile in einem bestimmten Verhältnis zur Gesamtmasse steht, welches für jeden Erwachsenen annähernd konstant ist (s. Tab. 2.2). Ferner wird angenommen, dass die Extremitätenschwerpunkte genau auf ihren Längsachsen liegen und auf den Extremitäten ein für jeden Erwachsenen nahezu gleicher Abstand des TSKP vom zugehörigen proximalen Gelenkpunkt vorliegt.

Die Lage der einzelnen Teilkörperschwerpunkte ist in Tab. 5.2 in Prozenten der gesamten Länge des Teilkörpers wiedergegeben. Wie ersichtlich, unterscheiden sich die Positionen der Teilkörperschwerpunkte von Frauen und Männern geringfügig.

Tab. 5.2: Lage der Teilkörperschwerpunkte

Teilkörper	Proximal (Mann)	Proximal (Frau)
Unterarm und Hand	46.8 %	46.8 %
Unterarm	43.0 %	43.4 %
Oberarm	43.6 %	45.8 %
Fuß	50.0 %	50.0 %
Unterschenkel und Fuß	43.4 %	41.9 %
Oberschenkel	43.3 %	42.8 %
Rumpf	63.0 %	56.9 %
Becken	5.0 %	5.0 %
Unterleib	46.0 %	46.0 %
Thorax	56.7 %	56.3 %
Kopf, Nacken	55.0 %	55.0 %
Unterleib und Becken	44.5 %	39.0 %

Anhand einer Fotografie oder Skizze des betreffenden Körpers lässt sich die Bestimmung des Körperschwerpunktes in sechs Schritten bewerkstelligen. Am besten verwendet man dazu kariertes Papier oder besser Millimeterpapier, so dass ein *x-y*-Koordinatensystem zur Verfügung steht. Zudem muss ein geeigneter Maßstab gewählt werden.

Die ersten vier Schritte machen den zeichnerischen Anteil des Verfahrens und die letzten beiden Schritte den rechnerischen Anteil aus.

1. Markierung der Teilkörpersegmente.
2. Bestimmung der Teilkörperschwerpunkte. Mit Hilfe von Tab. 5.2 wird die Lage der einzelnen Teilkörperschwerpunkte ermittelt und eingezeichnet (s. Abb. 5.6).

5.3 Der Körperschwerpunkt

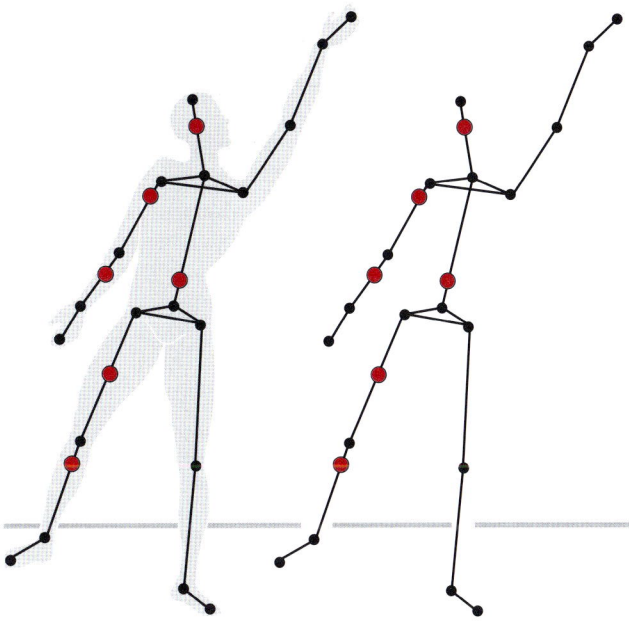

Abb. 5.6:
Bestimmung des Körperschwerpunktes I

3. Verbindung der Extremitätenschwerpunkte durch gerade Linien (s. Abb. 5.7).

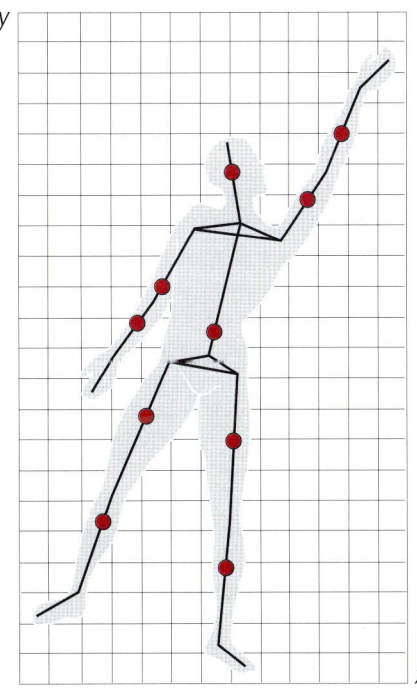

Abb. 5.7:
Bestimmung des Körperschwerpunktes II

4. Ermittlung der Koordinaten (x_1, y_1), (x_2, y_2), (x_{10}, y_{10}) der Teilkörperschwerpunkte anhand der Zeichnung.
5. Multiplikation der x- und y-Teilkörperschwerpunktkoordinaten mit dem Anteil des Teilkörpergewichts am Gesamtkörpergewicht (Tab. 2.2).
6. Die Summe der so berechneten Produkte liefert die x- und y-Koordinaten des KSP.

Die Schritte 5 und 6 können übersichtlich mit einem Formular durchgeführt werden.

▶ *Beispiel:*

Spalte 1	Spalte 2	Spalte 3	Spalte 4	Spalte 5	Spalte 6
Körperteil	Anteil an Gesamtmasse in %	x-Koordinate des TKSP	y-Koordinate des TKSP	Spalte 2 × Spalte 3	Spalte 2 × Spalte 4
Kopf u. Nacken	8	2.4	8.8	0.192	0.704
Rumpf	47.4	2.3	6.6	1.090	3.128
Oberarm (rechts)	3.3	3.3	6.6	0.108	0.217
Unterarm u. Hand (rechts)	2.55	3.7	5.0	0.943	0.127
Oberarm (links)	3.3	1.4	6.6	0.0462	0.2178
Unterarm u. Hand (links)	2.55	0.8	5.0	0.0204	0.127
Oberschenkel (rechts)	10.5	2.7	3.6	0.283	0.378
Unterschenkel u. Fuß (rechts)	5.9	2.5	1.4	0.147	0.082
Oberschenkel (links)	10.5	1.8	3.6	0.189	0.378
Unterschenkel u. u. Fuß (links)	5.95	1.8	1.4	0.107	0.0833
KSP				x-Koordinate 3.084	y-Koordinate 5.442

Bei einem rein grafischen Vorgehen nutzt man aus, dass der gemeinsame Schwerpunkt von zwei Teilschwerpunkten auf der Verbindungsstrecke beider Schwerpunkte liegt, und zwar in Relation zu den beteiligten Massen. Auf diese Weise kann man sukzessive den KSP zeichnerisch finden. Die Schritte 4 bis 6 entfallen dann.

In der Therapie wird die Position des KSP zumeist abgeschätzt, wozu die Kenntnis dessen ungefährer Lage ausreicht. Dann kann man die Rechnungen vereinfachen, indem der menschliche Körper als System zweier Teilkörper aufgefasst wird. Die Beine bilden den ersten Teilkörper und der Rumpf mit Kopf und Armen den Restkörper. Das Massenverhältnis Restkörper : Beine kann mit $^2/_3 : ^1/_3$ angenommen werden.

In physiologischer Körperhaltung, d. h. symmetrisch aufrecht stehend mit hängenden Armen, befindet sich der Körperschwerpunkt ungefähr in der Mitte einer Linie, die 4 cm anterior und kaudal des Bauchnabels und dorsal in Höhe der Mitte des Os sacrum verläuft. Der Körperschwerpunkt hängt unter anderem von Geschlecht, Alter und Konstitutionstypus ab.

5.3.2 Die Verlagerung des Körperschwerpunktes

Bei der Angabe des Körperschwerpunktes ist die genaue Angabe der Körperstellung erforderlich. Ändert nur ein Teilkörper seine Lage – heben wir beispielsweise das Bein an – so verändert sich damit auch die Lage des Körperschwerpunktes. Da der Mensch permanent in Bewegung ist, verlagert sich auch sein Schwerpunkt ständig. Wichtig für die Praxis ist es, die Lage des Körperschwerpunktes bei verschiedenen Bewegungen der Teilkörper abzuschätzen. In Abb. 5.8 ist dargestellt, wie sich die Lage des Körperschwerpunktes verändert, wenn wir von der Normalstellung abweichen.

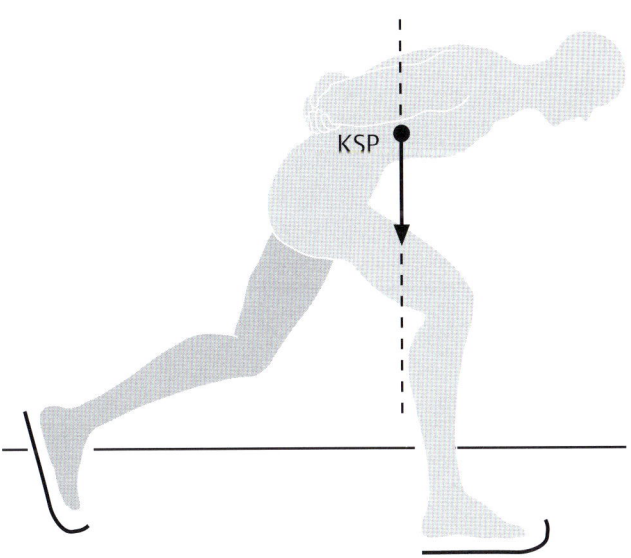

Abb. 5.8: Veränderung des Körperschwerpunktes

Beachte
- Die Lage des Körperschwerpunktes ist von der Körperstellung abhängig.
- Der Körperschwerpunkt ist kein Massenpunkt, sondern ein fiktiver Punkt. Der KSP ist das einfachste Modell des menschlichen Körpers.
- Der Körperschwerpunkt kann außerhalb des Körpers liegen, was belegt, dass dieser lediglich Modellcharakter hat.

Bezug zur Praxis
- Gangschulung wird mit Hemiparese-Patienten zur Ergonomie des Gehens durchgeführt. Eines der Ziele dieser Therapie ist die Wiederherstellung einer effizienten Fortbewegung u. a. mit Minimierung des lateralen Abweichens beim Gangzyklus, wobei eine Zentralisierung des **KSP** im Vordergrund steht.

Lage und Veränderung des KSP sind von erheblicher bewegungstechnischer Bedeutung. Bei einer kompletten Bewegungsanalyse ist außerdem die Kontaktfläche des Körpers mit dem Boden zu beachten. Dies führt zu nachfolgender Definition.

Definition

Die **Unterstützungsfläche** besteht aus der Kontaktfläche zwischen Körper und Untergrund sowie des durch die Unterstützungspunkte begrenzten Areals. Zur Verdeutlichung sind in Abb. 5.9 die Unterstützungsflächen jeweils umrandet.

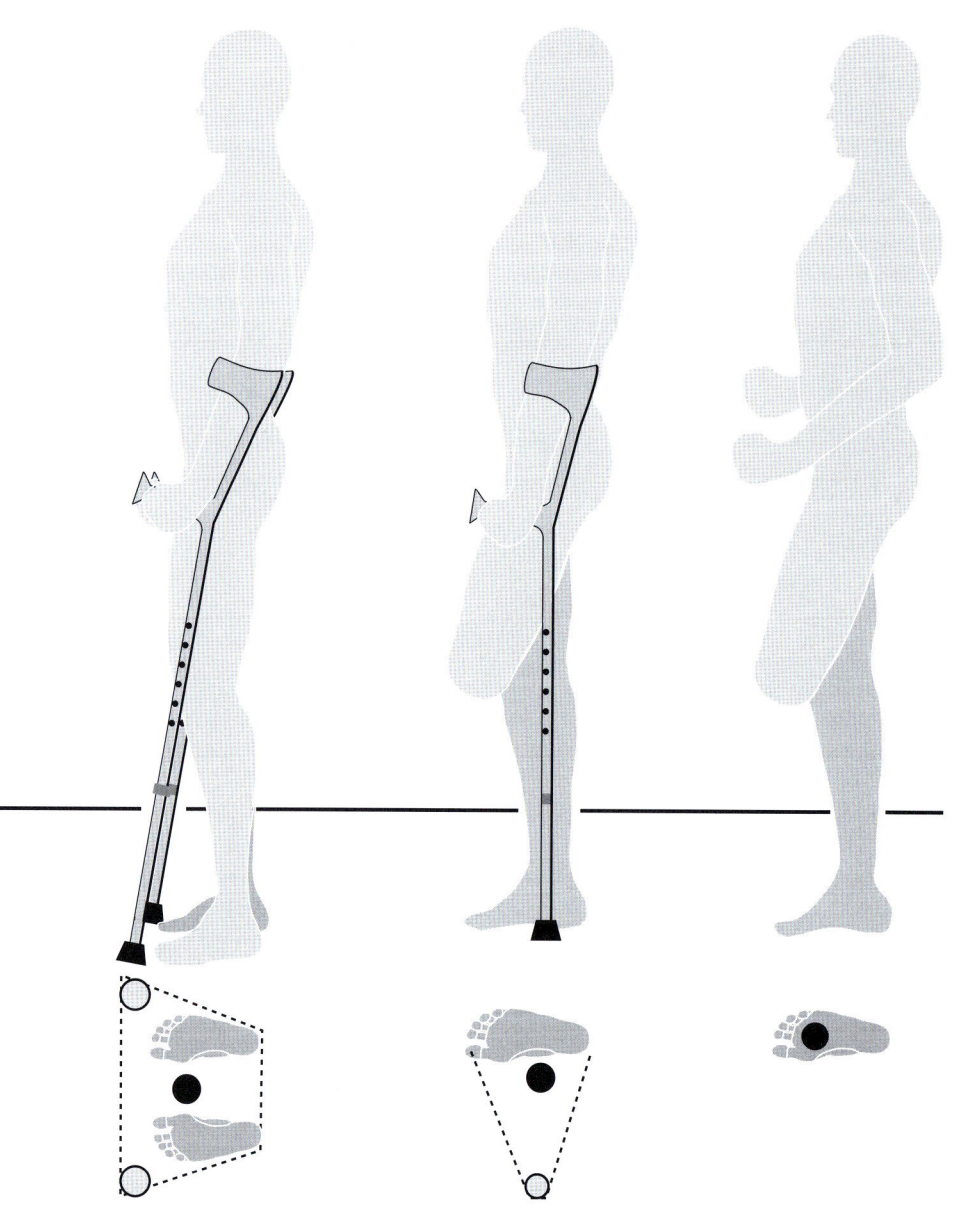

Abb. 5.9: Unterstützungsfläche

Eng verknüpft mit den biomechanischen Begriffen Unterstützungsfläche und Körperschwerpunkt ist das **Gleichgewicht**. Man kommt aus dem Gleichgewicht, wenn sich der Körperschwerpunkt nicht über der Unterstützungsfläche befindet bzw. die Wirkungslinie der Gewichtskraft diese Fläche nicht trifft. Genauer unterscheiden wir in der Biomechanik folgende Gleichgewichtszustände:

- **Stabiles Gleichgewicht:** Der Körperschwerpunkt wird bei jeder Bewegung angehoben. Jede Störung dieses Gleichgewichts bewirkt eine reversible Änderung des Ausgangszustandes.

- **Labiles Gleichgewicht:** Der Körperschwerpunkt wird bei jeder Bewegung abgesenkt. Jede Störung dieses Zustandes bewirkt eine irreversible Zustandsänderung.
- **Indifferentes Gleichgewicht** (s. Abb. 5.10): Der Körperschwerpunkt bleibt bei jeder Bewegung in Ruhe oder verschiebt sich in gleicher Höhe. Bei kleinen Störungen verhält sich dieser Zustand wie ein stabiles, bei großen Störungen wie ein labiles Gleichgewicht.

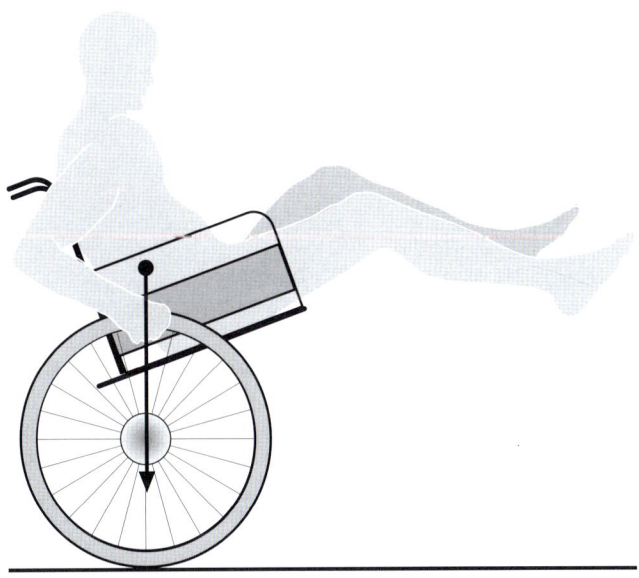

Abb. 5.10: Indifferentes Gleichgewicht

Bezug zur Praxis

- Vergrößern der Unterstützungsfläche durch breiten Stand oder Verwendung von Gehhilfen.
- Balancieren auf einem Schaukelbrett zur Verbesserung des Gleichgewichtsvermögens.
- Schulung der Lagereaktion bei Übungen auf einem Therapieball.
- Falltraining mit Patienten oder Kipptraining mit dem Rollstuhl zur Simulation von indifferenten Gleichgewichtssituationen des Alltags.

5.4 Die resultierende Kraft

Wirken auf einen Punkt eines Objektes zwei oder mehrere Kräfte, so setzen sich diese zu einer resultierenden Kraft zusammen. Für die angreifenden Kräfte gibt es folgende Möglichkeiten:

- Die Kräfte sind parallel und wirken in gleicher Richtung.
- Die Kräfte sind parallel und wirken in entgegengesetzter Richtung.
- Die Kräfte wirken im rechten Winkel zueinander.
- Die Kräfte wirken in beliebiger Richtung zueinander.

Die resultierende Kraft kann mit Hilfe der Vektorrechnung (vgl. Kap. 3) bestimmt werden. Generell gilt das **Unabhängigkeitsprinzip**: Greifen zwei Kräfte F_1, F_2 in einem Punkt eines Objektes an, so ist ihre Wirkung identisch mit der einer Einzelkraft F_R, welche sich durch Vektoraddition von F_1 und F_2 ergibt. Deshalb kann man Kräfte zu einer einzigen Kraft, der resultierenden

Kraft, zusammenfassen. Damit wird es erst möglich, komplexe Vorgänge zu erfassen und zu analysieren. Dieser für zwei Kräfte formulierte Sachverhalt ist auch für beliebig viele Kräfte gültig. Greifen die Kräfte F_1, F_2, ..., F_n in einem Punkt eines Körpers an, so ist ihre Wirkung gleich der einer Einzelkraft F_R der Resultierenden, welche die Summe aus den Kräften F_1, F_2, ..., F_n ist:

$$F_R = F_1 + F_2 + \ldots + F_n$$

▶ *Beispiel:*

- In Abb. 5.11 ist symbolisiert, wie zwei Männer durch Aufwendung von Kräften F_1 und F_2 eine Truhe verschieben. In diesem Fall sind die Kräfte parallel und wirken in die gleiche Richtung.

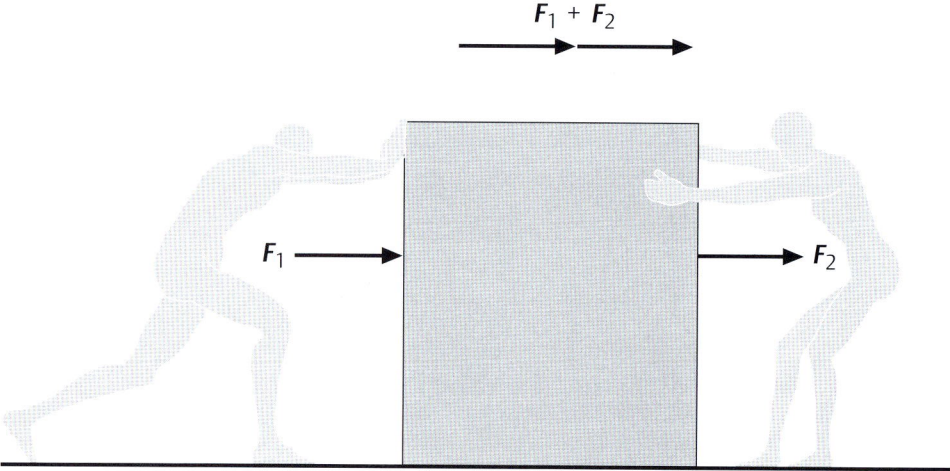

Abb. 5.11: Verschieben einer Truhe

Da die Truhe als starrer Gegenstand aufgefasst werden kann, dürfen F_1, F_2 entlang ihrer Wirkungslinie parallel verschoben werden und die Wirkung der beiden Kräfte ist die gleiche wie die der **resultierenden Kraft F_R**. Die Resultierende F_R entsteht durch Vektoraddition der Kräfte F_1, F_2 und gibt Größe und Richtung an, in welcher die Truhe bewegt wird. In Abb. 5.12 ist der Fall dargestellt, dass die beiden Kräfte im rechten Winkel zueinander wirken.

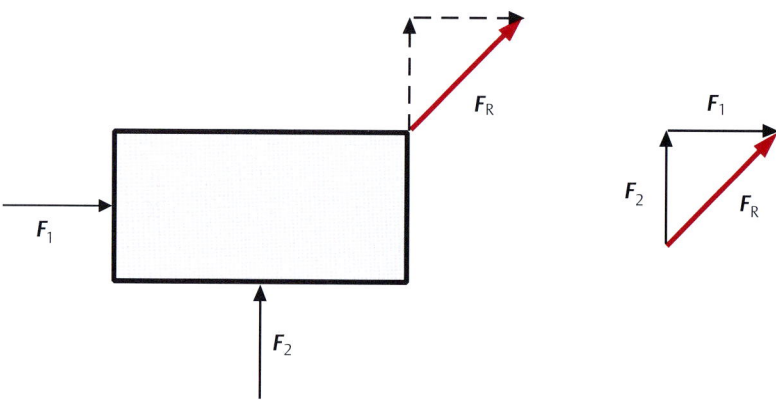

Abb. 5.12: Resultierende Kraft

- Beim Kontrahieren des M. quadriceps femoris summieren sich die Einzelkräfte der vier Muskelanteile zu einer resultierenden Kraft. Die Streckung im Knie wird durch synchronisierte Muskelkontraktion gewährleistet.

5.4 Die resultierende Kraft

Bezug zur Praxis
- Bei der assistiven Facilitation von Bewegungsmustern führt die Summation zweier Kräfte – dem Krafteinsatz des Patienten und dem des Therapeuten – zu einer resultierenden Kraft, wie sie bei PNF-Techniken eingesetzt wird.

▶ *Beispiel:*
Der M. triceps surae ist hauptsächlich für die Plantarflexion des Fußes verantwortlich. Hier vereinigen sich mehrere Muskeln verschiedenen Ursprungs und unterschiedlicher Kraft in einer Ansatzsehne zu einer gemeinsamen Funktionseinheit. Die Zusammenfassung der Kräfte zur resultierenden Einzelkraft kann mittels vektorieller Addition erfolgen und ist in Abb. 5.13 dargestellt.

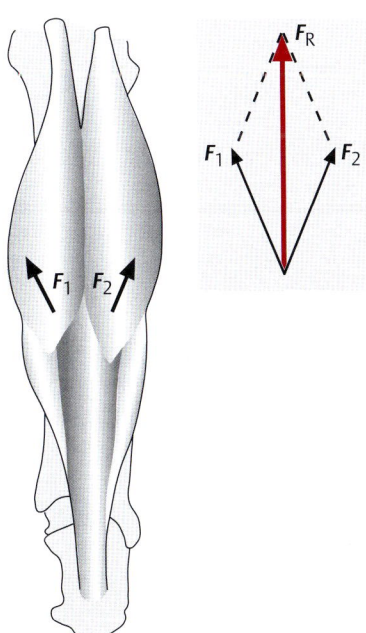

Abb. 5.13: Resultierende Kraft am Beispiel des M. triceps surae

Neben der grafischen Methode gibt es auch eine **algebraische Methode** zur Bestimmung der Resultierenden. Wir erläutern beide Vorgehensweisen anhand der retropatellar wirkenden Kraft. Über den M. quadriceps femoris wirken Kräfte $F_1 = 100\,N$ und $F_2 = 40\,N$ auf die Patella. Der Winkel zwischen den Wirkungslinien der Kräfte beträgt $\alpha = 120°$. Auf die Kontaktfläche der Kniescheibe wirkt eine Kompressionskraft. Wir bestimmen diese mit der grafischen und rechnerischen Methode.

5.4.1 Grafische Methode zur Bestimmung der resultierenden Kraft

Wir wählen als Maßstab $10\,N = 1\,cm$ und stellen die beiden Kräfte F_1 und F_2, die in einem gemeinsamen Punkt unter dem Flexionswinkel 120° angreifen, durch Pfeile entsprechender Länge dar. Die Resultierende F_R ermitteln wir nach der in Kap. 3.5 beschriebenen Methode der Vektoraddition (s. Abb. 5.14).

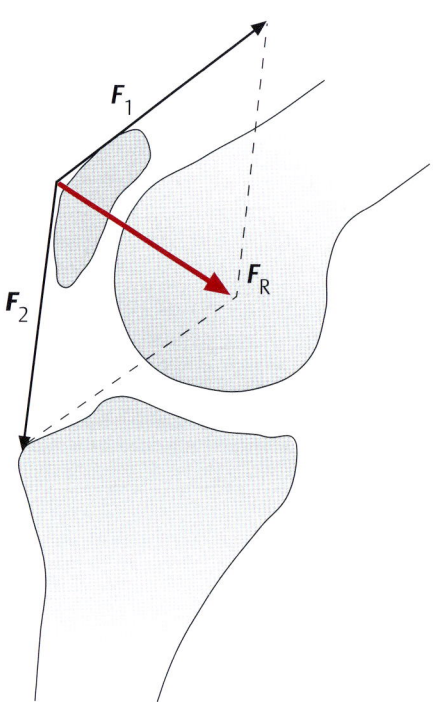

Abb. 5.14: Grafische Bestimmung der resultierenden Kraft

Die Länge der Resultierenden F_R gibt maßstabsgetreu die Größe der auf die Patella wirkenden internen Kraft wieder, dabei induziert die Richtung von F_R die Richtung der einwirkenden Kraft.

5.4.2 Algebraische Methode zur Bestimmung der resultierenden Kraft

Algebraisch kann die Resultierende mit dem Kosinussatz (vgl. Kap. 3.5) berechnet werden. Zur besseren Vorstellung fertigen wir eine Hilfsskizze an (s. Abb. 5.15).

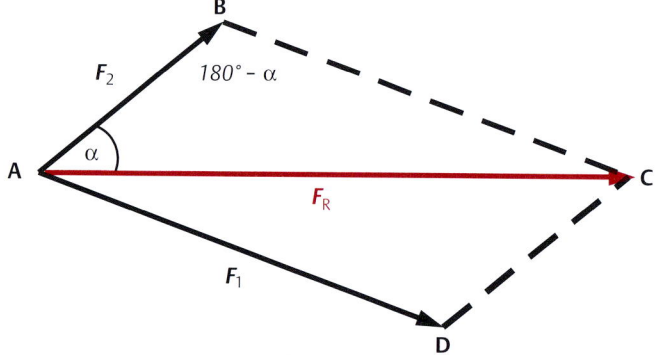

Abb. 5.15: Algebraische Bestimmung der Resultierenden (Zeichnung nicht maßstäblich)

Die resultierende Kraft F_R ist der Diagonalenvektor $\overrightarrow{AC}$ des von den vier Punkten A, B, C, D gebildeten Parallelogramms. Da ein Parallelogramm je zwei paarweise gleiche Winkel hat und die Winkelsumme stets 360° beträgt, kann man den Betrag F_R durch Anwendung des Kosinussatzes auf das Dreieck ABC berechnen (vgl. Kap. 3.3):

$$F_R^2 = F_1^2 + F_2^2 - 2 \cdot F_1 \cdot F_2 \cdot \cos(180° - \alpha)$$

Durch Wurzelziehen erhalten wir den Betrag der Resultierenden:

$$F_{Res} = \sqrt{F_1^2 + F_2^2 - 2 \cdot F_1 \cdot F_2 \cdot \cos(180° - \alpha)} = \sqrt{10000 + 1600 - 8000 \cdot 0,5} = 87{,}18 \text{ N}$$

Wir können mit Hilfe des Kosinussatzes auch den Winkel φ, den die Resultierende F_R mit F_2 einschließt, berechnen und somit die Richtung der Resultierenden angeben:

$$\cos(\varphi) = \frac{F_2^2 + F_R^2 - F_1^2}{2 \cdot F_2 \cdot F_R} = \frac{10000 + 11200 - 1600}{2 \cdot 100 \cdot 105{,}83} = 0{,}926 \Rightarrow \varphi = 24{,}64°$$

Hinweis — Ein Taschenrechner erleichtert die bei der algebraischen Methode durchzuführenden Rechnungen.

5.5 Die Zerlegung von Kräften

Man kann mehrere Kräfte zu einer Resultierenden zusammenfassen, umgekehrt ist es möglich eine Kraft in mehrere vorgegebene Richtungen (Komponenten) zu zerlegen. Ist F_R die Resultierende der Einzelkräfte F_1 und F_2, dann heißen F_1, F_2 die **Komponenten** von F_R. In der Biomechanik ist es häufig von Interesse, zu einer vorgegebenen Kraft F ihre Komponenten, d.h. ihre Auswirkung in bestimmte Richtungen, zu kennen. Dazu verwendet man die **Komponentenzerlegung**, die man als Umkehrung der Vektoraddition auffassen kann. Wir versuchen von der Resultierenden zu Vektoren zu gelangen, aus denen sich diese zusammensetzt. Für die Praxis bedeutsam ist die Zerlegung einer Kraft in eine horizontale Komponente F_x und eine vertikale Komponente F_y. Es gibt ein grafisches Verfahren (s. Abschnitt 5.5.1) und eine exaktere Methode (s. Abschnitt 5.5.2) speziell für die Zerlegung von Vektoren in ihre Vertikal- und Horizontalkomponenten.

Beachte
- Zu einer vorgegebenen Kraft F sind beliebig viele Zerlegungen in zwei Komponenten möglich.
- Sinnvoll sind Komponentenzerlegungen nur dann, wenn
  die Richtungen der beiden Komponenten vorgegeben sind
  oder
  Richtung und Betrag einer Komponenten bekannt sind
  oder
  von der einen Komponente die Richtung und von der anderen der Betrag bekannt ist.

Bezug zur Praxis — Beim Einsatz von ein- oder zweiseiligen Zugapparaten besteht durch aktive Übungen die Möglichkeit der Zerlegung oder Zusammenfassung genau dosierbarer Widerstandskräfte.

5.5.1 Grafische Methode

Ist eine Kraft **F** und sind die Richtungen **u**$_1$, **u**$_2$ der Komponenten **F**$_1$, **F**$_2$ gegeben, so geht man in zwei Arbeitsschritten vor.

1. Schritt: Durch Anfangs- und Endpunkt des Kraftvektors **F** werden Parallelen zu den Richtungen **u**$_1$, **u**$_2$ der vorgegebenen Kraftkomponenten **F**$_1$, **F**$_2$ (s. Abb. 5.16) gezogen.

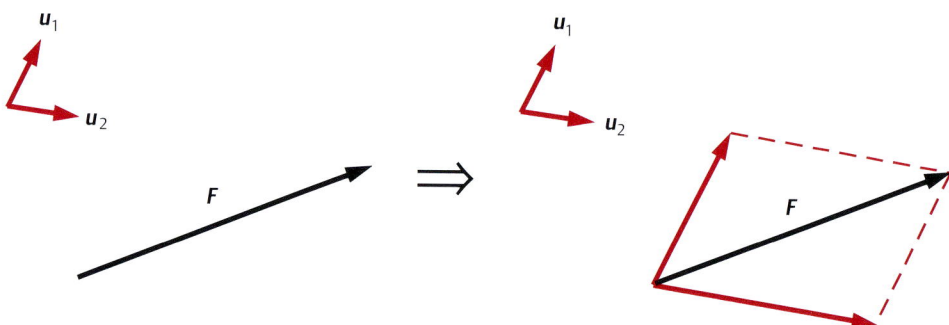

Abb. 5.16: Komponentenzerlegung von Kräften I

2. Schritt: Das in Schritt 1 konstruierte Kräfteparallelogramm besitzt die ursprüngliche Kraft **F** als Resultierende (s. Abb. 5.17).

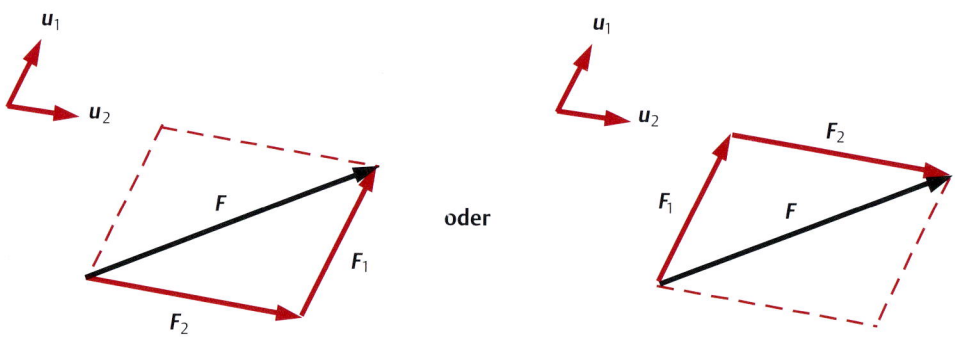

Abb. 5.17: Komponentenzerlegung von Kräften II

5.5.2 Rechnerische Methode

Wir beschäftigen uns anschließend mit der Zerlegung einer Kraft **F** in ihre rechtwinkligen Komponenten: die Horiozontalkomponente **F**$_x$ und die Vertikalkomponente **F**$_y$. Da die grafische Methode manchmal ungenau ist, besprechen wir speziell für diese Zerlegung ein genaues rechnerisches Verfahren. Es lässt sich auf die Berechnung von Bestimmungsstücken in rechtwinkligen Dreiecken zurückführen und macht Gebrauch von den trigonometrischen Funktionen Sinus und Kosinus (vgl. Kap. 3.3).

Die Kraft **F** ist gegeben durch ihren Richtungswinkel α und ihre Länge (Betrag), die wir mit F bezeichnen. Die horizontalen und vertikalen Komponenten bilden mit der gegebenen Kraft **F** ein rechtwinkliges Dreieck (s. Abb. 5.18).

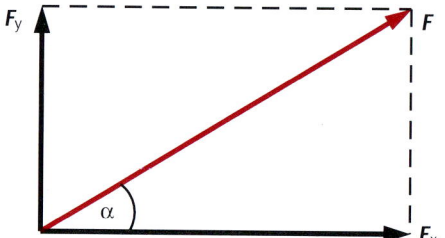

Abb. 5.18: Rechtwinkelige Komponentenzerlegung von Kräften (rechnerische Methode)

5.5 Die Zerlegung von Kräften

Aufgrund der Beziehungen im rechtwinkligen Dreieck (vgl. Kap. 3.3 und Abb. 5.18) genügen die Beträge F_x und F_y der fehlenden Bestimmungsstücke $\mathbf{F}_x$ und $\mathbf{F}_y$ den Gleichungen:

$$\cos(\alpha) = \frac{Ankathete}{Hypotenuse} = \frac{F_x}{F}$$

und

$$\sin(\alpha) = \frac{Gegenkathete}{Hypotenuse} = \frac{F_y}{F}$$

Umstellen der Gleichungen liefert die gesuchte horizontale und vertikale Komponente:

(5.3) $$F_x = \cos(\alpha) \cdot F$$
(5.4) $$F_y = \sin(\alpha) \cdot F$$

▶ **Beispiel:**

Eine Kraft **F** von 500 N bildet mit der x-Achse im Ursprung einen Winkel von $\alpha = 60°$. Wir zerlegen diese Kraft in ihre rechtwinkligen Komponenten. Als Maßstab wählen wir $1\,N = 1\,cm$.

Mit der grafischen Methode erhalten wir das in Abb. 5.19 dargestellte Bild.

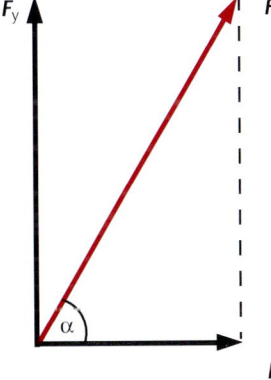

Abb. 5.19: Rechtwinkelige Komponentenzerlegung von Kräften (grafische Methode)

Mit der rechnerischen Methode erhalten wir durch Auswertung der Formeln (5.3) und (5.4):

$$F_x = \cos(60°) \cdot 500\,[N] = \frac{1}{2} \cdot 500 = 250\,[N]$$

$$F_y = \sin(60°) \cdot 500\,[N] = \frac{\sqrt{3}}{2} \cdot 500 = 433\,[N]$$

Anhand dieser Werte kann man die Genauigkeit der zeichnerischen Methode kontrollieren.

Umgekehrt kann dieses Verfahren auch zur rechnerischen Bestimmung der Resultierenden benutzt werden, falls die grafische Methode aus Kap. 3.5 keine ausreichende Genauigkeit liefert. Dabei geht man wie folgt vor:

1. Schritt: Zerlegung jeder Kraft in ihre x- und y-Komponente gemäß Formel (5.3) und (5.4).

2. Schritt: Die Summe aller x-Komponenten ergibt die x-Komponente der Resultierenden.

3. Schritt: Die Summe aller y-Komponenten ergibt die y-Komponente der Resultierenden.

4. Schritt: Bilden der Resultierenden F_R durch Zusammenfassung der x- und y-Komponente zu einem Vektor; damit sind Betrag und Richtung von F_R festgelegt.

5.6 Kontrollfragen

- ☑ Wodurch ist Kraft charakterisiert und wie kann man diese messen und beschreiben?
- ☑ Was ist von der umgangssprachlichen Aussage „Er hat viel Kraft" zu halten?
- ☑ Erklären Sie den Unterschied zwischen linearem und konkurrentem Kraftsystem.
- ☑ Wie erkennt man, dass es sich bei der Reibung um eine Kraft handelt?
- ☑ Wo nutzt man in der Therapie das Vorhandensein von Reibung aus und wie kann man diese vergrößern oder verkleinern?
- ☑ Wann ist eine große Haftreibungskraft und wann eine große Gleitreibungskraft unerwünscht?
- ☑ Erklären Sie, was man unter dem Körperschwerpunkt versteht.
- ☑ Wo befindet sich der Körperschwerpunkt im aufrechten Stand, und welche Faktoren beeinflussen dessen Lage?
- ☑ Wie verändert sich die Lage des Körperschwerpunktes, wenn man ausgehend von der Neutralstellung den Oberkörper nach vorne/hinten beugt?
- ☑ Welche Gleichgewichtszustände gibt es und wie verwendet man diese in der Therapie?
- ☑ Warum ist es schwieriger, auf einem Bein zu stehen als auf zwei Beinen?
- ☑ Skizzieren Sie alle Möglichkeiten für zwei Kräfte, welche in einem gemeinsamen Punkt eines Objektes angreifen.
- ☑ Wann darf man Kräfte entlang ihrer Wirkungslinie verschieben? Geben Sie Beispiele aus der Praxis an.
- ☑ Beschreiben Sie die Zerlegung von Vektoren. Welche Verfahren zur Zerlegung eines Vektors in seine rechtwinkligen Komponenten gibt es?
- ☑ Bestimmen Sie die horizontale und vertikale Komponente folgender Kräfte (α ist der Winkel, den die Kraft mit der x-Achse im Ursprung bildet)
  a) $F = 200\,N$, $\alpha = 45°$ und
  b) $F = 350\,N$, $\alpha = 120°$ mit der grafischen und rechnerischen Methode.
- ☑ Nennen Sie Beispiele aus der Therapie, welche die Wirkung rechtwinkliger Kraftkomponenten verdeutlichen.
- ☑ Bestimmen Sie mit der rechnerischen Methode Summe und Differenz der durch die Vektoren $\vec{AB}$ und $\vec{CD}$ repräsentierten Kräfte; dabei ist A = (2, 1), B = (−1, 4), C = (1, 1), D = (−3, −3).

6 Das zweite Newton'sche Gesetz

6.1 Gravitation
6.2 Das zweite Newton'sche Gesetz
6.3 Der Impuls
6.4 Kontrollfragen

6.1 Gravitation

Im Jahr 1665 formulierte Isaac Newton – angeregt durch einen vom Baum auf den Boden fallenden Apfel – das Gravitationsgesetz, ein allgemeines Kraftgesetz, dessen Bedeutung für die Biomechanik wir uns in diesem Kapitel bewusst machen.

Das Gravitationsgesetz

Zwischen zwei beliebigen materiellen Objekten besteht eine Wechselwirkung in Form der **Anziehungs-** oder **Gravitationskraft** F_G. Der Betrag F_G dieser Kraft kann nach dem **Gravitationsgesetz** berechnet werden:

$$F_G = \frac{G \cdot m_1 \cdot m_2}{r^2}$$

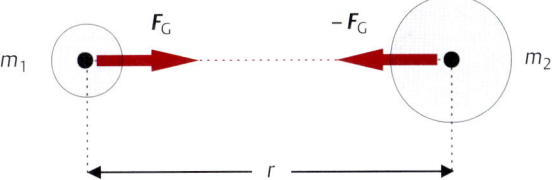

Abb. 6.1: Anziehungskräfte zweier Gegenstände

Dabei beschreibt die **Gravitationskonstante** $G = 6.6720 \cdot 10^{-11}\ Nm^2/kg^2$ die Kraft, mit der sich zwei im Abstand von einem Meter befindliche Objekte der Masse $1\ kg$ anziehen; m_1 und m_2 steht für die Masse der beiden Objekte und r ist der Abstand der Massenmittelpunkte zueinander. Beide Objekte ziehen sich jeweils mit der gleichen Kraft F_G an. Die Wirkungslinie der Gravitationskraft ist die Verbindungsgerade der beiden Massenmittelpunkte (s. Abb. 6.1).

Die Anziehungskraft zwischen zwei Gegenständen ist so gering, dass wir sie normalerweise nicht wahrnehmen. Wir verdeutlichen diese Tatsache, indem wir die Anziehungskraft für zwei Personen der Masse $75\ kg$ und unterschiedliche Abstände angeben (s. Tab. 6.1).

Abstand r	Anziehungskraft F_G
1 mm	$3.753\ 10^{-2}\ N$
1 cm	$3.753\ 10^{-4}\ N$
10 cm	$3.753\ 10^{-6}\ N$

Tab. 6.1: Anziehungskräfte zwischen zwei Personen

Diejenige Anziehungskraft, welche die Erde auf jedes Objekt ausübt, wird kurz als **Gravitation** bezeichnet und ist besser bekannt als **Gewicht** (vgl. Kap. 4). Unabhängig von der Lage des Körpers im Raum ist die Gewichtskraft immer zum Erdmittelpunkt hin orientiert. Das Gewicht **W** (englisch: **W**eight) eines Körpers der Masse *m* ist demzufolge betragsmäßig gegeben durch:

$$W = \frac{G \cdot m \cdot m_e}{r^2}$$

Dabei ist *m* die Masse des Objektes, m_e die Masse der Erde und *r* der Radius der Erde.

Zur Vereinfachung setzen wir die Entfernung des Erdmittelpunkts zur Masse des Objektes gleich der Entfernung vom Erdmittelpunkt zur Erdoberfläche.

Der Ausdruck

$$g = \frac{G \cdot m_e}{r^2}$$

hat für jeden Punkt der Erdoberfläche etwa den Wert $9.81 \, m/s^2$. Da die Erde allerdings keine vollkommene Kugelgestalt hat, ist *g* am Äquator geringfügig größer als an beiden Polen. Für das tägliche Leben ist diese Tatsache jedoch ohne Bedeutung.

Durch die Erdanziehung verliert der Mensch höchstens für kurze Zeit den Kontakt mit der Erde und fällt dann wieder – wie ein Apfel vom Baum – zu Boden.

Beachte
- Das Gewicht eines Gegenstandes ist die Gravitationskraft, die von der Erde auf diesen Gegenstand ausgeübt wird.
- Die Erde wird vom Menschen mit der gleichen Kraft angezogen und umgekehrt der Mensch mit der gleichen Kraft von der Erde.

6.2 Das zweite Newton'sche Gesetz

Gegenstände leisten Widerstand, wenn man sie beschleunigen oder abbremsen will. Man sagt, Gegenstände sind gegenüber der Veränderung ihres Bewegungszustandes träge. Die **Trägheit** einer Masse wird in der SI-Einheit Kilogramm (*kg*) gemessen.

> **Das 2. Newton'sche Gesetz** oder **das Newton'sche Gesetz der Beschleunigung**
>
> Die Beschleunigung ***a***, die ein Objekt erhält, wenn eine Kraft ***F*** darauf einwirkt, ist direkt proportional zur Masse *m* des Objektes und erfolgt in Richtung der einwirkenden Kraft:
>
> $$\textit{Kraft} = \textit{Masse} \cdot \textit{Beschleunigung}$$
>
> formelmäßig:
>
> $$F = m \cdot a$$

Da Masse eine skalare Größe ist, Kraft und Beschleunigung aber vektorielle Größen sind, folgt aus der obigen Gleichung die Richtungsübereinstimmung der Vektoren ***F*** und ***a***. Kraft wird in der Einheit **Newton** (*N*) gemessen. Um einen Gegenstand der Masse 1 *kg* mit $1 \, m/s^2$ zu beschleunigen, ist eine Kraft von 1 *N* aufzuwenden.

6.3 Der Impuls

Beachte
- 10 Newton entsprechen etwa der Gewichtskraft von 1 Kilogramm.
- Nach dem Reaktionsprinzip wird deutlich, dass es sich bei der Gravitation um eine gegenseitige Anziehungskraft handeln muss.
- Wirkt die gleiche Kraft auf einen Gegenstand mit der doppelten Masse, so erfährt er nur die halbe Beschleunigung.

Bezug zur Praxis
- In der Schwungphase des Gehens wird zu Beginn dieses Bewegungsabschnittes der Oberschenkel des Schwungbeines hauptsächlich durch die Krafteinwirkung der Hüftbeugemuskeln nach vorne beschleunigt und dann vor dem Aufsetzen der Ferse auf den Boden durch die von den Hüftstreckern entwickelte Kraft abgebremst.

Das 2. Newton'sche Gesetz gestattet es, bei bekannter Körpermasse m diejenige Kraft F zu bestimmen, die erforderlich ist, um eine Beschleunigung a des Körpers zu verursachen. Andererseits ist es möglich, bei gegebener Masse m und gegebener Kraft F bzw. deren Betrag F die dadurch erzeugte Beschleunigung a zu berechnen:

$$a = \frac{F}{m}$$

Des weiteren können wir bei gegebener Beschleunigung a und Kraft F auf die Masse des Objektes m schließen:

$$m = \frac{F}{a}$$

Bezug zur Praxis
- Das Rollen eines Balles beispielsweise auf einer glatten Oberfläche wird zum Erlernen von kinematischen Bewegungsabläufen eingesetzt. Ein Gymnastikball hat eine Masse von $m = 0.5\,kg$; um ihn auf $a = 4\,m/s^2$ zu beschleunigen, ist nach dem 2. Newton'schen Gesetz folgende Kraft erforderlich:

$$F = m \cdot a = 0.5\,kg \cdot 4\,m/s^2 = 2\,N$$

- In Rückenschulen wird das ergonomische Heben von Gegenständen geübt. Ein gefüllter Wäschekorb von $15\,kg$ hat das Gewicht $F = 15\,kg \cdot 9.81\,m/s^2 = 147.15\,N$; dies entspricht etwa dem Körpergewicht eines dreijährigen Kindes.

6.3 Der Impuls

Das Newton'sche Gesetz der Beschleunigung besagt: wird eine genügend große Kraft F auf eine Masse m ausgeübt, so erfolgt eine Beschleunigung a gemäß der Formel $F = m \cdot a$.

Da die Beschleunigung $a = \frac{v_1 - v_2}{t}$ die Änderung $\frac{v_1 - v_2}{t}$ der Geschwindigkeiten v_1 zu v_2 während des Zeitintervalls t ist, kann das 2. Newton'sche Gesetz auch in folgender Form geschrieben werden:

$$F = \frac{m(v_1 - v_2)}{t} \quad \text{oder} \quad F \cdot t = m(v_1 - v_2) \; [N \cdot s]$$

Das Produkt $F \cdot t$ aus Kraft F und Zeit t bzw. das Produkt aus Masse und Geschwindigkeit wird **Impuls** genannt und mit dem Buchstaben p abgekürzt:

$$p = m \cdot v = F \cdot t \; [N \cdot s]$$

Der Impuls wird in Newton·Sekunde gemessen und ist ein Vektor, dessen Richtung mit derjenigen des Geschwindigkeitsvektors übereinstimmt. Wie die Kraft kann der Impuls durch einen Vektorpfeil anschaulich dargestellt werden. Pfeile, die Kräfte darstellen, und Pfeile, die Impulse darstellen, müssen allerdings voneinander unterschieden werden.

Der Impuls kann, da er als Produkt zweier Größen erklärt ist, grafisch als Fläche veranschaulicht werden (s. Abb. 6.2).

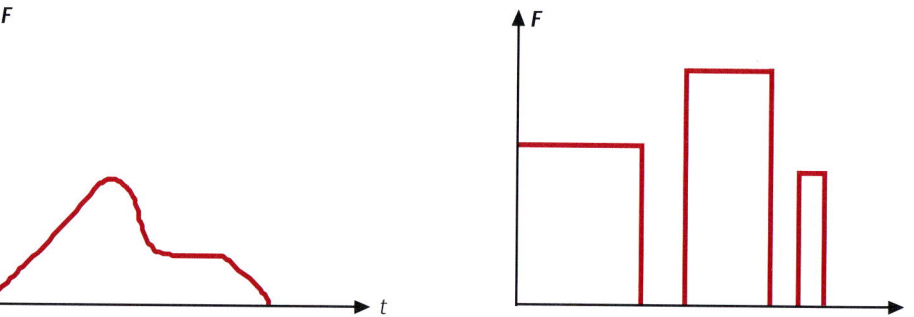

Abb. 6.2: Flächendarstellung verschiedener Impulsformen

Auf der horizontalen Achse ist die Zeit t und auf der vertikalen Achse der Betrag der Kraft F aufgetragen. Durch die Flächendarstellung ist die Größe des Impulses eindeutig bestimmt. Impuls wird auch als **Bewegungsgröße** bezeichnet.

Wirkt während der Zeit t auf eine Masse m die Kraft F, so spricht man auch vom **Kraftstoß** $F \cdot t$, da die Masse über diese Zeit beschleunigt wird und daraus die Geschwindigkeit $v = a \cdot t$ resultiert. Bei der Impulsbestimmung berücksichtigt man nur Kräfte gleicher Richtung.

▶ *Beispiel:*

Wir stoßen kurzzeitig ($t = 0.06\,s$) mit dem Fuß gegen einen ruhenden Ball der Masse $m = 0.5\,kg$, der unmittelbar nach dem Zusammenstoß mit der Geschwindigkeit $v = 5\,m/s$ wegrollt. Zur Ermittlung des auf den Ball ausgeübten Kraftbetrags F verwenden wir die Impuls-Form des Newton'schen Gesetzes. Da der Ball vor dem Anstoßen in Ruhe war, gilt $v_2 = 0$ und $v_1 = v$:

$$F = \frac{m \cdot (v_1 - v_2)}{t} = \frac{m \cdot v}{t} = \frac{0.5\,kg \cdot 5\,m/s}{0.06\,s} = 41.6\,N$$

Es gibt folgende Möglichkeiten, den Impuls zu vergrößern:

- Vergrößerung der Zeit

und/oder

- Vergrößerung der einwirkenden Kraft.

Beachte

- Der gleiche Impuls kann durch eine große Kraft über einem kleinen Zeitintervall oder durch eine kleine Kraft während eines großen Zeitintervalles erzielt werden.
- Unter Impuls versteht man sowohl den Kraftstoß $F \cdot t$ als auch die Größe $m \cdot v$.
- Impuls darf nicht mit Kraft oder Energie verwechselt werden.
- Durch den Impuls kann man den Bewegungszustand eines Objektes präziser charakterisieren, da auch die Masse in die Beschreibung einbezogen ist.
- Impulsbetrachtungen sind für Bewegungsanalysen wichtig.

Bezug zur Praxis

- Patienten neigen dazu, beim Anfangstraining mit Kraftmaschinen die Übungen zu schnell auszuführen, d. h. während einer kurzen Zeit eine hohe Kraft aufzubringen, was zu Weichteilverletzungen führen kann. Den gleichen Trainingseffekt kann man schonender erzielen, wenn die Übung langsamer durchgeführt wird, d. h. während einer längeren Zeit eine geringere Kraft aufgebracht wird; dabei wird der Rekrutierungseffekt von Muskelfasereinheiten berücksichtigt. Eine Kraft von 25 N über 4 s aufgebracht führt zum gleichen Impuls 100 N·s, als wenn eine Kraft von 10 N über 10 s aufrechterhalten wird. Im ersten Fall wird die Masse schneller, im zweiten Fall langsamer beschleunigt.

6.4 Kontrollfragen

- ☑ Was versteht man unter Gravitation und welcher Zusammenhang besteht zur Gewichtskraft?
- ☑ Wo kann man das 2. Newton'sche Gesetz in der Biomechanik anwenden?
- ☑ Warum fällt ein Apfel auf die Erde und nicht die Erde auf den Apfel?
- ☑ Welcher Unterschied besteht zwischen Trägheit und Kraft?
- ☑ Welche Kraft muss aufgebracht werden, um einem 25-kg-Gewicht die Beschleunigung 2 m/s^2 zu erteilen?
- ☑ Auf einen Ball der Masse 700 g wirkt eine Kraft von 10 N. Welche Beschleunigung erhält er?
- ☑ Wirkt auf ein Zuggerät eine Kraft von 30 N, so wird es auf 6 m/s beschleunigt. Welche Größe hat der Widerstand?
- ☑ Was versteht man unter Impuls?
- ☑ Wo nutzt man in der Praxis einen Impuls, und wodurch kann der Impuls vergrößert/verkleinert werden?
- ☑ Wie kann ein Kraftstoß von 250 N erreicht werden?

7 Das dritte Newton'sche Gesetz

7.1 Actio et Reactio
7.2 Freikörperdiagramme
7.3 Impulsübertragung
7.4 Kontrollfragen

7.1 Actio et Reactio

In der Therapie sind Übungen zum Werfen und Fangen von Bällen gebräuchlich. Beim Werfen sind Ball und Wurfhand in Kontakt. Während dieser Zeitspanne wird Kraft auf den Ball übertragen. Je größer die aufgewandte Kraft beim Wurf, umso größer ist auch die Reaktionskraft, welche auf die Hand des Werfers ausgeübt wird. Es wird deutlich, dass im physikalischen Sinn Kraft weder aktiv noch passiv und nur durch ihre Auswirkung auf ein anderes Objekt definiert ist. Wir müssen also immer zwei aufeinander wirkende Kräfte betrachten. Das ist der Inhalt des 3. Gesetzes von Newton, welches eine zentrale Rolle in der Biomechanik spielt.

> **3. Newton'sches Gesetz**
>
> Übt ein Objekt eine Kraft auf ein zweites Objekt aus, so existiert gleichzeitig eine gleich große, aber entgegengesetzt gerichtete Kraft, welche umgekehrt das zweite Objekt auf das erste ausübt. Wir sprechen von einem **Kräftepaar: Kraft** und **Gegenkraft (Reaktionskraft)**.

Das 3. Newton'sche Gesetz ordnet jeder Kraft genau ein Objekt zu, auf das es einwirkt.

Beachte
- Es gibt keine Kraft ohne Gegenkraft. Kräfte treten immer als Kraft-Gegenkraft-Paar auf.
- Kraft und Gegenkraft sind immer gleich groß und entgegengesetzt gerichtet.
- Durch Einwirkung zweier Objekte aufeinander entsteht Kraft.
- Kraft gibt an, wie stark Objekte aufeinander einwirken.
- Kraft und Gegenkraft können sich niemals aufheben, da sie auf verschiedene Objekte wirken.

Ein Objekt allein kann keine Krafteinwirkung erfahren. Dies macht sich beim Fehlen eines Objektes bemerkbar, dessen Reaktionskraft wir normalerweise suchen. So ist beispielsweise kein spürbarer Druck unter den Füßen vorhanden, während man einen kurzen Sprung in die Luft macht. Erst durch den Bodenwiderstand macht sich die Einwirkung auf die Füße bemerkbar. Wir sprechen in diesem speziellen Fall von der **Bodenreaktionskraft**.

7.1 Actio et Reactio

Bezug zur Praxis

- Wird ein Gehstock senkrecht auf einen festen Untergrund aufgesetzt, wirkt nach dem 3. Newton'schen Gesetz die gleich große Bodenreaktionskraft in entgegengesetzter, d. h. in vertikaler Richtung. Das bedeutet eine höhere Stabilität, als wenn die Gehhilfe schräg aufgesetzt wird, weil dann auf den Boden eine zusätzliche transversale Kraft wirkt und somit die Bodenreaktionskraft nicht mehr senkrecht wirken kann (s. Abb. 7.1). Zur Erhöhung der Reibungskraft verwendet man Stöpsel aus Gummi. Dadurch wird einerseits die Unterstützungsfläche vergrößert und andererseits die Haftungskraft erhöht. Die noch vorhandene transversale Kraft wird dadurch minimiert.

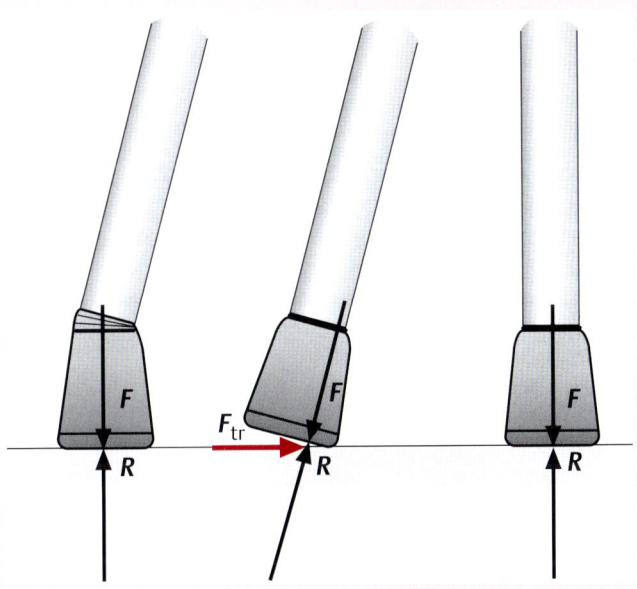

Abb. 7.1: Zur Bodenreaktionskraft

Beachte

Lernende der Biomechanik stellen häufig die Frage, ob man Kraft und Gegenkraft addieren kann. Dazu muss bemerkt werden, dass es sich bei Kraft und Gegenkraft um einen Kraftabtausch handelt. Ein Objekt gibt dem anderen eine Kraft und erhält von dem anderen eine Gegenkraft. Eine Addition ist nur dann möglich, wenn Kraft und Gegenkraft auf ein und dasselbe Objekt einwirken (s. dazu auch Abschnitt 7.2). Beim erwähnten Beispiel des Ballwurfs wirken Kraft und Gegenkraft jedoch auf zwei verschiedene Objekte, den Werfenden und den Ball, so dass eine Addition von Kraft und Gegenkraft nicht möglich ist (s. Abb. 7.2). An einem Rechenbeispiel verdeutlichen wir diese Situation.

▶ **Beispiel:**
Wir können die durchschnittliche auf den Ball wirkende Kraft beim Abprallen rechnerisch bestimmen. Ein Ball hat die Masse $m = 0.5\,kg$, er trifft mit einer Geschwindigkeit $v_1 = 50\,m/s$ auf die Hände des Patienten und prallt nach $0.05\,s$ von dessen Händen mit der Geschwindigkeit $v_2 = 20\,m/s$ in entgegengesetzter Richtung ab.

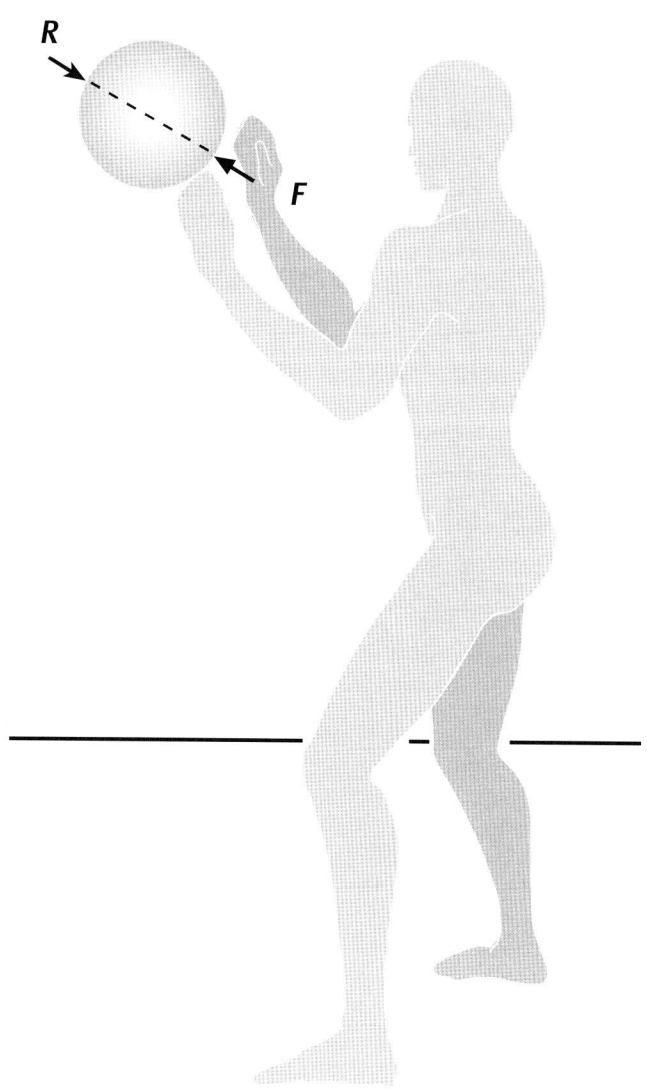

Abb. 7.2:
Darstellung eines Kräftepaars

Wir wenden das zweite Newton'schen Gesetz in der Impulsform an. Danach gilt für den Betrag F der auf die Hände einwirkenden Kraft $\mathbf{F}$ während des Abprallens:

$$F = \frac{m(v_1 - v_2)}{t} = \frac{0.5(50 - 20)}{0.05} \left[kg \, \frac{m}{s} \, \frac{1}{s} \right] = 300\,[N]$$

Nach dem dritten Newton'schen Gesetz wirkt auf den Ball die Reaktionskraft $\mathbf{R} = -\mathbf{F}$; diese wirkt in entgegengesetzter Richtung zu $\mathbf{F}$ und hat ebenfalls den Betrag (Größe) $300\,N$.

7.1 Actio et Reactio

Bezug zur Praxis

- Zur Vermeidung von Verletzungen ist es ratsam, die Größe der auf den menschlichen Körper extern wirkenden Kräfte wenn möglich abzuschwächen. So ist bei einem Sturz darauf zu achten, dass die Kraft auf mehrere Körperteile verteilt wird. Stützt man sich nur mit dem steifen, ausgestreckten Arm ab, so ist die Verletzungsgefahr größer, als wenn man sich mit Schulter oder gebeugtem Ellenbogen beim Bodenkontakt federnd abrollt. Falltraining wird deshalb in der Therapie in gewissen Trainingssituationen eingeübt.

▶ ***Beispiel:***

Beim senkrechten Landen, z. B. nach dem Absprung von einem Gymnastikhocker, gilt es, in der Abbremsphase so lange wie möglich abzufedern, da dann die auf innere Strukturen wirkende Kraft verringert wird. Das kann rechnerisch nachgewiesen werden.
Wir betrachten einen Menschen der Masse 70 kg, der aus 50 cm Höhe senkrecht nach unten springt.

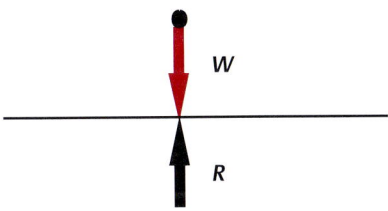

Abb. 7.3: Kraft- und Gegenkraft

Dabei ist W das Körpergewicht und R die Bodenreaktionskraft (s. Abb. 7.3). Die nach oben gerichtete Kraft $R - W$ ist für das Abbremsen verantwortlich. Zuerst nimmt R dem Betrag nach zu und dann ab, bis nach dem 3. Newton'schen Gesetz die Reaktionskraft dem Betrag nach gleich dem Körpergewicht ist; dann ist der Körper in Ruhe, da $R - W = 0\,N$ gilt. Bei einer angenommenen Landegeschwindigkeit von 5 m/s ergibt sich bei einer Landung mit gestreckten Beinen (harte Landung) eine Bremsphase von 0.1 s und damit:

$$R - W = \frac{70 \cdot 5}{0.1} \left[kg\, \frac{m}{s}\, \frac{1}{s} \right] = 3500\,[N]$$

Das heißt, die auf die Füße während der Landung einwirkende Kraft beträgt:

$$R \approx 5\,W \text{ (fünffaches Körpergewicht)}$$

Landet man dagegen, bei einem Sprung aus gleicher Höhe, federnd mit gebeugten Beinen und wird die Bremsphase auf 0.3 s ausgedehnt, ergibt sich:

$$R = 1166\,[N] \approx 1.5\,W \text{ (eineinhalbfaches Körpergewicht)}$$

Das heißt, die auf die Füße wirkende Kraft wird deutlich verringert.

In der Rehabilitation wird die Ausdehnung der Bremsphase durch Polsterung, beispielsweise mit der Nutzung von Weichbodenmatten oder Minitrampolinen, umgesetzt.

Bezug zur Praxis

- In der Manuellen Therapie werden Zervikaltraktionen durchgeführt. Dabei liegt der Patient in Rückenlage, ab den Schultern fixiert; der Therapeut übt eine Zugkraft F_Z in der Frontalachse auf den Schädel aus. Dadurch sollen hauptsächlich die Zervikalweichteilstrukturen schonend gedehnt werden. Wir modellieren die Kraft F_Z vereinfacht als lineare Bewegung (s. Abb. 7.4).

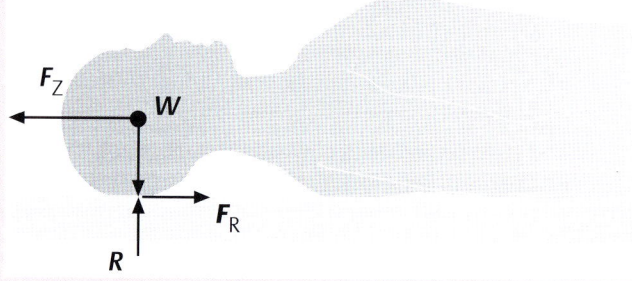

Abb. 7.4: Kraft und Gegenkraft in der Praxis, dargestellt in der Sagittalebene

Beträgt die Gewichtskraft **W** des Kopfes 50 N und ist µ der Reibungskoeffizient der inneren Strukturen, dann ist die Reaktionskraft **R** ebenfalls 50 N, aber entgegengesetzt gerichtet zu **W**. Die Reibungskraft F_R hat die entgegengesetzte Richtung wie F_Z. Der Kopf bleibt in Ruhe, solange der Betrag von F_Z nicht größer als der Betrag von F_R ist. Es gilt:

$$F_R = \mu \cdot W = 0.2 \cdot 50\,N = 10\,N$$

Deshalb muss die vom Therapeuten aufzubringende Zugkraft F_Z betragsmäßig größer als 10 N sein, damit eine Statusänderung stattfindet. Dieser Wert sollte bezüglich der Kraftgröße nur unwesentlich überschritten werden, um Verletzungen zu verhindern. Dieses Modell vermittelt trotz seiner vereinfachten Darstellung einen guten Anhaltspunkt über die Größenordnung der auftretenden physikalischen Kräfte.

7.2 Freikörperdiagramme

Will man ein biomechanisches Problem lösen, ist es sehr hilfreich, eine Skizze anzufertigen. Zur Analyse von Belastungen menschlicher Bewegungen müssen alle **extern** bzw. **intern** einwirkenden Kräfte systematisch untersucht werden. Zur Vereinfachung betrachtet man den Körper/Gegenstand getrennt von der Umgebung. Dieser derart isolierte Körper/Gegenstand wird als eigenständiges mechanisches System mit klar festgelegten Begrenzungen aufgefasst. Danach fertigt man ein **Freikörperdiagramm** an. Das ist eine Zeichnung, welche in vektorieller Form alle auf den Körper/Gegenstand wirkenden Kräfte aufzeigt. Mit dessen Hilfe lässt sich die Frage, auf welche Weise Kraft und Gegenkraft wirken, einfach beantworten. Diese Vorgehensweise erleichtert die Untersuchung der einwirkenden Kräfte; man spricht auch vom **Freischneiden** oder dem **Schnittprinzip**. Hierzu ist es wichtig, Richtung und Angriffspunkt externer Kräfte zu identifizieren.

In der Tab. 7.**1** sind Richtung und Angriffspunkt einiger externer Kräfte zusammengefasst.

Tab. 7.1:
Richtung und Angriffspunkt externer Kräfte

Kraft	Richtung	Angriffspunkt
Gewicht (W)	senkrecht nach unten zum Erdmittelpunkt	Körperschwerpunkt
Reaktion (R)	senkrecht zur Kontaktfläche	Kontaktpunkt
Reibung (F)	entlang der Kontaktfläche	Kontaktpunkt
Strömungswiderstand (D)	entgegengesetzt zur Fließgeschwindigkeit der Flüssigkeit	Körperschwerpunkt
Auftrieb in Luft (L)	senkrecht zum Strömungswiderstand	Körperschwerpunkt

Bei der Anfertigung eines Freikörperdiagramms werden alle auf den Körper wirkenden Kräfte durch **Kraftvektoren** repräsentiert. Das Freischneiden kann auch zur Analyse der nur auf ein Körpersegment wirkenden Kräfte benutzt werden. Die Pfeilspitze gibt die Richtung der Kraft an, der Angriffspunkt ist durch den Pfeilanfang gekennzeichnet, während die Pfeillänge in einem geeignet gewählten Maßstab die Größe der Kraft darstellt (s. Kap. 3.**4**). Durch Addition der Kräftepfeile kann man schließlich feststellen, ob ein Objekt in Ruhe bleibt bzw. in welche Richtung es sich gegebenenfalls bewegt. Man sagt, ein Objekt ist im **Gleichgewicht**, wenn es in Ruhe bleibt oder es sich mit konstanter Geschwindigkeit bewegt.

Die **erste Gleichgewichtsbedingung** sagt etwas über das **translatorische Gleichgewicht** aus: Ein Objekt befindet sich im Gleichgewicht, wenn die Resultierende aller angreifenden Kräfte null ist, d. h. die Kräfte neutralisieren sich.

- **Statisches Gleichgewicht** liegt vor, wenn sich das Objekt mit der Geschwindigkeit null in Ruhe befindet – eine Bewegung findet nicht statt.
- **Dynamisches Gleichgewicht** liegt vor, wenn die von null verschiedene Geschwindigkeit unverändert bleibt – eine Bewegung findet statt.

Wir illustrieren die Anwendung des wichtigen Schnittprinzips anhand einiger typischer Situationen.

▶ *Beispiel:*

Steht eine Person aufrecht auf dem Boden, so wirken hauptsächlich deren Gewichtskraft W und die entgegengesetzt gerichtete gleich große Reaktionskraft R des Bodens. Das zugehörige Freikörperdiagramm ist in Abb. 7.**5** dargestellt, wobei der rechte Teil der Abbildung die vereinfachte Form eines Freikörperdiagramms zeigt, bei welchem nur die wirkenden Kräfte skizziert sind. Die nach unten gerichtete Kraft, die auf den Körper wirkt, ist die Gewichtskraft W aufgrund der Erdanziehung. Der Körper übt seinerseits eine gleich große, entgegengesetzt gerichtete Kraft $-W$ auf die Erde aus (erstes Kraft-Gegenkraft-Paar). Wenn dies die einzigen Kräfte wären, würde der Mensch nach unten beschleunigt werden. Aber zusätzlich übt der Boden eine nach oben gerichtete Kraft R auf den Körper aus. Diese Kraft, nicht $-W$, gleicht die Gewichtskraft des Körpers aus. Gleichzeitig wirkt $-R$ als Gegenkraft vom Mensch auf den Boden (zweites Kraft-Gegenkraft-Paar). Die Kräfte heben sich gegenseitig auf, da die Vektorsumme aller auf den Körper angreifenden Kräfte null ist (1. Newton'sches Gesetz, vgl. Kap. 5).

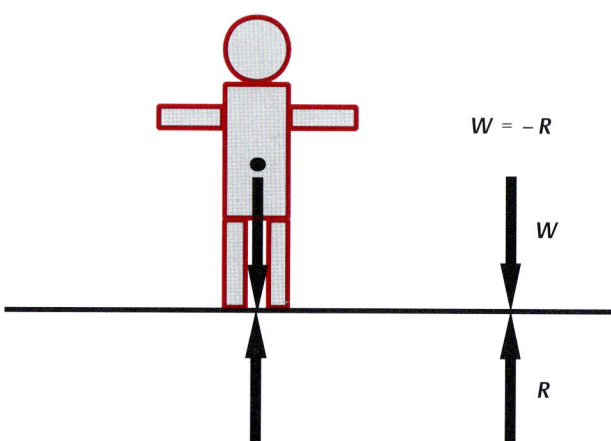

Abb. 7.5:
Freikörperdiagramm

▶ *Beispiel:*

Häufig wird die Frage gestellt: Warum können wir Gegenstände verschieben, da doch nach dem 3. Newton'schen Gesetz immer eine gleich große, entgegengesetzt wirkende Kraft existiert? Betrachten wir die im Alltag anzutreffende Situation, dass wir eine Truhe verschieben. Wir verdeutlichen uns die Situation anhand einer Zeichnung (s. Abb. 7.**6**). Zu diesem Zweck erstellen wir ein Freikörperdiagramm und zeichnen alle einwirkenden Kräfte ein. Zur Klärung dieses Sachverhaltes bedenken wir, dass sich ein Gegenstand erst dann bewegt, wenn die Resultierende aller angreifenden Kräfte größer als null ist.

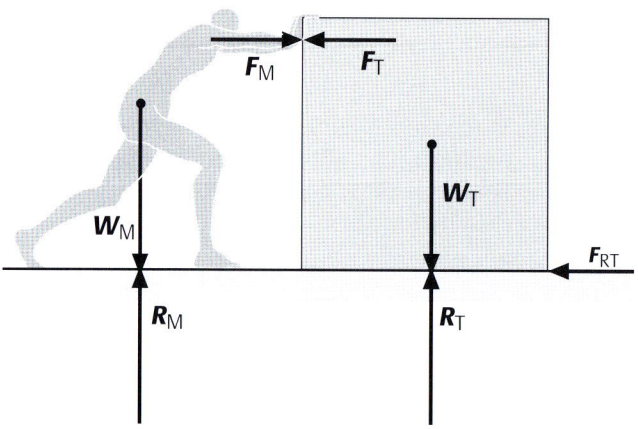

Abb. 7.6:
Zum 3. Newtonschen Gesetz

Wir identifizieren zunächst die Kräfte, welche auf die Truhe einwirken. Es sind dies im einzelnen (vgl. Abb. 7.**7**).

W_T Gewichtskraft der Truhe,

R_T Bodenreaktionskraft, entgegengesetzt gerichtet zur Gewichtskraft W_T der Truhe,

F_{RT} Reibungskraft zwischen Truhe und Boden,

F_M vom Menschen auf die Truhe ausgeübt Kraft,

F_T von der Truhe auf den Menschen ausgeübt Kraft.

Abb. 7.7:
Einwirkende Kräfte auf die Truhe in Ruhe

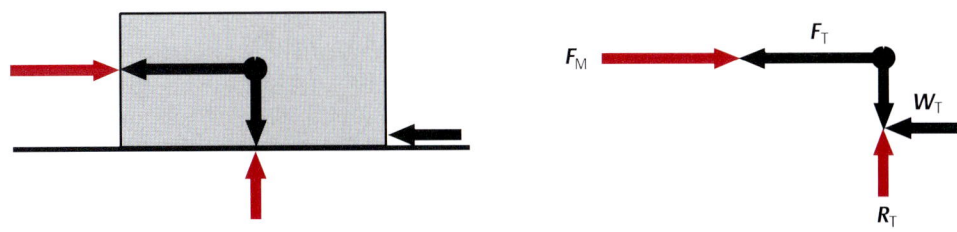

Die Kraft F_T hat den gleichen Betrag, aber die entgegengesetzte Richtung wie F_M, d. h.:

$$F_T = -F_M$$

Da aber F_T auf den Menschen ausgeübt wird, hat diese keinen Einfluss auf die Bewegung der Truhe. Die einzigen externen Kräfte, die ein Verschieben der Truhe bewirken können, müssen in horizontaler Richtung wirken. Das sind die Kräfte F_M und F_{RT}. Diese beiden transversal gerichteten Kräfte wirken in entgegengesetzte Richtungen und die Truhe wird in Bewegung gesetzt, wenn

(7.1)   der Betrag F_M von F_M größer als der Betrag F_{RT} von F_{RT} ist.

Wir untersuchen jetzt die auf den menschlichen Körper wirkenden externen Kräfte (s. Abb. 7.8):

W_M Gewichtskraft des Menschen,

R_M Bodenreaktionskraft zur Gewichtskraft W_M des Menschen,

F_{RM} Reibungskraft zwischen den Schuhsohlen und dem Boden.

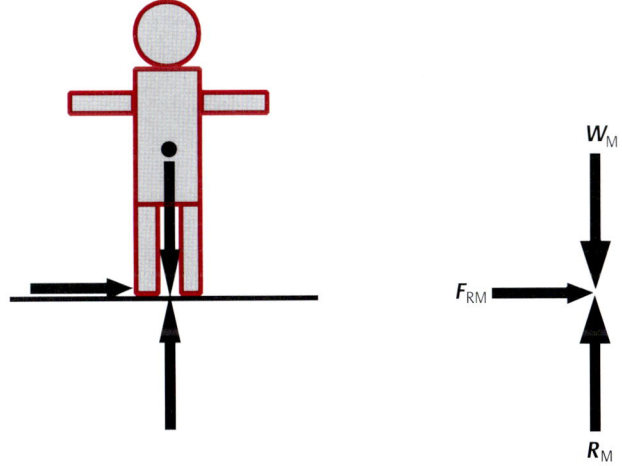

Abb. 7.8:
Einwirkende externe Kräfte auf den Mensch in Ruhe

Die einzigen in horizontaler Richtung wirkenden Kräfte sind F_{RM} und F_{RT} (vgl. Abb. 7.6). Ob der Mensch die Truhe verschieben kann, hängt von der Größe der Reibungskraft F_{RM} ab, welcher dieser aufbringen kann. Ist der Betrag F_{RM} von F_{RM} größer als der Betrag F_{RT} von F_{RT}, so wird die Truhe bewegt. Die Kräfte F_M und F_T sind gleich groß und entgegengesetzt gerichtet. Daraus folgt, dass die Truhe nur dann bewegt werden kann, wenn

(7.2)   der Betrag F_{RM} von F_{RM} größer als der Betrag F_M von F_M ist.

Aus den Beziehungen (7.1) und (7.2) folgt, dass sich die Truhe in horizontaler Richtung bewegen lässt, wenn gilt:

$$F_{RM} > F_M > F_{RT}$$

7.3 Impulsübertragung

Einen Spezialfall des Actio-Reactio-Prinzips stellt die **Impulsübertragung** dar. Dabei erfolgt eine Impulsübertragung von einem Objekt auf ein zweites. Impulsübertragungen über mehrere Teilkörper hinweg kommen im menschlichen Körper dauernd vor, sind aber schwer überschaubar. Diese sind oft als Ausgleichs- oder Lagereaktion erkennbar. Folgende Punkte sind zu beachten:

- Identifizierung der an der Impulsübertragung beteiligten Körperpartien.
- Berücksichtigung der Teilkörpermassen.
- Berücksichtigung der Impulsrichtung.

Bezug zur Praxis

- Impulsübertragung nutzen wir gezielt in der Therapie während des Stabilisationstrainings von Gelenken oder in der neuromuskulären Schulung, und zwar mit Methoden der Richtungsumkehrung zur Impulswechselwirkung zwischen agonistischen und antagonistischen Muskeln.
- Das Prinzip der Impulsübertragung wird beim Therapieeinsatz des Schlingentisches zur Körper(teil)aufhängung von Patienten deutlich.

Impulsübertragung ist bei der Analyse von Komplexbewegungen zu berücksichtigen. Hier kann man deutlich den Diagonalcharakter des Muskelzusammenspiels in der Kraftübertragung (overflow) bei nicht direkt an der Bewegung beteiligten Körperpartien beobachten.

7.4 Kontrollfragen

☑ Erläutern Sie die Begriffe Kräftepaar und Reaktionskraft, und nennen Sie Beispiele aus der Therapie.

☑ Darf man Kraft und Gegenkraft addieren?

☑ Geben Sie Beispiele aus dem Alltag, bei denen es zur Vermeidung von Verletzungen erforderlich ist, den Betrag der auf den menschlichen Körper wirkenden Kräfte zu verringern.

☑ „Es ist unmöglich einen Rollstuhl zu schieben, denn nach dem 3. Newton'schen Gesetz führt jede Kraft, mit welcher der Rollstuhl geschoben wird zu einer gleich großen entgegengesetzt gerichteten Kraft auf die schiebende Person, damit ist die Gesamtkraft null". Was ist an dieser Argumentation falsch?

☑ Welche Arten des Gleichgewichts kennen Sie?

☑ Wie erstellt man ein Freikörperdiagramm, und wie verwendet man es?

☑ Was versteht man unter Freischneiden?

☑ Stellen Sie die Situation der Kräfteverhältnisse bei der horizontalen Beinpresse anhand eines Freikörperdiagramms dar.

7.4 Kontrollfragen

- ☑ Nennen Sie Richtung und Angriffspunkt der wichtigsten externen Kräfte.
- ☑ Welche Kraft wirkt auf ein Körperteil, wenn ein Mensch der Masse $80\,kg$ mit einer Geschwindigkeit von $4\,km/Std$ gegen ein Hindernis stößt und die Kontaktdauer $t = 0.1\,s$ beträgt?
- ☑ Erläutern Sie den Begriff Impulsübertragung und zeigen Sie Bezüge zur Praxis auf.

8 Drehbewegungen und Drehmoment

8.1 Das Drehmoment
8.2 Die Berechnung von Drehmomenten
8.3 Die Gleichgewichtsbedingung für Drehmomente
8.4 Das Massenträgheitsmoment
8.5 Der Drehimpuls
8.6 Standmoment und Kippmoment
8.7 Die Vektordarstellung von Drehbewegungsgrößen
8.8 Kontrollfragen

8.1 Das Drehmoment

In den vorhergehenden Kapiteln haben wir uns mit linearen Bewegungen beschäftigt und erfahren, dass die Wirkung, welche eine Kraft auf einen Gegenstand ausübt, von deren Größe, Richtung und vom Angriffspunkt abhängt. In diesem und den folgenden Kapiteln befassen wir uns mit **Drehbewegungen**. Spontan denkt man in diesem Zusammenhang an runde Gegenstände, wie z. B. einen Ball, der über den Boden rollt, und weniger an eckige Gegenstände. Stoßen wir eine Streichholzschachtel mehrmals hintereinander über eine ebene Tischplatte, so bemerken wir, dass sich die Schachtel manchmal noch um ihre eigene Achse dreht. Das ist immer dann der Fall, wenn die Wirkungslinie der angreifenden Kraft nicht mit der Schwerpunktlinie des Objektes übereinstimmt. Diese Bewegung ist eine Kombination aus Translation und Rotation. Ein Gegenstand mit einer fixierten Drehachse, wie beispielsweise eine Tür, dreht sich nur dann, wenn die Wirkungslinie der angreifenden Kraft nicht mit der Drehachse zusammenfällt. Eine lineare Bewegung findet hier nur beim Aufbringen einer genügend großen Kraft statt, wenn die Tür vertikal aus den Angeln gehoben wird.

Eine Kraft, die auf ein frei bewegliches Objekt wirkt und deren Wirkungslinie nicht mit einer der Schwerpunktlinien des Objektes übereinstimmt, verursacht eine Bewegung, die sich aus Rotation und Translation zusammensetzt. Ein Beispiel dafür liefert der Mechanismus des Pedalo-Trainingsgerätes.

Die drei bisher behandelten Newton'schen Gesetze haben nur für lineare Bewegungen Gültigkeit und müssen nun für Drehbewegungen formuliert werden. Die überwiegenden Bewegungen des menschlichen Bewegungsapparates entstehen durch Überlagerung von Translation und Rotation.

Bezug zur Praxis

- Bei genauerer Betrachtung der Flexions/Extensions-Kinematik des Articulatio genus in der Sagittalebene stellen wir fest, dass eine Drehachsenverlagerung stattfindet. Hier liegt ein Beispiel für eine kombinierte Rotation und Translation vor, eine Sonderform des transportablen Drehscharniergelenkes.

Wir sprechen von Objekten mit „fester" Drehachse, wenn wir Gegenstände betrachten, die um einen festen Punkt (**Drehpunkt**) bzw. eine feste Achse (**Drehachse**) drehbar gelagert sind. Nicht ortsgebundene, bewegliche Achsen findet man beim Fahrrad sowie den meisten Gelenken im Körper. Um Rotationen in der menschlichen Struktur analysieren zu können, fasst man jedoch die meisten Gelenkbewegungen als Drehungen um ortsfeste Achsen auf. Diese Vereinfachung entspricht nicht exakt der Arthrokinematik, gibt aber mit ausreichender Genauigkeit Aufschluss über die tatsächlich ablaufenden Vorgänge. Wir werden zunächst die für lineare Bewegungen eingeführten Begriffe auf Drehbewegungen übertragen.

8.1 Das Drehmoment

▶ *Beispiel:*
Wir betrachten in der Sagittalebene das Anheben des Unterarmes um die Drehachse des Ellenbogens (s. Abb. 8.**1**). Wir haben eine Drehbewegung ausgeführt. Hervorgerufen wurde diese Änderung durch eine Winkelbeschleunigung (s. Kap. 4.**3**).

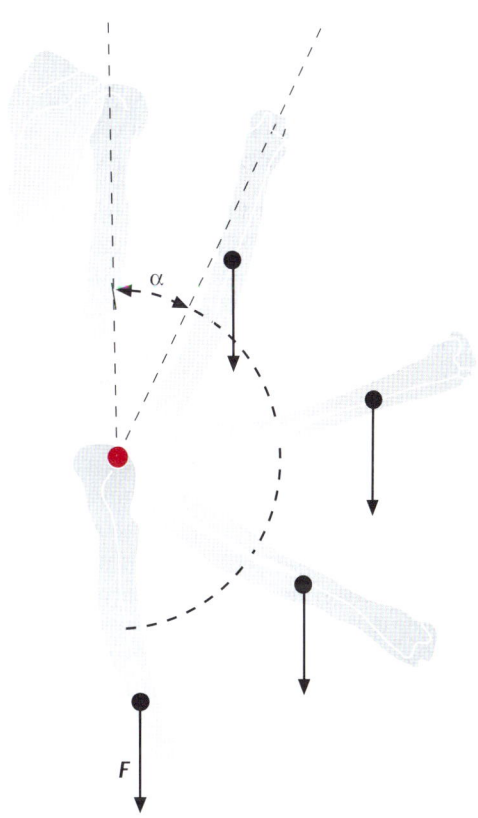

Abb. 8.1: Winkellageveränderung des Ellenbogens in der Sagittalebene

Die Ursache einer Drehbewegung wird oft ungenau als **Drehkraft** bezeichnet. Der präzise physikalische Begriff **Drehmoment** beschreibt die Wirkung einer Kraft, die auf ein drehbar gelagertes Objekt oder auch nur auf einen Teil davon angreift (s. Abb. 8.**2**). Das Drehmoment verursacht die Veränderung des Rotationszustandes, hervorgerufen durch eine Kraft, die in einem festen Abstand vom Drehpunkt bzw. der Drehachse angreift.

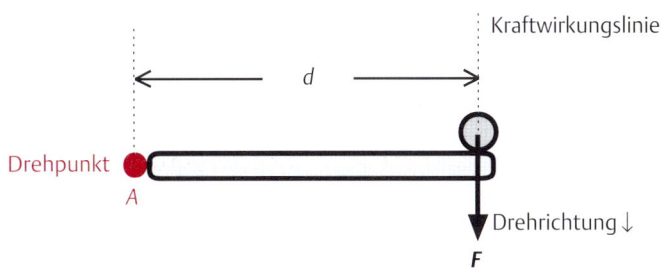

Abb. 8.2: Das Drehmoment I

Definition

Das **Drehmoment** *M* (englisch: *M*oment) ist das Produkt aus der angreifenden Kraft *F* und dem senkrechten Abstand *d* zur Drehachse *A*.

$$Drehmoment\ [M] = Kraft\ [F] \cdot Hebelarm \cdot [d]$$

formelmäßig: $\mathbf{M = F \cdot d}$

Einheit: Newtonmeter = 1 Nm

Der senkrechte Abstand zwischen der Wirkungslinie der Kraft und der Drehachse heißt **Hebelarm**. Ein Newtonmeter ist das Drehmoment, das eine Kraft von einem Newton (1 N) erzeugt, wenn sie im Abstand von einem Meter (1 m) zur Drehachse angreift.

Ein Produkt zweier physikalischer Größen bezeichnet man in der Physik üblicherweise als **Moment**. In grafischen Darstellungen kennzeichnen wir **Drehpunkte** durch ein Dreieck △ bzw. einen roten Punkt ● und geben die Drehachse ⊗ jeweils gesondert an.

Beachte

- Kraft und Drehmoment beschreiben unterschiedliche physikalische Phänomene. Das ist bereits an den Einheiten erkennbar: Kraft hat die Einheit **Newton** und Drehmoment besitzt die Einheit **Newtonmeter**.
- Kraft ist die Ursache einer linearen Beschleunigung und Drehmoment die Ursache einer Winkelbeschleunigung.
- Das Drehmoment kann durch Vergrößern/Verkleinern von Kraft und/oder Hebelarm verändert werden.
- Ein Objekt kann sich um verschiedene Achsen drehen.
- Das Drehmoment bestimmt die Winkelgeschwindigkeit eines Objektes.
- Das Drehmoment ist im allgemeinen eine vektorielle Größe. Betrachtet man nur Drehungen im Raum um feste Achsen, so kann man den Vektorcharakter des Drehmoments ignorieren. Diese Rotationsbewegungen lassen sich analog zu linearen Bewegungen in einer Dimension behandeln, und für die Angabe der Richtung reicht es daher aus, unterschiedliche Vorzeichen zu verwenden.

Im speziellen Fall des menschlichen Körpers unterscheiden wir zwischen internen und externen Drehmomenten. Ein **internes Drehmoment** entsteht durch Gelenkrotation, hervorgerufen durch Muskel- und Weichteilkräfte; ein **externes Drehmoment** entsteht, wenn eine Kraft von außen auf den Körper oder einen Körperteil wirkt.

Zur Veranschaulichung von Drehmomenten bedienen wir uns der grafischen Darstellung, wobei folgende Merkmale zu berücksichtigen sind:

- **Drehachse:** Sagittal, vertikal, transversal.
- **Kraftvektor:** Angriffspunkt, Richtung und Größe.
- **Hebelarm:** Der senkrechte Abstand von der Wirkungslinie der angreifenden Kraft zur Drehachse.

8.1 Das Drehmoment

Um das Drehmoment zu bestimmen, sind folgende Fragen zu klären:

- Welches Objekt ist von der Drehung betroffen?
- Ist die Drehachse ortsfest oder frei beweglich?
- Wirken externe und/oder interne Kräfte?
- Welchen Abstand hat die Kraftwirkungslinie zur Drehachse?

In Abb. 8.3 ist eine um ihren fixierten Mittelpunkt drehbar gelagerte Scheibe skizziert. Die auf sie wirkende Kraft **F** ist bezüglich der Scheibe eine externe Kraft.

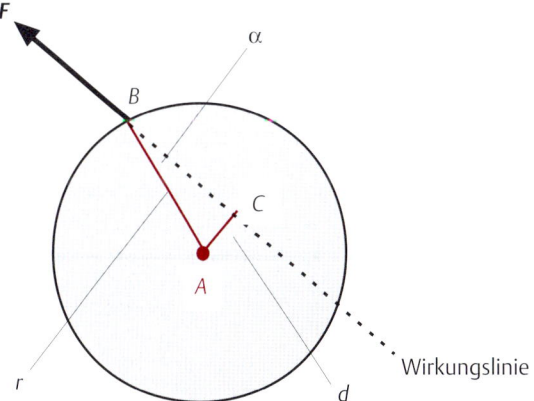

Abb. 8.3: Das Drehmoment II

Der Hebelarm d ist der senkrechte Abstand zwischen der Wirkungslinie der Kraft und der Drehachse A, die hier in die Zeichenebene hinein zeigt. Hier muss zunächst der Hebelarm berechnet werden. Die Strecke zwischen dem Angriffspunkt der Kraft **F** und der Drehachse nennen wir r und den Winkel, den r mit der Kraftwirkungslinie einschließt, bezeichnen wir mit α. Der Hebelarm d ist dann Gegenkathete in dem durch A, B und C gebildeten rechtwinkligen Dreieck; dessen Hypotenuse ist r. Damit erhalten wir (s. Kap. 3.3):

$$d = r \cdot \sin(\alpha)$$

Und das von **F** erzeugte Drehmoment ist:

(8.1) $$\mathbf{M} = \mathbf{F} \cdot r \cdot \sin(\alpha)$$

8.2 Die Berechnung von Drehmomenten

In diesem Abschnitt fassen wir die rechnerische Bestimmung von Drehmomenten nochmals zusammen. Dabei machen wir von der Formel (8.1) Gebrauch. Häufig liegt eine der in den Abb. 8.4 und 8.5 skizzierten Situationen vor.

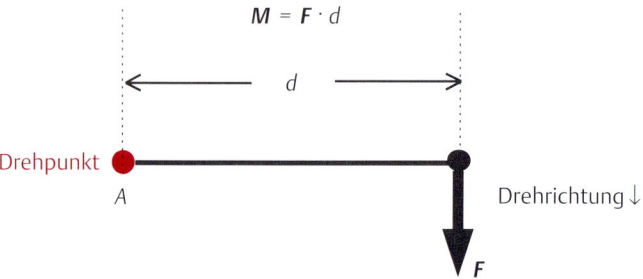

Abb. 8.4: Bestimmung des Drehmoments I

In Abb. 8.4 ist der einfachste Fall dargestellt: Der senkrechte Abstand der Kraftwirkungslinie zur Drehachse ist mit dem Hebelarm d identisch. Hier handelt es sich um den Spezialfall $r = d$, $\alpha = 90°$ in Formel (8.1). Das Drehmoment berechnet sich daher wie folgt:

$$M = F \cdot d$$

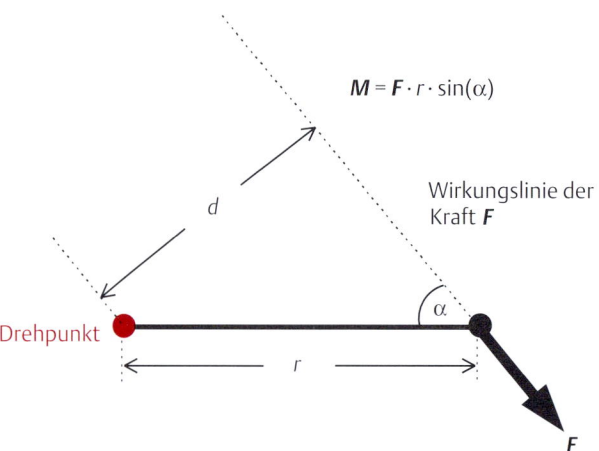

Abb. 8.5: Bestimmung des Drehmoments II

Anders sind die Verhältnisse in der in Abb. 8.5 skizzierten Situation.
In diesem Fall ist der Angriffspunkt der Kraft gegeben. Der Winkel α zwischen dem Angriffspunkt der Kraft F und dem Abstand r zum Drehpunkt kann aus der Zeichnung bestimmt werden. Durch Ausnutzung der Beziehungen am rechtwinkligen Dreieck (vgl. Kap. 3.3) finden wir für den Hebelarm d die Beziehung:

$$\sin(\alpha) = \frac{d}{r} \quad \text{es folgt} \quad d = r \cdot \sin(\alpha)$$

Damit lässt sich das Drehmoment $M = F \cdot d$ folgendermaßen ausdrücken:

$$M = F \cdot r \cdot \sin(\alpha)$$

Mit Hilfe von Drehmomenten können Gelenkbewegungen analysiert und Belastungen berechnet werden. Zur Bestimmung von Muskelkraftdrehmomenten nimmt man als Wirkungslinie der Muskelkraft F_M eine gedachte Längslinie durch den Muskelverlauf. Der Muskelansatz ist der Angriffspunkt des Kraftvektors F_M. Schließlich muss noch der Hebelarm berechnet werden, wobei wir uns auf die in Abb. 8.**4** und 8.**5** gezeigten Situationen beziehen.

Bezug zur Praxis

- Wir betrachten den Verlauf der langen Bizepssehnen über dem Humeruskopf, welcher als Hypomochlion funktioniert. Durch die Knochenstruktur des Caput humeri haben die Sehnen einen Abstand zur Gelenkdrehachse. Da Sehnen die Muskelkontraktionskraft übertragen, wird durch diesen Abstand das Muskelkraftdrehmoment für die Abduktion ermöglicht. Bei einer Überstreckung kann dieser Abstand sehr klein werden, so dass die Muskelkraft zu einem kaum nennenswerten Muskelkraftdrehmoment führt.

▶ ***Beispiel:***

Wir bestimmen rechnerisch das externe Drehmoment einer 20-N-Gewichthantel, welches durch Beugung des Ellenbogens in verschiedenen Positionen (Abb. 8.**6** bis 8.**8**) entsteht. Die Positionen werden durch den Winkel zwischen Oberarm und Unterarm beschrieben. Wir betrachten einen aufrecht stehenden Erwachsenen. Die Unterarmlänge ist 35 cm, gemessen von der Drehachse des Ellenbogens zur Kraftlinie des Distalgewichtes, und die Unterarmgewichtskraft beträgt 40 N. Das Ellenbogengelenk wird als ortsfestes Scharniergelenk in der Sagittalebene angenommen. Zur Vereinfachung identifizieren wir ferner die Kraftwirkungslinie der Hantel als Wirkungslinie der resultierenden Kraft, die sich aus Gewichtskraft des Unterarms und Gewichtskraft der Hantel zusammensetzt. Wir untersuchen drei verschiedene Winkelstellungen des Gelenkes, nämlich 90°, 60° und 45°. Die zugehörigen Größen kennzeichnen wir durch die Indizes 1, 2, 3.

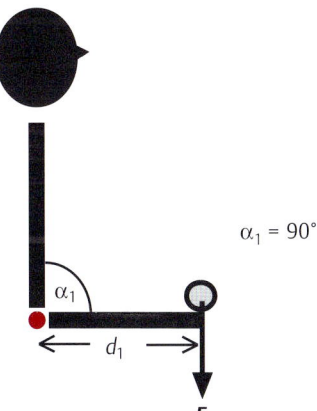

Abb. 8.6: Muskelkraftdrehmoment bei 90°

Wie bei allen biomechanischen Fragestellungen fertigen wir zuerst eine Skizze an, in welche alle extern auftretenden Kräfte eingezeichnet werden. Das Drehmoment ist durch Formel (8.**1**) gegeben. Zu dessen Berechnung fehlt uns aber die Angabe des Hebelarms. Im ersten Fall (α = 90°) bilden Ober- und Unterarm einen rechten Winkel (Abb. 8.**6**), hier stimmt der Hebelarm d_1 mit der Länge des Unterarms überein:

$$d_1 = \sin(90°) \cdot \textit{Länge des Unterarms} = 35\,cm$$

Und für den Betrag des Drehmoments gilt:

$$M_1 = F \cdot d_1 = 60 \cdot 0.35 \, Nm = 21 \, Nm$$

In den beiden anderen Situationen (Abb. 8.**7**, 8.**8**) muss der Hebelarm zuerst berechnet werden (vgl. Abb. 8.**4** und 8.**5**). Schließen Ober- und Unterarm einen Winkel von 60° ein, so ist der Hebelarm d_2 Kathete in einem rechtwinkligen Dreieck (s. Abb. 8.**7**) und kann mit Hilfe der Beziehungen im rechtwinkligen Dreieck (vgl. Kap. 3.**3**) bestimmt werden:

$$\sin(60°) = \frac{\text{Länge des Unterarms}}{d_2}$$

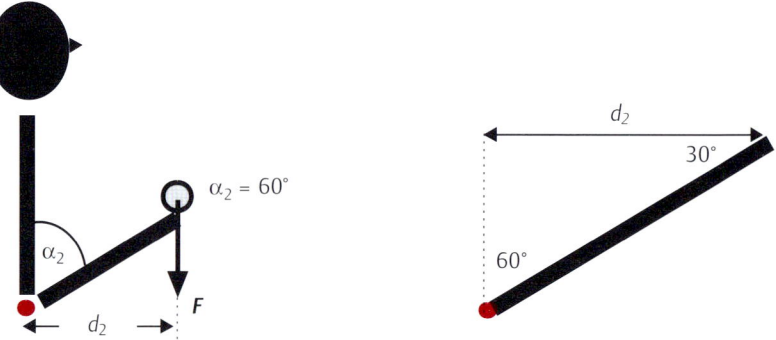

Abb. 8.7: Muskelkraftdrehmoment bei 60°

Auflösung nach d_2 ergibt:

$$d_2 = \sin(60°) \cdot \text{Länge des Unterarms}$$

Für das zugehörige Moment M_2 gilt:

$$M_2 = F \cdot d_2 = 60 \cdot \frac{\sqrt{3}}{2} \cdot 0.35 \, Nm = 18.2 \, Nm$$

Beträgt der Winkel zwischen Ober- und Unterarm 45°, so erhalten wir in analoger Weise folgende Beziehung zwischen gesuchtem Hebelarm d_3, Unterarmlänge und eingeschlossenem Winkel (Abb. 8.**8**):

$$\sin(45°) = \frac{\text{Länge des Unterarms}}{d_3}$$

Durch Auflösen nach d_3 folgt daraus:

$$d_3 = \sin(45°) \cdot \text{Länge des Unterarms}$$

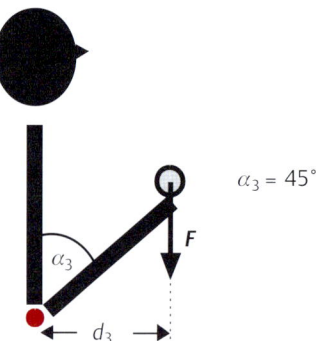

Abb. 8.8: Muskelkraftdrehmoment bei 45°

8.3 Die Gleichgewichtsbedingung für Drehmomente

Für das zugehörige Moment M_3 gilt:

$$M_3 = F \cdot d_3 = 60 \cdot \frac{\sqrt{2}}{2} \cdot 0.35\,Nm = 14.9\,Nm$$

Anhand dieses Rechenbeispiels erkennen wir, dass das Muskelkraftdrehmoment von der Gelenkstellung abhängig ist und mit zunehmender Flexion abnimmt.

Bezug zur Praxis

- Zum Aufbau der Kniestreckermuskulatur nach Verletzungen wird häufig eine Kraftmaschine eingesetzt. Das Kniegelenk ist, in der Sagittalebene betrachtet, gleich dem Drehgelenk und sollte mit der Achse des Trainingsgerätes übereinstimmen. Mit zunehmender Extension aus der Vorbeugestellung nimmt die Länge des Hebelarms und somit das Muskelkraftdrehmoment zu.

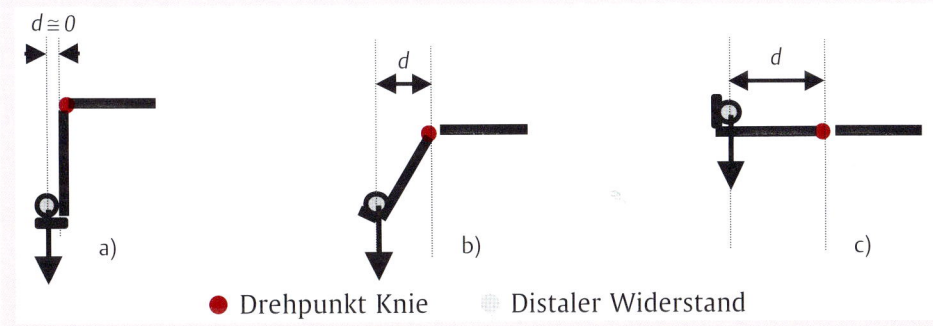

Abb. 8.9: Drehmomente beim Training des Kniegelenkes mit einer Kraftmaschine

Beachte, dass in Abb. 8.9a das Drehmoment fast null ist, da Wirkungslinie der Kraft und Drehachse nahezu auf einer Linie liegen, während bei der in Abb. 8.9c dargestellten Situation der Abstand zwischen Drehachse und Kraftwirkungslinie und damit das Drehmoment am größten ist.

8.3 Die Gleichgewichtsbedingung für Drehmomente

Nach dem 3. Newton'schen Gesetz existiert zu jeder Kraft eine gleich große, entgegengesetzt gerichtete Kraft. Ein Objekt befindet sich im **translatorischen Gleichgewicht**, wenn die Summe aller angreifenden Kräfte gleich null ist. Wir befassen uns in diesem Abschnitt mit der Übertragung der Gleichgewichtsbedingung für Drehmomente.

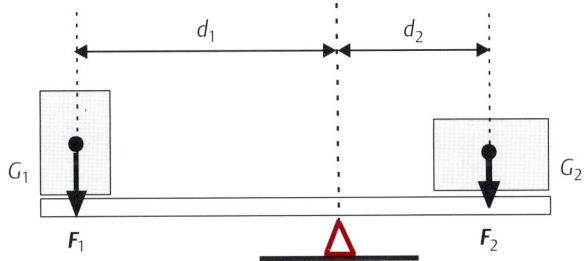

Abb. 8.10: Links- und rechtsdrehendes Moment

In Abb. 8.**10** ist schematisch eine Balkenwaage mit zwei Gewichten G_1 und G_2 und den zugehörigen Gewichtskräften F_1 und F_2 dargestellt. Der Abstand von G_1 bzw. G_2 zum Drehpunkt ist d_1 bzw. d_2; die zu G_1 gehörige Gewichtskraft F_1 erzeugt das Moment M_1, welches im Gegenuhrzeigersinn (**linksdrehend**) gerichtet ist:

$$M_1 = F_1 \cdot d_1$$

Die zu G_2 gehörige Gewichtskraft F_2 erzeugt das Moment M_2, welches eine Drehung im Uhrzeigersinn (**rechtsdrehend**) bewirkt:

$$M_2 = F_2 \cdot d_2$$

Die Waage dreht sich nur dann nicht, d.h. es findet keine Drehung um das Drehzentrum statt, wenn gilt:

$$M_1 = M_2$$

Momenten, welche im Uhrzeigersinn drehen, werden positive Werte (+) und solchen, die im Gegenuhrzeigersinn drehen, negative Werte (−) zugeordnet. Die Gleichgewichtsbedingung für drehbar gelagerte Objekte besagt:

> Ein drehbar gelagertes Objekt ist im Gleichgewicht, wenn die Summe aller Momente gleich null ist.

Drehmomente, die am gleichen Objekt und bezüglich desselben Drehpunktes in der gleichen Ebene angreifen, können addiert werden. Diese Situation liegt bei Abb. 8.**10** vor; daher dürfen wir die beiden Momente M_1 und M_2 unter Beachtung der Vorzeichen zu einem resultierenden Moment M_R addieren:

$$M_R = -M_1 + M_2 = -F_1 \cdot d_1 + F_2 \cdot d_2$$

Allgemeiner gilt, dass die Summe der Drehmomente von in einem Punkt angreifenden Kräften $F_1, F_2, \ldots, F_n$ gleich dem resultierenden Drehmoment $M_R = M_1 + M_2 + \ldots + M_n$ ist.

Beachte Ein Objekt kann in Rotation versetzt werden, obwohl sein Translationszustand unverändert bleibt.

Grundlegend für alle biomechanischen Analysen sind die **Gleichgewichtsbedingungen der Statik:**

> Ein starres Objekt ist genau dann in Ruhe, wenn keine Translation und keine Rotation stattfindet; dazu müssen folgende Voraussetzungen erfüllt sein:
> - Die Resultierende aller angreifenden Kräfte ist gleich null (erste Gleichgewichtsbedingung).
> - Die Summe aller Drehmomente ist gleich null (zweite Gleichgewichtsbedingung).

Wir illustrieren die Gleichgewichtsbedingungen der Statik anhand eines Beispiels.

▶ *Beispiel:*
Wir untersuchen eine rechteckige Kiste, die sich unter dem Einfluss zweier Kräfte F_1, F_2 im Gleichgewicht befindet. Die Kräfte greifen im Abstand d_1 bzw. d_2 vom Drehpunkt A an (s. Abb. 8.11).

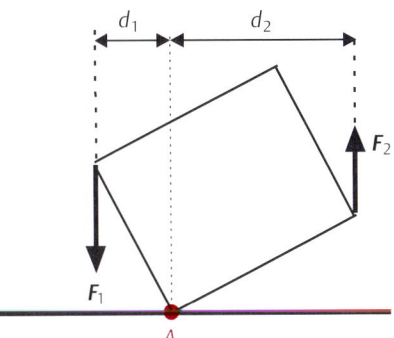

Abb. 8.11: Gleichgewichtsbedingungen der Statik

Die Kiste ist im statischen Gleichgewicht, wenn weder eine Translations- noch eine Rotationsbewegung stattfindet. Die Bedingung für translatorisches Gleichgewicht lautet:

$$F_1 + F_2 = 0$$

Die Bedingung für rotatorisches Gleichgewicht lautet:

$$M_1 + M_2 = 0$$

Das bedeutet:

$$F_1 \cdot d_1 + F_2 \cdot d_2 = 0$$

Gilt beispielsweise

$$F_1 = -F_2$$

so folgt aus der Gleichung $F_1 \cdot d_1 + F_2 \cdot d_2 = 0$ folgt die Beziehung $F_2 \cdot d_1 = F_2 \cdot d_2$ und schließlich:

$$d_1 = d_2$$

8.4 Das Massenträgheitsmoment

Bei der Beschäftigung mit Translationen haben wir das 2. Newton'sche Gesetz $F = m \cdot a$ kennengelernt, welches man so interpretieren kann, dass eine Kraft einem Objekt die Beschleunigung a verleiht, wenn der **Trägheitswiderstand** der Masse m überwunden wird. Auch bei Drehbewegungen können wir einen Widerstand beim bewegten Gegenstand bemerken. Eine Tür dreht sich erst dann um ihre Achse, wenn wir eine genügend große Kraft aufbringen: das **Massenträgheitsmoment** muss überwunden werden. Dieses beschreibt, mit welcher Winkelgeschwindigkeit ein Objekt auf ein wirkendes Drehmoment reagiert. Ein Drehmoment M erteilt einem Objekt eine Winkelbeschleunigung α, wenn das **Trägheitsmoment** oder der **Drehwiderstand** I (englisch: **I**nertia) überwunden wird.

$$\text{Trägheitswiderstand } [I] = \frac{\text{Drehmoment}}{\text{Winkelbeschleunigung}} \quad \frac{[M]}{[\alpha]}$$

formelmäßig: $I = \dfrac{M}{\alpha}$

Einheit: Kilogramm pro Quadratmeter $\left(\dfrac{kg}{m^2}\right)$

Ein Kilogramm pro Quadratmeter ist das Massenträgheitsmoment eines Objektes, das durch ein Drehmoment von einem Newtonmeter eine Winkelbeschleunigung von 1 rad/s^2 erfährt.

Das Massenträgheitsmoment bezieht sich auf die dynamische Bewegung eines Gegenstandes. Es ist ein Maß für dessen Widerstand gegenüber einer Winkelbeschleunigung und für die Beschreibung der Kinetik sehr wichtig. Je größer das Massenträgheitsmoment, umso größer ist der für eine vorgegebene Winkelbeschleunigung erforderliche Kraftaufwand und umso schwieriger lässt sich der Gegenstand abbremsen.

Der Drehwiderstand *I* ist ein Vektor, es ist der Widerstand, den ein Objekt einer Veränderung seines Bewegungszustandes entgegensetzt. Das Trägheitsmoment hängt ab von der

- Form des Objektes,
- Massenverteilung des Objektes,
- Drehachse,
- Wirkungskraft.

Definition

Das Trägheitsmoment *I* eines Objektes der Masse *m*, das mit einem Abstand *d* um eine Achse rotiert, ist gleich dem Produkt aus seiner Masse *m* und dem quadrierten Abstandes *d* zur Drehachse:

$$I = m \cdot d^2$$

Das Trägheitsmoment hängt ab von der Masse des Objektes und dem Quadrat des Abstandes zwischen Objektschwerpunkt und Drehachse.

▶ **Beispiel:**

Die Lageverteilung wird mit *d* zum Ausdruck gebracht. Eine Kugel der Masse $m = 0.5\,kg$ rotiert um eine 2 m entfernte Achse in der Zeichenebene (s. Abb. 8.12)

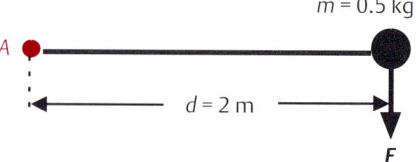

Abb. 8.12: Berechnung des Trägheitsmoments

Der Betrag *I* des Trägheitsmoments *I* ergibt sich zu:

$$I = 0.5\,kg \cdot (2m)^2 = 2\,kg\,m^2$$

8.4 Das Massenträgheitsmoment

Verdoppeln wir den Abstand von der Drehachse auf $4\,m$, so gilt jetzt für das Trägheitsmoment:

$$I = 0.5\,kg \cdot (4m)^2 = 8\,kg\,m^2$$

Das heißt, der Drehwiderstand ist nun viermal so groß.

Merke

Eine Verteilung der Körpermasse in größerer Entfernung zur Drehachse führt zu einer Zunahme des Trägheitsmoments.

Trägheitsmomente einer Kreisscheibe und eines Stabes sind in Tab. 8.1 wiedergegeben.

Tab. 8.1: Trägheitsmomente kreis- und stabförmiger Gegenstände

Typ	Drehachse	Trägheitsmoment I
Stab der Masse m und der Länge l	senkrecht durch den Schwerpunkt	$\frac{1}{2}m \cdot l^2$
Kreisscheibe der Masse m und vom Radius r	senkrecht durch den Schwerpunkt	$\frac{1}{2}m \cdot r^2$

Für ein Objekt, das aus mehreren Teilen mit den Einzelmassen $m_1, m_2, \ldots, m_n$ besteht, welche den Abstand $r_1, r_2, \ldots, r_n$ zur Drehachse haben, ergibt sich das gesamte Trägheitsmoment als Summe der Einzel-Trägheitsmomente:

$$I = m_1 \cdot r_1^2 + m_2 \cdot r_2^2 + \ldots + m_n \cdot r_n^2$$

Das Trägheitsmoment des menschlichen Körpers in Normalstellung bezüglich der Transversalachse beträgt ca. $1\,kg/m^2$ bis $1.2\,kg/m^2$.

Beachte

Nur für wenige regelmäßige, geometrische Gebilde kann das Trägheitsmoment rechnerisch bestimmt werden, ansonsten – wie z. B. beim menschlichen Körper – ist man auf Abschätzungen angewiesen. Das reicht in aller Regel aus, da aus Massenverlagerungen auf die Veränderung des Trägheitsmoments geschlossen werden kann. Dabei sind vor allem Teilkörper zu berücksichtigen, die sich distal von der Gelenkdrehachse befinden.

Bezug zur Praxis

- Wir betrachten das Kniestreckergerät zur Kräftigung der Oberschenkelmuskulatur. Entscheidend ist, dass die Transversalachse des drehbaren Hubarms mit der Achse des Kniegelenkes übereinstimmt. Der Drehwiderstand ist umso kleiner, je näher sich der Widerstand unterhalb des Kniegelenkes befindet und umso größer, je distaler der Angriffspunkt am Schienbein ist (s. auch Kap. 9).
- Eine ständige Verteilung der Körpermasse beim Gehen bewirkt eine Veränderung des Trägheitsmoments. Ein Gehbehinderter mit einer starren Ganzbeinprothese bewegt sich langsamer als mit einer Prothese mit Kniegelenkmechanismus. In beiden Fällen sind die Massen der Prothese gleich, aber mit der Artikulationsprothese ist das Trägheitsmoment geringer, weil der Abstand zur Drehachse Hüfte bei gebeugtem Knie kleiner ist.

8.5 Der Drehimpuls

Im Zusammenhang mit Drehbewegungen wurden bislang nur zeitlich konstante Kräfte betrachtet, die während längerer Zeit wirkten und so eine Winkelbeschleunigung verursachten. Bei Translationen haben wir gesehen, dass viele Bewegungen stoß- oder ruckartig mit Kräften rasch wechselnder Größe auftreten. In diesem Zusammenhang haben wir den Begriff **Impuls** eingeführt, er bezieht sich auf Translationen; d.h. lineare Bewegungen. Wir übertragen jetzt diesen Sachverhalt auf Rotationen, was zum Begriff **Drehimpuls** führt. Eine Rotation wird hauptsächlich durch die Winkelgeschwindigkeit beschrieben; demzufolge lässt sich eine Rotation besser charakterisieren, wenn bekannt ist, welches Trägheitsmoment I eine bestimmte Winkelgeschwindigkeit ω hat.

Definition

Das Produkt aus Trägheitsmoment I und Winkelgeschwindigkeit ω nennt man **Drehimpuls L**.

Drehimpuls $[L]$ = Trägheitsmoment $[I]$ · Winkelgeschwindigkeit $[\omega]$

formelmäßig: $L = I \cdot \omega$

Einheit: $kg \, \dfrac{m^2}{s}$

Die Einheit $1 \, kg \, \dfrac{m^2}{s}$ ist der Drehimpuls eines Objektes mit dem Massenträgheitsmoment $1 \, kg/m^2$, welches mit der Winkelgeschwindigkeit $1 \, rad/s$ rotiert.

Mit dem Drehimpuls kann eine Rotation präziser beschrieben werden. Wir gehen der Frage nach, wie ein Drehimpuls entsteht. Dazu betrachten wir ein Drehmoment M, das während einer Zeitdauer t wirkt. Zwischen Drehmoment und Trägheitsmoment besteht der Zusammenhang:

$$M \cdot t = I \cdot \alpha$$

Daher gilt:

$$M \cdot t = I \cdot \alpha = I \cdot \dfrac{\omega}{t}$$

Beachte

- Das Drehmoment stellt einen momentanen Zustand dar.
- Der Drehimpuls gibt an, was aus einem Drehmoment im Laufe der Zeit entsteht.
- Zur Erinnerung: „Beschleunigung = Geschwindigkeitsänderung / Zeit" (s. Kap. 4.**3**).

Der Drehimpuls bleibt erhalten, wenn kein Drehmoment wirkt. Andererseits kann der Drehimpuls vergrößert werden, indem ein größeres Drehmoment über einen kleineren Zeitraum oder ein kleineres Drehmoment über einen größeren Zeitraum wirkt. L ist konstant, wenn $M = 0$ ist, d.h. solange von außen kein Drehmoment initiiert wird. Der Drehimpuls ist durch Größe und Richtung charakterisiert und somit ein Vektor.

Die sich entsprechenden Basisbegriffe bei linearen Bewegungen und Drehbewegungen sind in Tab. 8.**2** gegenübergestellt.

Tab. 8.2:
Basisbegriffe bei Translationen und Rotationen

Lineare Bewegung	Drehbewegung
Strecke	Winkel
Geschwindigkeit	Winkelgeschwindigkeit
Beschleunigung	Winkelbeschleunigung
Kraft	Drehmoment
Impuls	Drehimpuls
(träge) Masse	Trägheitsmoment

8.6 Standmoment und Kippmoment

Ein Gegenstand, der auf dem Boden steht, erfährt eine Unterstützungskraft (Abb. 8.13); diese können wir als Resultierende von Kräften, welche an der Auflagefläche des Objekts angreifen, bestimmen.

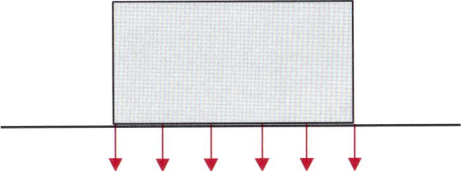

Abb. 8.13: Unterstützungskraft und Standmoment

Als **Kippkanten** bezeichnet man den Rand der Unterstützungsfläche, und nur zwischen den Kippkanten kann die Unterstützungskraft wirken. Das vom Objektschwerpunkt auf die Unterlage gefällte Lot soll die Unterstützungsflächen innerhalb der Kippkanten schneiden.

Definition

Das **Kippmoment** M_{kipp} ist dasjenige Drehmoment, das erforderlich ist, um einen Gegenstand umzukippen.

Wir betrachten einen Gegenstand der Masse m, der Abstand dessen Körperschwerpunktes zur Drehachse wird mit d bezeichnet (s. Abb. 8.14). Das Kippmoment M_{kipp} bestimmt sich folgendermaßen:

$$M_{kipp} = m \cdot g \cdot d$$

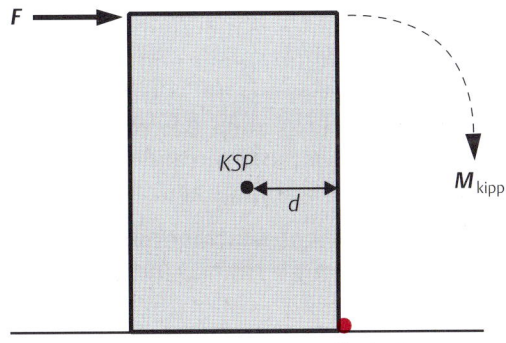

Abb. 8.14: Kippmoment eines geometrischen Objekts

▶ **Beispiel:**

Welche Kraft **F** müssen wir aufbringen, um einen Menschen von 75 kg, das entspricht ca. 750 N, durch transversalen Stoß auf die Schulter zum Umfallen (Kippen) zu bringen?

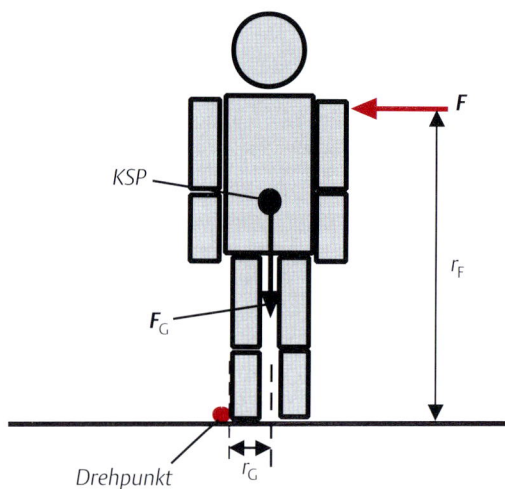

Abb. 8.15:
Berechnung des Standmoments

Wir fassen den menschlichen Körper als starres Objekt auf. Anhand des Freikörperdiagramms in Abb. 8.15 entnehmen wir, dass die Schulter der Angriffspunkt der Kraft **F** und der Drehpunkt die Außenkante des gegenüberliegende Fußes ist. Mit den Daten

r_F = 1,60 m (Schulterhöhe), r_G = 0.2 m (Abstand Außenkante des Fußes zur KSP-Linie)

erhalten wir für das Kippmoment M_{kipp} = 0.2 m · 750 N = 150 Nm. Um die Person zu kippen muss das durch **F** erzeugte Drehmoment größer als das Kippmoment sein, folglich muss für die Beträge von Kraft und Drehmoment die Ungleichung

$$M_{kipp} = r_G \cdot F_G = 0.2\,m \cdot 750\,N = 150\,Nm < r_F \cdot F = 1,60\,m \cdot F$$

erfüllt sein, d. h. F beträgt etwas mehr als ein Fünftel der Körpergewichtskraft. Das Produkt $r_G \cdot F_G$ bezeichnet man als **Standfestigkeit**. Je geringer r_G, umso weniger Kraft ist zum Umstoßen der Person erforderlich. Man sieht, dass breitbeiniges Stehen eine höhere Standfestigkeit zur Folge hat.

Stabilität (Standfestigkeit) und Gleichgewicht spielen in der Rehabilitation eine bedeutende Rolle. Man denke zum Beispiel an Patienten mit neurologischen Krankheitsbildern, Patienten nach Frakturen oder Patienten mit Prothesen nach Amputationen. In diesen und ähnlichen Situationen muss das stabile Gleichgewicht wiederhergestellt werden. Um dieses Ziel zu erreichen, ist maximale Standfestigkeit in allen Bewegungssituationen erwünscht. Wegen ihrer Bedeutung in der Therapie formulieren wir die wichtigsten Maßnahmen, welche zur Erhöhung der Stabilität beitragen:

- Je tiefer der Körperschwerpunkt, desto stabiler ist die Person. **Beispiel**: Übungen im Vierfüßlerstand sind stabiler als im Zweibeinstand.
- Vergrößern der Unterstützungsfläche in Richtung der Kraftwirkungslinie bewirkt größere Stabilität. **Beispiel**: Breitbeiniges Stehen auf einem Schaukelbrett ist stabiler, als wenn die Füße zusammen sind (s. Abb. 8.**16**).

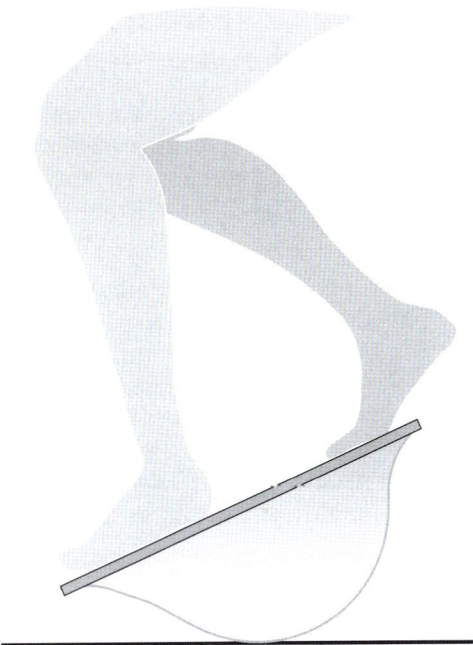

Abb. 8.16:
Schaukelbrett

- Je größer die Masse, desto größer ist die Stabilität. **Beispiel:** Die Standfestigkeit eines Sumo-Ringers ist größer als diejenige eines Leptosomikers.
- Erhöhung der Reibung zwischen Unterstützungsfläche und den Körperteilen, welche Kontakt mit dem Boden haben, hat eine größere Stabilität zur Folge. **Beispiel:** Rutschfeste Sohlen und geschlossene Schuhe bei der Gangschulung sind bekanntermaßen stabiler als offene Sandalen.
- Besseres Gleichgewicht durch Fixieren eines ortsfesten Gegenstandes mit den Augen. **Beispiel:** Visuelle Störungen können verhindert werden, indem die Augen auf ein scheinbar unbewegtes Objekt fixiert werden.

Bezug zur Praxis

- Je größer die Standfestigkeit, desto schwieriger ist es, sich in Bewegung zu setzen. Die Phasen des Gehens sind in ständigem Wechsel zwischen relativ stabilen und instabilen Zuständen. Die stabilste Position wird beim bipedalen Stand eingenommen; hier befindet sich der Körperschwerpunkt über der Unterstützungsfläche. Beim Ausführen eines Schrittes ist eine Kraft erforderlich, die nach unten und hinten gegen den Untergrund wirkt. Durch die Bodenreaktionskraft wird der Körperschwerpunkt leicht angehoben und nach ventral verlagert. Durch die Vorwärtsbewegung des Schwungbeins wird erneut für eine Unterstützungsfläche gesorgt und damit ein relativ stabiler Zwischenstand erreicht.

Ein Mensch steht umso stabiler,
- je näher der Körperschwerpunkt zum Massenzentrum liegt,
- je tiefer sein Körperschwerpunkt liegt,
- je größer die Unterstützungsfläche ist,
- je geringer die Unterstützungsfläche geneigt ist,
- je größer seine Masse ist.

Von diesen physikalischen Tatsachen wird beim Gleichgewichtstraining Gebrauch gemacht.

8.7 Die Vektordarstellung von Drehbewegungsgrößen

Wir wollen abschließend noch auf die grafische Darstellung von Rotationen eingehen. Da Drehbewegungsgrößen, wie Drehmoment oder Drehimpuls, vektorielle Größen sind, können sie durch Vektorpfeile veranschaulicht werden. Jedoch muss die Drehrichtung mit der Pfeilrichtung in eine eindeutige Beziehung gebracht werden. Dabei halten wir uns an folgende Vereinbarungen:

- Die Länge des Vektors entspricht der Größe von Drehmoment bzw. Drehimpuls und Winkelgeschwindigkeit bzw. Winkelbeschleunigung.
- Die Drehachse ist der Anfangspunkt des Vektors, dabei steht die Drehachse senkrecht zur Drehebene.
- Die Pfeilspitze zeigt bei einer Linksdrehung nach oben und bei einer Rechtsdrehung nach unten.

Zur Feststellung der Drehrichtung von Drehbewegungen, welche durch Vektoren symbolisiert werden, bedienen wir uns der **„Rechten-Hand-Regel"**.

Die Rechte-Hand-Regel

Wir halten die rechte Hand leicht zur Faust geballt, so dass der Daumen in Richtung der Pfeilspitze zeigt. Dann weisen die Finger automatisch in Richtung der Drehrichtung (zur Illustration s. Abb. 8.**17**).

Abb. 8.17:
Die Rechte-Hand-Regel

▶ *Beispiel:*

Die Anwendung der Rechten-Hand-Regel wird an zwei Beispielen verdeutlicht. In Abb. 8.**18a** handelt es sich um eine Linksdrehung um die Transversalachse im Stand, und in Abb. 8.**18b** ist eine Drehung um die Frontalachse dargestellt.

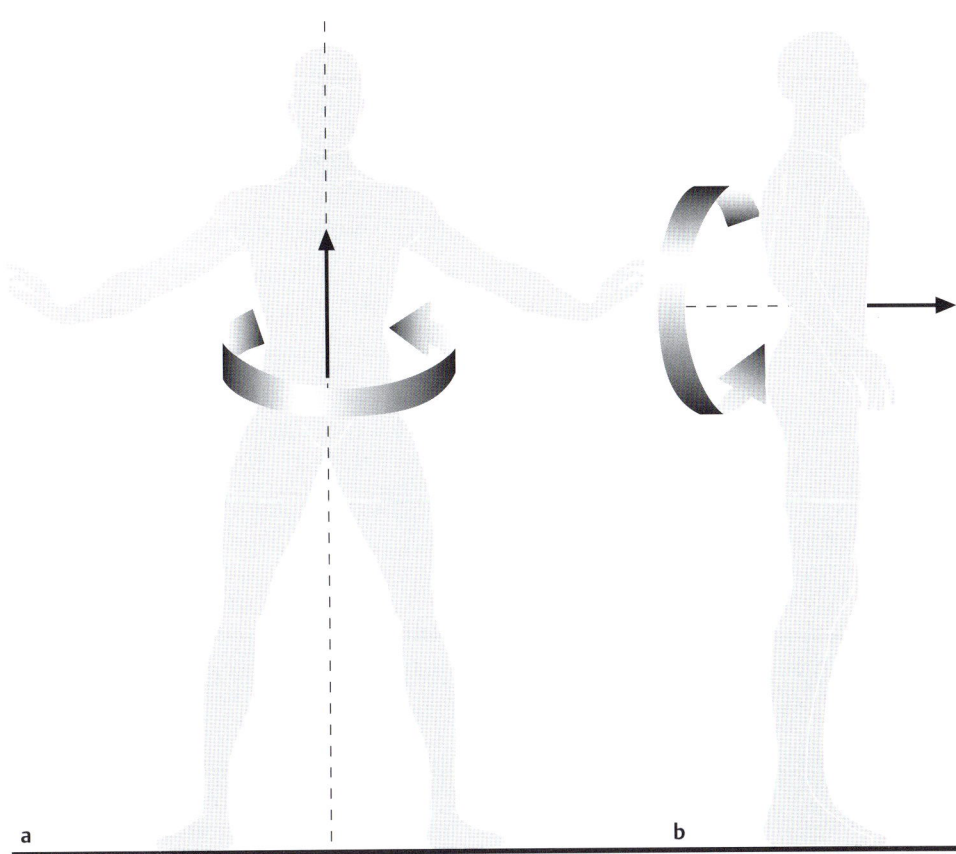

Abb. 8.18: Ermittlung der Drehrichtung mit der Rechten-Hand-Regel

8.8 Kontrollfragen

☑ Reicht ein Drehmoment von 800 Nm aus, um einen 1,70 m hohen Schrank von 60 kg umzukippen?

☑ Beschreiben Sie die rechnerische Bestimmung von Drehmomenten.

☑ Erklären Sie den Unterschied zwischen Kraft und Drehmoment.

☑ Wie wirkt sich die Verwendung einer Gehhilfe auf das Kippmoment aus?

☑ Bestimmen Sie bei der in Abb. 8.**19** skizzierten Anordnung, ob ein links- oder ein rechtsdrehendes Drehmoment vorliegt:

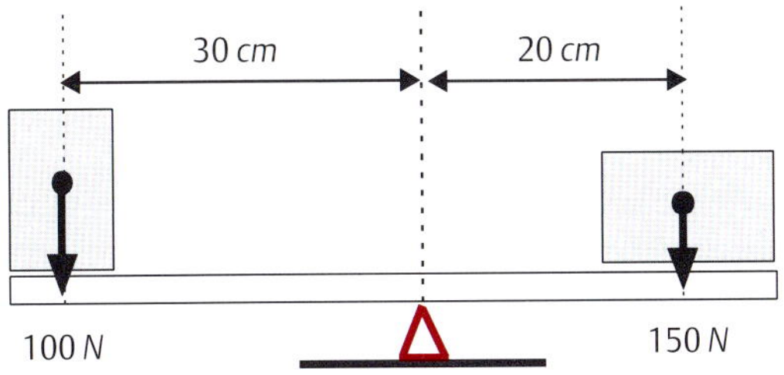

Abb. 8.19: Links- oder rechtsdrehendes Moment?

- ☑ Eine Einkaufstasche hängt am Unterarm. Wie wirkt sich die Stelle, an welcher die Tasche hängt, auf das von ihr erzeugte Drehmoment aus?
- ☑ Bestimmen Sie den Verlauf des Muskelkraftdrehmoments bei Verwendung von Kniestreckergeräten, und erläutern Sie daraus resultierende therapeutische Konsequenzen.
- ☑ Wie lauten die Gleichgewichtsbedingungen der Statik?
- ☑ Wo können Sie in der Rehabilitation ein Schaukelbrett verwenden, und welche physikalischen Gesetze kommen dabei zur Anwendung?
- ☑ Warum werden bei Ausführung einer Pirouette die Arme eng an den Körper angelegt?
- ☑ Nennen Sie Beispiele für das Vorkommen des Drehwiderstandes, und beschreiben Sie Möglichkeiten, diesen zu beeinflussen.
- ☑ Erläutern Sie die Begriffe Drehmoment und Drehimpuls.
- ☑ Was ist das Kippmoment?
- ☑ Was versteht man unter Standfestigkeit, und nennen Sie Maßnahmen, um diese zu vergrößern.
- ☑ Wie kann man Drehbewegungsgrößen darstellen?
- ☑ Stellen Sie die sich entsprechenden Basisbegriffe bei Translation und Rotation gegenüber.
- ☑ Welches externe Drehmoment ist erforderlich, wenn Sie eine 50 kg Gewichtshantel so halten, dass Unter- und Oberarm einen Winkel von 30° bilden?
- ☑ Was besagt die Rechte-Hand-Regel?

9 Mechanische Maschinen

9.1 Die Klassifikation von Hebeln
9.2 Das Hebelgesetz
9.3 Umlenksysteme
9.4 Die schiefe Ebene
9.5 Kontrollfragen

In der Mechanik bezeichnet man kraftumsetzende Einrichtungen als Maschinen. Beispiele solcher mechanischer Maschinen sind Hebel, Rollen und schiefe Ebenen; sie sind auch in der Biomechanik von enormer Wichtigkeit.

9.1 Die Klassifikation von Hebeln

Hebel sind einfache Mechanismen, die zum Heben oder Kanten von Lasten dienen. Betrachtet man den menschlichen Körper, so findet man dafür zahlreiche Beispiele. Man denke etwa an den Mechanismus beim Heben des Teilkörpergewichts des ausgestreckten Armes oder Beines. An nachfolgender Definition des Hebels erkennen wir, dass eine enge Beziehung zum Drehmoment (s. Kap. 8) besteht.

Definition

Als **Hebel** oder **Hebelsystem** bezeichnet man in der Mechanik ein starres Objekt, das an einer Stelle auf einer ortsfesten Achse drehbar gelagert ist. Der prinzipielle Aufbau eines Hebelsystems ist in Abb. 9.1 dargestellt. Im Drehpunkt, welcher durch ein rotes Dreieck symbolisiert wird, greift eine zu bewegende Kraft F_L an.

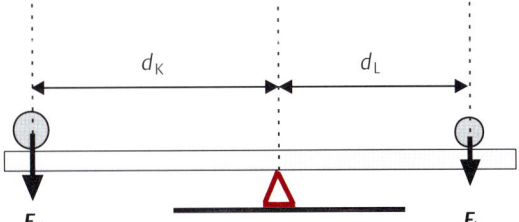

Abb. 9.1: Hebelsystem

Die Kraft F_K, die aufgewendet werden muss, um das Gleichgewicht zu halten, nennt man kurz **Kraft**, die Kraft F_L wird als Last bezeichnet. Der Abstand d_K der Kraft zum Drehpunkt heißt **Kraftarm**, und der Abstand d_L von der Last zum Drehpunkt heißt **Lastarm**. Der Punkt, an dem die Kraft auf den Hebel einwirkt, heißt Kraftangriffspunkt und der Punkt, an dem die Last einwirkt, Lastangriffspunkt.

Beachte

- In einem Hebelsystem gibt es immer mindestens zwei Drehmomente und mindestens zwei Hebelarme.
- Kraftarm und Lastarm sind die senkrechten Abstände zum Drehpunkt.

Typische Beispiele von Hebelsystemen im menschlichen Körper sind die Hebevorrichtungen des Schulter- und Hüftgelenkes. Greifen zwei Kräfte F_K und F_L im Abstand d_K bzw. d_L vom Drehpunkt an, so bewirken sie ein **resultierendes Gesamtmoment** M_R. Das Hebelsystem ist nach der Gleichgewichtsbedingung für Drehmomente (vgl. Kap. 8) genau dann im Gleichgewicht, wenn $M_R = 0$ gilt, dann ist nämlich:

$$F_K \cdot d_K - F_L \cdot d_L = 0$$

Den Quotienten $\dfrac{d_K}{d_L}$

aus Kraftarm und Lastarm bezeichnet man als **mechanischen Vorteil**. Er erlaubt es, die auf ein Hebelsystem wirkenden Kräfte abzuschätzen. Ein Hebel hat folgende Funktionen:

- Verstärkung einer Kraft; das ist der Fall, wenn der Kraftarm länger als der Lastarm ist.
- Herstellung eines Kräftegleichgewichts, wenn Kraft- und Lastarm gleich lang sind.
- Änderung der Kraftwirkungslinie.

Die drei Merkmale eines Hebels sind:
1. Drehpunkt,
2. Kraftangriffspunkt,
3. Lastangriffspunkt.

Die Anordnung dieser Punkte dient zur Klassifikation von Hebeln. Nach Lage von Last und Kraft im Verhältnis zum Drehpunkt unterscheidet man zwischen ein- und zweiseitigen Hebeln. Bei einem **einseitigen Hebel** liegen Last und Kraft auf derselben Seite vom Drehpunkt (Abb. 9.3 und 9.4), während bei einem **zweiseitigen Hebel** Last und Kraft auf verschiedenen Seiten des Drehpunktes angreifen (Abb. 9.2). Weiter unterteilt man Hebel noch in Systeme **erster**, **zweiter** und **dritter Klasse**. Diese sind in den Abb. 9.2 bis 9.4 schematisch dargestellt.

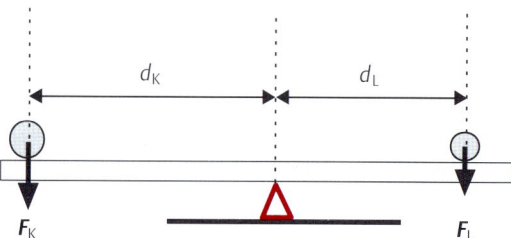

Abb. 9.2: Hebel erster Klasse

Ein Hebel erster Klasse ist immer ein zweiseitiger Hebel, d. h. eine Anordnung, bei der Last und Kraft immer auf verschiedenen Seiten des Drehpunkts angreifen (z. B. Wippe). Der mechanische Vorteil

$$\frac{d_K}{d_L}$$

kann bei diesem System größer, kleiner oder gleich eins sein.

9.1 Die Klassifikation von Hebeln

Abb. 9.3: Hebel zweiter Klasse

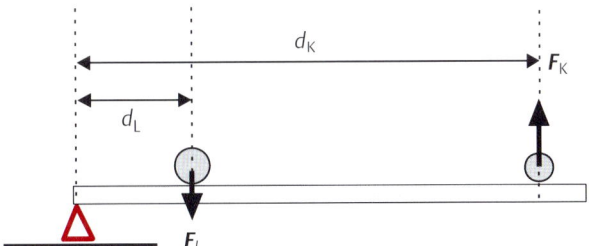

Ein Hebel zweiter Klasse ist ein einseitiger Hebel, bei welchem der Lastarm d_L kleiner als der Kraftarm d_K ist (z. B. Schubkarre, Nussknacker). Die einwirkende Kraft besitzt einen längeren Hebel als die zu bewegende Last. Der mechanische Vorteil ist stets größer eins: $\dfrac{d_K}{d_L} > 1$.

Abb. 9.4: Hebel dritter Klasse

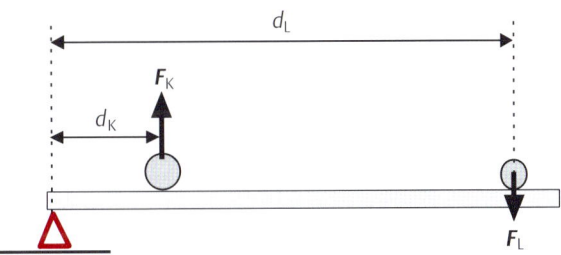

Ein Hebel dritter Klasse ist immer ein einseitiger Hebel, d. h. eine Anordnung, bei der Last und Kraft immer auf derselben Seiten des Drehpunkts liegen und bei welcher der Kraftarm d_K kleiner als der Lastarm d_L ist (z. B. Schleuder, Wurfhebel). Die einwirkende Kraft besitzt einen kürzeren Hebel als die zu bewegende Last. Der mechanische Vorteil ist stets kleiner eins:

$$\frac{d_K}{d_L} < 1.$$

Bei einem Hebel dritter Ordnung liegt immer ein Verlust an Effektivität vor.

▶ **Beispiel:**
Beim Fuß sind, je nach Funktion, sogar alle drei Hebeltypen vorzufinden:
- Ein Hebel erster Klasse liegt beim Autofahren vor, wenn die Schuhsohle auf das Gaspedal drückt. Der Drehpunkt ist der Absatz des Schuhs, die Muskelkraft setzt dort an, wo die Ferse den Boden berührt, die Last wird vom Gaspedal gebildet (s. Abb. 9.**5**).
- Ein Hebeltyp zweiter Klasse liegt bei der Plantarflexion des Fußes vor. Der Drehpunkt ist der Fußballen. Die Kraft wird durch den Ansatzpunkt der Muskulatur über die Achillessehne am Fersenbein bestimmt, die Last entspricht dem Gewicht des anzuhebenden Körperteils (s. Abb. 9.**6**).

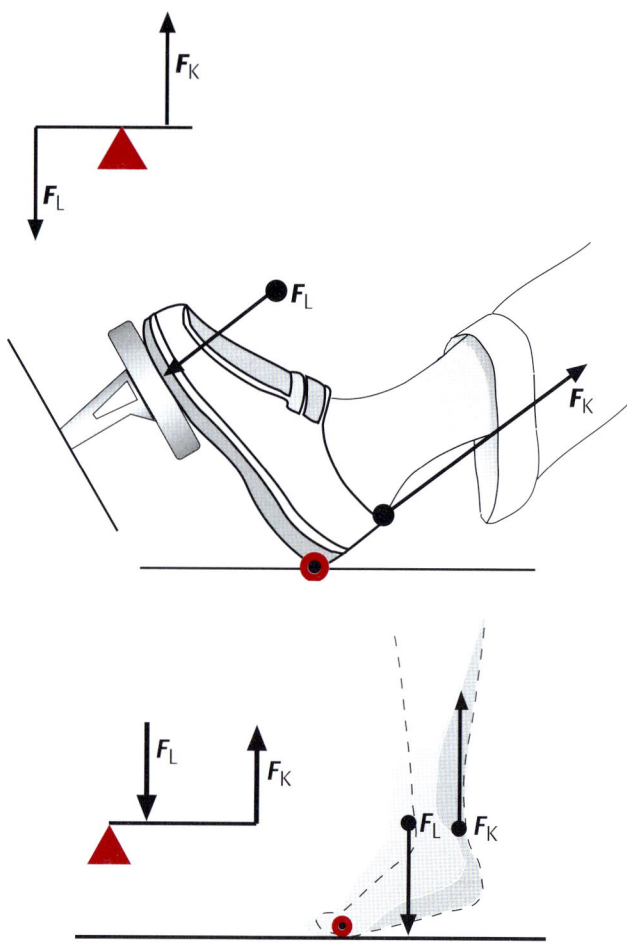

Abb. 9.5:
Fuß bei Betätigung eines Pedals

Abb. 9.6:
Plantarflexion des Fußes

- Ein Hebeltyp dritter Klasse liegt bei der Dorsalflexion des Fußes vor. Der Drehpunkt ist das obere Sprunggelenk, die Kraft wird von der vor dem Drehpunkt befindlichen Muskulatur erzeugt, während die Last das Gewicht des Fußes ist (s. Abb. 9.**7**).

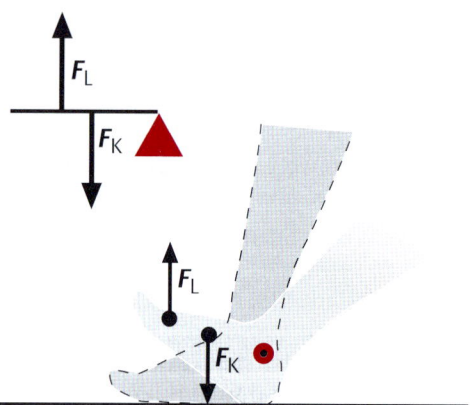

Abb. 9.7:
Dorsalflexion des Fußes

Bezug zur Praxis
- Bei einer stehenden Person betrachten wir das Funktionssystem Ellenbogengelenk, bestehend aus Ober- und Unterarm, mit dem Angriffspunkt des Bizeps proximal am Unterarm sowie dem Ellenbogen als Drehpunkt. Es ist ein Beispiel für einen Hebel dritter Klasse, wobei der Teilkörperschwerpunkt des Unterarms die Last repräsentiert. Der Kraftarm ist der Abstand zwischen der humeroulnaren Drehachse und dem Ansatzpunkt des M. biceps brachii, während der Lastarm der Abstand zwischen der Drehachse und dem Angriffspunkt der Last ist. Bei variabler distaler Belastung (z. B. Verwendung von Gewichtsmanschetten) kann durch Verschiebung des Widerstands der mechanische Vorteil verändert werden.

9.2 Das Hebelgesetz

Ein Schaukelbrett ist ebenfalls ein Beispiel eines Hebelsystems. Durch Veränderung von Last L, Kraft F, Lastarm d_L und Kraftarm d_K können wir das Brett kippen oder ausbalancieren (s. Abb. 9.**8**). Es befindet sich im Gleichgewicht, wenn die Summe der Drehmomente gleich null ist. Es gilt das bedeutsame **Hebelgesetz**. Dieses Gesetz ist unabhängig vom Hebeltyp und besagt:

$$\text{Last} \cdot \text{Lastarm} = \text{Kraft} \cdot \text{Kraftarm}$$
$$L \cdot d_L = F \cdot d_K$$

Das Hebelgesetz verwenden wir in der Biomechanik zur Berechnung von auftretenden Kräften und strukturellen Belastungen. Sind drei der vier im Hebelgesetz vorkommenden Größen bekannt, so können wir durch Auflösen die unbekannte vierte Größe bestimmen (s. Tab. 9.**1**); mathematisch handelt es sich um die Lösung einer linearen Bestimmungsgleichung (s. Kap. 3.**2**).

Tab. 9.1: Anwendung des Hebelgesetzes zur Bestimmung der unbekannten Größe

Bekannte Größen	Unbekannte Größe
L, F, d_K	$d_L = \dfrac{F \cdot d_K}{L}$
L, F, d_L	$d_K = \dfrac{L \cdot d_L}{F}$
F, d_L, d_K	$L = \dfrac{d_K}{d_L} \cdot F$
L, d_L, d_K	$F = \dfrac{d_L}{d_K} \cdot L$

▶ ***Beispiel:***
Wir demonstrieren die Anwendung des Hebelgesetzes, indem wir die vom M. biceps brachii aufzubringende Muskelkraft bei der Ellenbogenflexion berechnen. Wir betrachten eine 1.65 m große Frau, deren Körpermasse 60 kg beträgt. Der Kraftarm d_K ist der senkrechte Abstand zwischen der Drehachse des Ellenbogengelenkes und der Wirkungslinie der Muskelkraft; er beträgt d_K = 4 cm. Die zu bewegende Last L ist die Gewichtskraft (s. Abb. 9.**8**) des Unterarms und der Hand; sie beträgt in vorliegendem Beispiel L = 12 N. Der Lastarm d_L ist der Abstand zwischen der Lotlinie des Ellenbogengelenkes und der Teilkörper-

schwerpunktlinie (Wirkungslinie der Last) und beträgt $d_L = 20\,cm$. Es liegt ein Hebel dritter Klasse vor. Gesucht ist die aufzubringende Muskelkraft **F**, um den Unterarm statisch im Gleichgewicht (waagrecht) zu halten.

Es liegt der Fall „**L**, d_L, d_K gegeben, **F** gesucht" (letzte Zeile der Tab. 9.1) vor. Mit den Patientendaten erhält man:

$$F = \frac{L \cdot d_L}{d_K} = \frac{12 \cdot 0.2}{0.04} = 60\,[N]$$

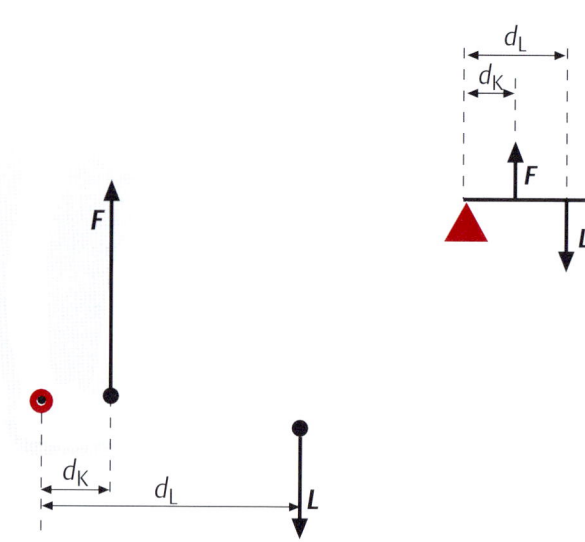

Abb. 9.8: Kraftbestimmung der Muskelkraft des Ellenbogenbeugers

Bezug zur Praxis

- Beim Heben von Lasten vor dem Körper betrachtet man den kugellagerähnlichen Nucleus pulposus der 5. Lendenwirbelzwischenscheibe als untersten Wirbelsäulendrehpunkt. Es handelt sich um ein Hebelsystem, genauer einen Hebel dritter Klasse; dabei ist der Lastarm durch die ventrale Verlagerung der oberen Extremität sowie Kopf und Rumpf gegeben, und der Kraftarm ist der Bewegungssegmentabstand zwischen Discus intervertebralis und Facettengelenkpartnern. Hier wird offensichtlich, dass beim Heben von Lasten diese so körpernah wie möglich gehalten werden sollen. Dann wird das von der Last induzierte Drehmoment kleiner und somit nach dem Hebelgesetz die am Bandscheibenapparat erzeugte Kompressionskraft minimiert.

Beachte

- Bei der Anwendung des Hebelgesetzes ist es ohne Bedeutung, ob es sich um einen Hebel erster, zweiter oder dritter Klasse handelt. Das Hebelgesetz wird auch **zweite Gleichgewichtsbedingung** genannt (vgl. Kap. 8.3).
- Das Hebelgesetz gilt auch, wenn wie z. B. bei der Schere, Kraft- und Lastarm einen Winkel bilden (Winkelhebel), da in das Gesetz nur die senkrechten Abstände eingehen.

9.3 Umlenksysteme

Wir befassen uns nun mit einfachen Vorrichtungen zur Weiterleitung und Umlenkung von Kräften. Zur Kraftumlenkung verwendet man eine oder mehrere Rollen in Verbindung mit Seilen oder Ketten. Dieses Prinzip dient dazu, die Richtung einer Kraft zu ändern oder die aufzubringende Kraft zu verringern. Wir unterscheiden zwischen fester und loser Rolle.

Feste Rolle

Die feste Rolle (Abb. 9.**9**) dient lediglich zur Umlenkung von Kräften, dabei läuft ein Seil über eine Rolle; an einem Ende des Seils wird gezogen und am anderen hängt die Last. Die feste Rolle ist dadurch charakterisiert, dass Zugkraft F_Z und Gewichtskraft F_L gleich sind. Dasselbe gilt für den Zugweg s_Z und den Lastweg s_L:

$$Zugkraft = Gewichtskraft : F_Z = F_L$$

$$Zugkraft = Lastweg : s_Z = s_L$$

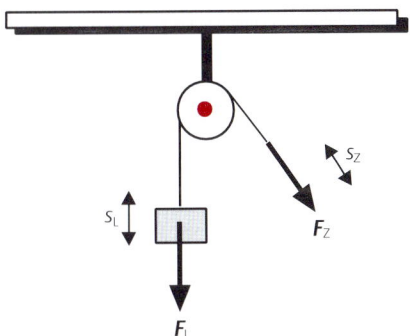

Abb. 9.9: Das System der festen Rolle

Lose Rolle

Die lose Rolle (Abb. 9.**10**) dient zur Kraftreduzierung. Das Seil ist an einem Ende fest verankert; die Last hängt an der Rolle. Zieht man am Seil um die Strecke s_Z, so bewegt sich die Last um die Strecke $s_Z/2$. Die Gewichtskraft der Last verteilt sich auf zwei Seile. Auf jedes Seil wirkt nur noch die halbe Gewichtskraft, während der Zugweg doppelt so lang wie der Lastweg ist:

$$Zugkraft = halbe\ Gewichtskraft : F_Z = \frac{F_L}{2}$$

$$Zugkraft = doppelter\ Lastweg : s_Z = 2 \cdot s_L$$

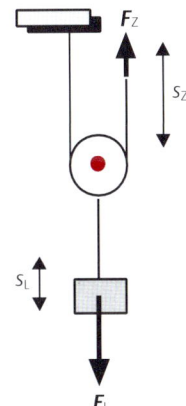

Abb. 9.10: Das System der losen Rolle

Es gilt die **goldene Regel der Mechanik**, die bereits von **Galilei** (1564 – 1642) formuliert wurde:

Was man an Kraft spart, muss man an Weg zusetzen.

Beachte

Die Zusammenhänge für die Kräfte gelten in strengem Sinn nur unter der Voraussetzung, dass die Massen von Rollen und Seilen sowie die Reibung vernachlässigt werden.

▶ *Beispiele:*
Bei vielen Trainingssystemen (Kraftmaschinen) nutzt man das einfache Prinzip der festen Rolle zur Kraftumlenkung. Das Prinzip der losen Rolle wird in Zugapparaten der neuen Generation zur weiteren Kraftregulierung verwendet.

Bezug zur Praxis

- Das Prinzip der Kraftumlenkung ist im menschlichen Körper in vielfacher Weise anzutreffen. Zum lateralen Stabilisieren der Sprunggelenke in Plantarflexion wird der Verlauf der Mm. peronaei um den lateralen Malleolus gelenkt. Dabei wird der Unterschenkel funktionell als Punctum fixum betrachtet und der Fuß als Punctum mobile (s. Abb. 9.**11**). Hierbei wirkt u. a. die Trochlea peronaealis als feste Rolle, welche die Zugkraftwirkungslinie des Muskels umlenkt und eine Plantarstellung des Fußes bewirkt.

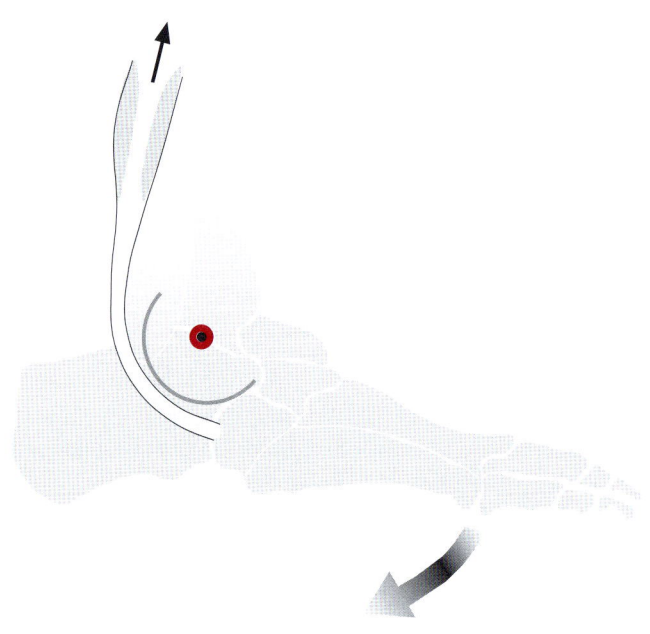

Abb. 9.11:
Anatomische Rolle

9.4 Die schiefe Ebene

Die schiefe Ebene ist eine Sonderform der horizontalen Ebene. Geneigte Ebenen findet man beispielsweise in Form von Rampen als Hilfe für Rollstuhlfahrer zur Überwindung von Höhenunterschieden. Jede ansteigende Strecke ist eine schiefe Ebene, die umso mühsamer zu bewältigen ist, je steiler der Weg ist.

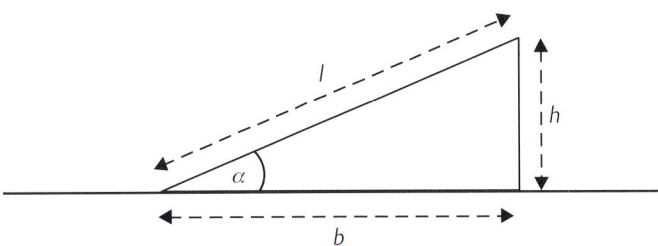

Abb. 9.12: Die schiefe Ebene

Eine schiefe Ebene kann mathematisch als rechtwinkliges Dreieck (vgl. Kap. 3.**3**) aufgefasst werden und ist demzufolge charakterisiert durch (s. auch Abb. 9.**12**):

- Länge l Aufstiegsweg,
- Höhe h Höhengewinn,
- Grundseite b Basis.

Der **Neigungswinkel** α einer schiefen Ebene ist gegeben durch (vgl. Kap. 3.**3**):

$$\sin(\alpha) = \frac{h}{l}$$

Oft gibt man die Steigung einer geneigten Ebene auch in Prozent % an (s. Tab. 9.**2**); man versteht darunter das Verhältnis aus Höhenunterschied h und zurückgelegter Strecke l (s. Abb. 9.**12**):

$$\text{Steigung einer schiefen Ebene in \%} = \frac{h}{l}$$

Eine Steigung von 50 % sagt aus, dass eine Strecke auf 1 m um 50 cm ansteigt, was einem Neigungswinkel von 30° entspricht.

Neigungswinkel	Steigung in %
2.8°	5 %
5.7°	10 %
11.5°	20 %
17.5°	30 %
23.5°	40 %
30°	50 %
45°	70 %

Tab. 9.2: Korrelation zwischen Neigungswinkel und prozentualer Steigung

Beim Hochschieben eines Rollstuhls auf einer Rampe muss man Kraft aufbringen, um dessen Zurückrollen zu verhindern. Wir beschäftigen uns eingehender mit den Kräften, welche auf Objekte einwirken, die sich auf schiefen Ebenen befinden. Zu diesem Zweck betrachten wir eine Kugel, welche sich auf einer geneigten Ebene befindet (s. Abb. 9.13), dabei vernachlässigen wir Reibungseffekte. Wir zeichnen zunächst alle wirkenden Kräfte in ein Freikörperdiagramm ein.

Abb. 9.13: Hangabtriebskraft und Normalkraft einer schiefen Ebene

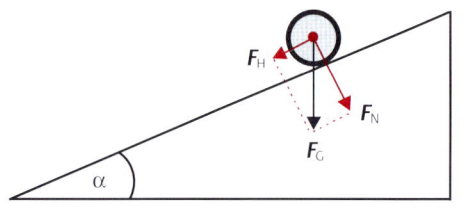
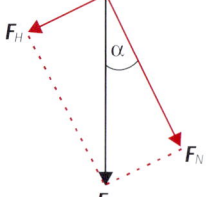

Auf die Kugel wirkt die senkrecht zum Erdmittelpunkt gerichtete Gewichtskraft F_G; diese kann in zwei Komponenten zerlegt werden, und zwar in die

– **Normalkraft** F_N, die senkrecht zur geneigten Ebene wirkt,

und in die

– **Hangabtriebskraft** F_H, welche in Richtung der geneigten Ebene wirkt.

Die Beträge F_N, F_H beider Kräfte $\mathbf{F}_N$, $\mathbf{F}_H$ können aus den Beziehungen im rechtwinkligen Dreieck (s. Kap. 3.3) folgendermaßen bestimmt werden:

$$F_N = F_G \cdot \cos(\alpha)$$
$$F_H = F_G \cdot \sin(\alpha)$$

Mit den Bezeichnungen von Abb. 9.12 und 9.13 und den Relationen aus (3.1) sowie (3.2) erhält man schließlich:

$$\frac{F_H}{F_G} = \frac{h}{l} \;,\; \frac{F_N}{F_G} = \frac{b}{l} \;,\; \frac{F_H}{F_N} = \frac{h}{b}$$

Das Überwinden von Hindernissen mittels schiefer Ebenen spart Kraft im Vergleich zum Treppensteigen, denn es muss nur die Komponente F_H der Gewichtskraft $\mathbf{F}_G$ überwunden werden, während der Anteil F_N von der Ebene „übernommen" wird. Beträgt $F_G = 1200\,N$ und ist $\alpha = 30°$, so muss eine Kraft F_H von $600\,N$ in Richtung der schiefen Ebene überwunden werden. Bei Verringerung von α auf $10°$ gilt für die Hangabtriebskraft $F_H = 208\,N$.

▶ *Beispiel:*

Die physiologischen Krümmungen der Wirbelsäule in der Sagittalebene zeigen mehrfach eine Schiefe-Ebene-Bildung der Wirbelkörpergelenkflächen. Das Gleiten der intervertebralen Disci auf dieser anatomischen schiefen Ebene wird überwiegend durch Haftung und Rückhaltelängsbänder kontrolliert.

Bezug zur Praxis

- In der Spätrehabilitation nach vorderer Kreuzbandrekonstruktion werden belastungsspezifische Situationen trainiert. In der Therapie werden auf der schiefen Ebene Belastungen provoziert. Durch Veränderung des Neigungswinkels können unterschiedliche Kniegelenkdrehmomente induziert werden. Während dieser Übung wiederholt sich das Prinzip der schiefen Ebene (s. Abb. 9.**14**) in der strukturellen Form des Tibiaplateaus sowie des kaudoventralen Schubes seiner Gelenkpartner, der Femurkondylen. Die Kreuzbänder verhindern zusammen mit der starken exzentrischen muskulären Bremskraft des Quadrizeps die exzessive Translation des Oberschenkels.

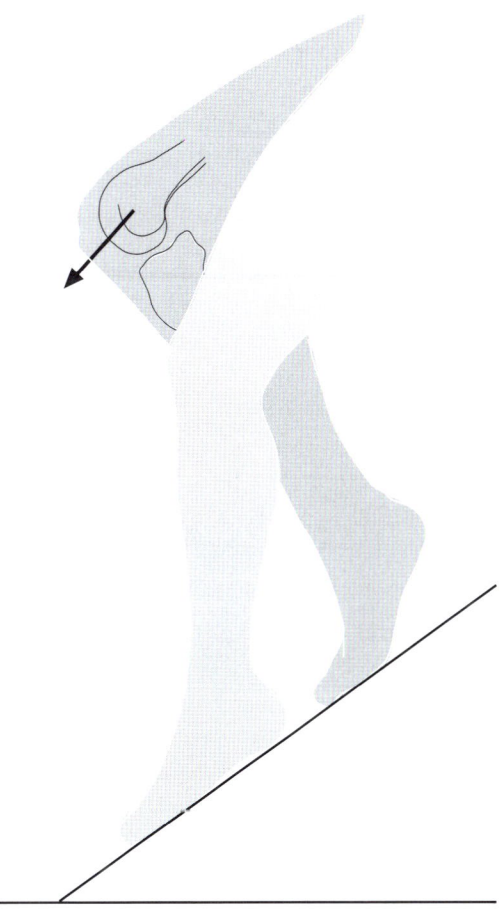

Abb. 9.14:
Tibiaplateau als schiefe Ebene

9.5 Kontrollfragen

- ☑ Charakterisieren Sie ein Hebelsystem.
- ☑ Welche Klassen von Hebeln kennen Sie und wodurch sind diese charakterisiert?
- ☑ Ordnen Sie den folgenden Systemen den zugehörigen Hebeltyp zu: Nussknacker, Wippe, Schuhlöffel, Brechstange, Wagenheber.
- ☑ Geben Sie Beispiele für das Vorkommen der drei Hebeltypen im Körper des Menschen.

- ☑ Was versteht man unter dem mechanischen Vorteil?
- ☑ Welche Möglichkeiten kennen Sie, um den mechanischen Vorteil zu verändern?
- ☑ Erläutern Sie das Hebelgesetz anhand eines Beispiels.
- ☑ Welche kraftumlenkenden Vorrichtungen kennen Sie?
- ☑ Welche Auswirkungen hat die goldene Regel der Mechanik in der Praxis?
- ☑ Wie beschreibt man mathematisch die Neigung einer schiefen Ebene, und was bedeutet die Angabe „Steigung 8.5 %"?
- ☑ Eine Auffahrrampe für Rollstuhlfahrer soll einen Höhenunterschied $h = 3\,m$ überwinden und eine Steigung von 5 % aufweisen. Welche Länge l hat die Rampe?
- ☑ Bestimmen Sie die Muskelkraft, die nötig ist, um Ihren Unterschenkel waagrecht (statisches Gleichgewicht) zu halten.

10 Arbeit, Energie und Leistung

10.1 Arbeit
10.2 Energie
10.3 Leistung
10.4 Der Wirkungsgrad
10.5 Kontrollfragen

Arbeit, Energie und Leistung sind auch im Alltag häufig verwendete Begriffe. Aussagen wie
„Das war eine schwere Arbeit!"
„Er hat keine Leistung gebracht!"
„Ich habe heute keine Energie mehr!"
hören wir oftmals, doch werden diese in einem anderen Sinn als die entsprechenden mechanischen Begriffe verwendet, die Gegenstand dieses Kapitels sind.

10.1 Arbeit

Worin liegt der Unterschied, wenn eine Hausfrau einen gefüllten Wäschekorb (Masse 10 kg)

- 5 Minuten unverändert in Hüfthöhe hält?
- vom Boden aufnimmt und in Hüfthöhe führt?

In beiden Situationen beträgt die Gewichtskraft des Wäschekorbs unverändert $F = 100\,N$.
Im ersten Fall (Abb. 10.1) wirkt die Gewichtskraft auf den Korb, der sich in der konstanten Hüfthöhe von ca. 1 m befindet, während in der zweiten geschilderten Situation die Kraft über die gesamte Strecke vom Boden bis zur Hüfthöhe wirkt. Nur im zweiten Fall sprechen wir von **mechanischer Arbeit**. Diese müssen wir von der physiologischen Muskelarbeit abgrenzen, welche stets mit dem Verbrauch von Sauerstoff und Ermüdung verbunden ist.

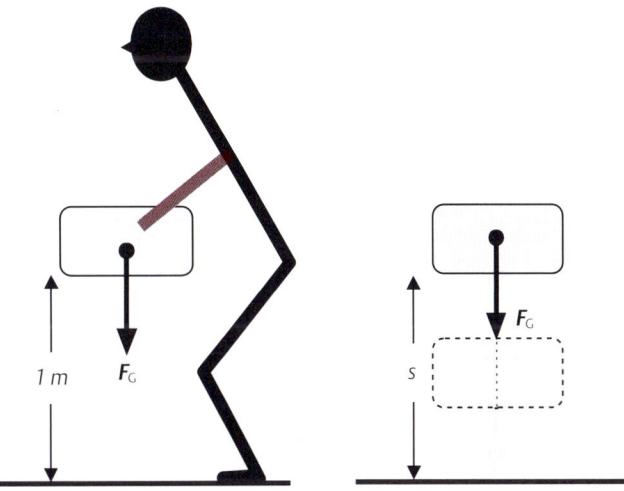

Abb. 10.1:
Zur Definition der Arbeit

Definition

Mechanische Arbeit wird verrichtet, wenn ein Objekt gegen eine Kraft verschoben wird. Sind Kraft **F** und Weg s gleichgerichtet, so ist die mechanische **Arbeit** W (englisch: **W**ork) das Produkt aus **Kraft** und **Weg**.

$$Arbeit\ [W] = Kraft\ [F] \cdot Weg\ [s]$$

formelmäßig: $W = F \cdot s$

Einheit: 1 Newtonmeter = 1 Nm oder 1 Joule = 1 J
1 Nm = 1 J

1 Joule ist die Arbeit, die verrichtet wird, wenn ein Objekt von 1 kg durch eine Kraft von 1 N über eine Strecke von 1 m verschoben wird. Vielfache der Einheit 1 J sind 1 Kilojoule (1 kJ) und 1 Megajoule (1 MJ):

$$1\ kJ = 1000\ J$$
$$1\ MJ = 1\,000\,000\ J$$

Beachte

- Arbeit kann nur dann mit dieser einfachen Formel berechnet werden, wenn die Kraft konstant ist und die Kraft in Richtung des Weges wirkt;
- eine Kraft, die nichts bewegt, verrichtet keine Arbeit.

Obwohl keine Arbeit im Sinne der Mechanik vorliegt, wird die Hausfrau trotzdem ermüden, wenn sie den Wäschekorb 5 Minuten hochhalten soll. Hervorgerufen wird dies durch Nachlassen der Muskelkontraktionen während des Haltens infolge **interner** mechanischer Körperfunktionsarbeit.

Arbeit ist eine skalare Größe; Arbeit wird nur durch den Anteil der Kraft geleistet, welcher parallel zur Verschiebung ausgeübt wird. Wirkt die Kraft nicht in Richtung des Weges, so spielt für die Arbeit nur die Komponente der Kraft eine Rolle, die in Richtung des Weges (Verschiebung) wirkt und nur diese kann zur Berechnung der Arbeit herangezogen werden. Zu diesem Zweck zerlegt man die Kraft in eine Komponente F_s in Richtung des Weges s und in eine zum Weg senkrechte Komponente. Allgemein gilt:

$$Arbeit\ [W] = Kraftkomponente\ in\ Wegrichtung\ [F_s] \cdot Weg\ [s]$$

formelmäßig: $W = F_s \cdot s$

Wirkt die Kraft **F** senkrecht zur Richtung des Weges s, so ist $F_s = 0$ und damit die Arbeit gleich null. Diese Situation ist in Abb. 10.**2** dargestellt. Schließen Kraft **F** und Bewegungsrichtung s den Winkel α ein (s. Abb. 10.**2**), so berechnet man den Betrag F_s der Komponente F_s von **F** mit Hilfe der Kosinusfunktion (s. Kap. 3.**3**):

$$F_s = F \cdot \cos(\alpha)$$

Für die verrichtete Arbeit gilt somit:

$$W = F \cdot \cos(\alpha) \cdot s$$

Abb. 10.2:
Verschwindende und nichtverschwindende Arbeit

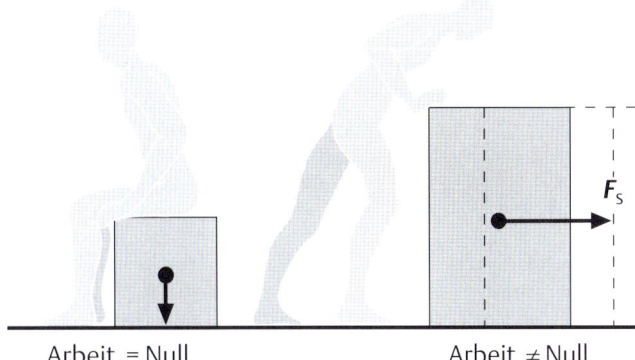

Beachte

Sowohl **Arbeit** als auch **Drehmoment** haben die gleiche Einheit Nm (Newtonmeter), sind aber streng voneinander zu unterscheiden hinsichtlich der Entfernungsangabe:
- bei der Arbeit bezieht sich die Angabe der Entfernung auf die lineare Verschiebung,
- beim Drehmoment auf die Länge des Momentenarms.

▶ *Beispiel:*

Eine Truhe wird durch eine in Richtung des Weges wirkende Kraft von 130 N um 50 cm verschoben. Die dabei verrichtete Arbeit ist:

$$W = F \cdot s = 130\,N \cdot 0.5\,m = 65\,Nm = 65\,J$$

Wird die Truhe um den doppelten Weg verschoben, so wird die doppelte Arbeit verrichtet. Ebenso ist die Arbeit doppelt so groß, wenn die doppelte Kraft über die ursprüngliche Strecke von 50 cm wirkt. Greift dagegen die Kraft in einem Winkel von 45° zur Bewegungsrichtung an, so beträgt die verrichtete Arbeit nur noch

$$W = 130\,N \cdot \cos(45°) \cdot 0.5\,m = 130 \cdot \frac{\sqrt{2}}{2} \cdot 0.5\,Nm = 45.9\,Nm = 45.9\,J$$

Wir unterscheiden verschiedene Formen mechanischer Arbeit:
Hubarbeit, Verformungsarbeit, Beschleunigungsarbeit und Reibungsarbeit.

Zur Vereinfachung der Darstellung gehen wir im Folgenden davon aus, dass Kraft und Wegrichtung übereinstimmen.

Die **Hubarbeit** W_{Hub} ist dadurch charakterisiert, dass ein Objekt durch die Gewichtskraft F_G um die Höhe h angehoben wird (s. Abb. 10.3), W_{Hub} berechnet sich nach der Formel:

$$W_{Hub} = F_G \cdot h$$

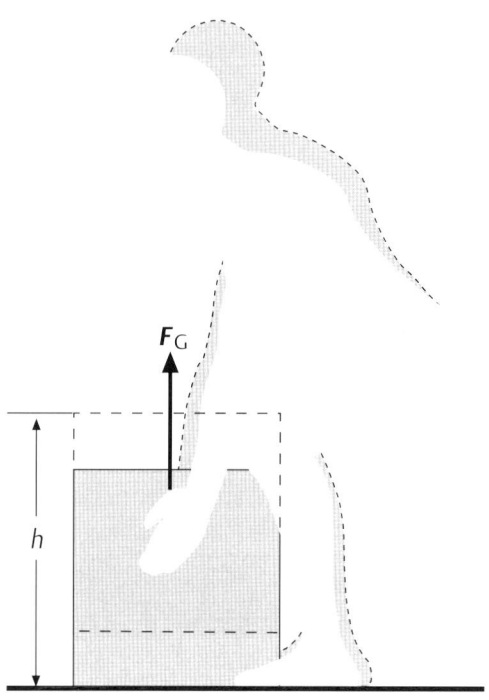

Abb. 10.3:
Hubarbeit

Wird ein Objekt verformt, z. B. eine Metallfeder gezogen, so wird **Verformungsarbeit** W_{Verform} verrichtet (s. Abb. **10.4**). Bezeichnet F_E die Kraft, welche über die Strecke s wirkt, so ist die Verformungsarbeit gegeben durch:

$$W_{\text{Verform}} = \frac{1}{2} \cdot F_E \cdot s$$

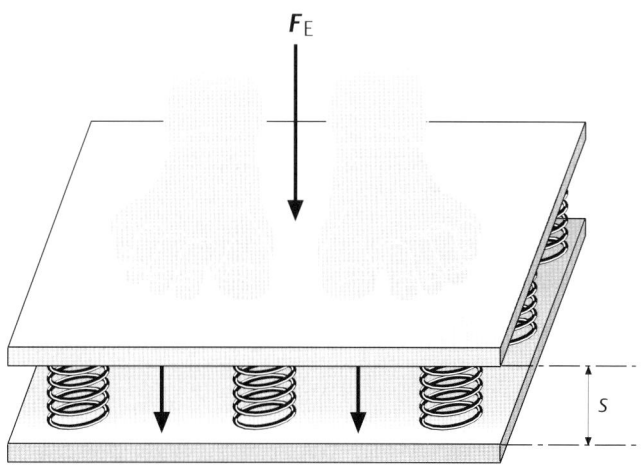

Abb. 10.4:
Verformungsarbeit

Die **Beschleunigungsarbeit** W_B wird bei Beschleunigung (s. Kap. 4) eines Objektes verrichtet (s. Abb. 10.**5**) und ist gegeben durch:

$$W_B = F_g \cdot s$$

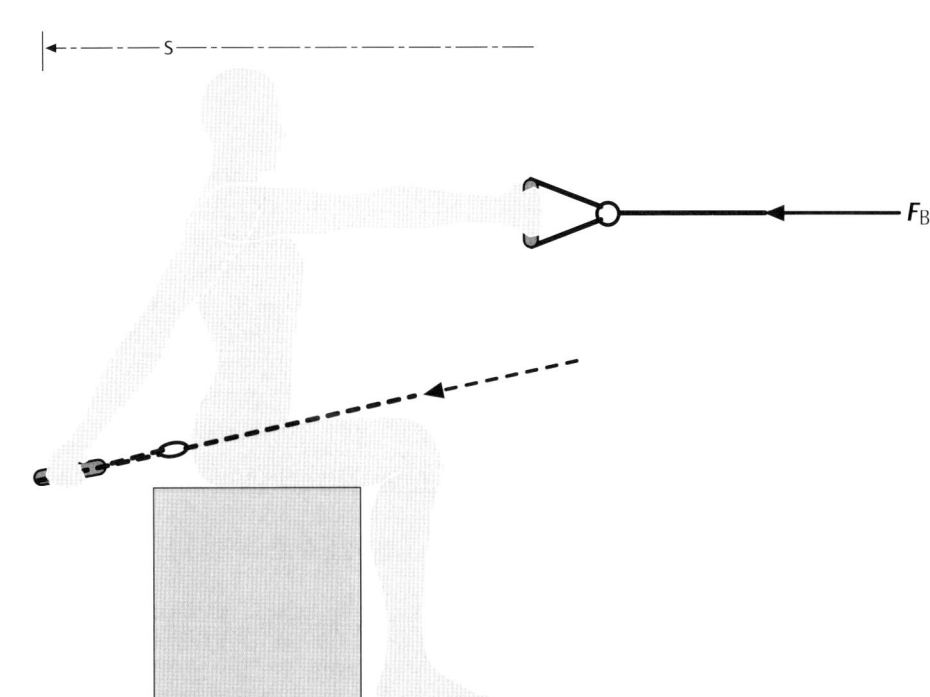

Abb. 10.5: Beschleunigungsarbeit

wobei F_B die zur Beschleunigung aufgewandte Kraft und s der zurückgelegte Weg ist.

Die **Reibungsarbeit** W_R wird durch die Reibungskraft F_R (s. Kap. 5.**2**) verursacht, welche die Bewegung eines Objektes hemmt (s. Abb. 10.**6**). Die Reibungsarbeit W_R berechnet sich nach der Formel:

$$W_R = F_R \cdot s$$

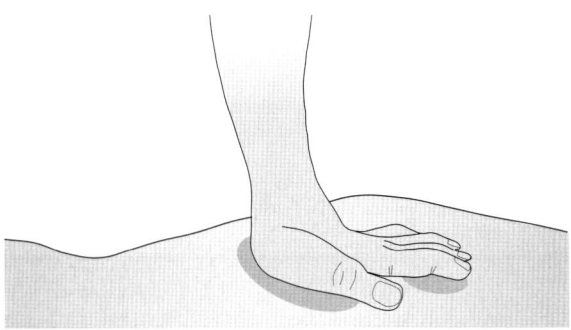

Abb. 10.6: Reibungsarbeit

Um eine Vorstellung von der verrichteten Arbeit bei körperlicher Betätigung zu bekommen, sind in der Tab. 10.**1** einige Anhaltswerte zusammengestellt.

Tab. 10.1: Beispiele für verrichtete Arbeit bei verschiedenen körperlichen Aktivitäten

Tätigkeit	Arbeit
Heben eines Wäschekorbes von 10 kg um 1 m	100 J
Treppe mit 100 Stufen hochsteigen (Person mit 75 kg)	15 000 J
Schieben eines „30-kg-Einkaufswagens" über eine Länge von 200 m	60 kJ

Beachte
- Arbeit ist zeitunabhängig. Für das Ergebnis einer Arbeit sind Unterbrechungen erlaubt, diese sind im Ergebnis der Arbeit nicht zu erkennen.
- Arbeit bewirkt, dass sich Zustand und Lage eines Objekts ändern, z. B. Höhe, Beschleunigung oder Gestalt können sich verändern.
- Arbeit wird immer an einem Objekt verrichtet.
- Arbeit ist erklärt als „Kraft mal Weg". Man beachte, dass diese Definition nicht nur für geradlinige Bewegungen, sondern auch für Rotationsbewegungen gilt. In diesem Fall hat man:

$$W = F \cdot r \cdot \varphi$$

Dabei bezeichnet $F \cdot r$ das Moment und φ den Drehwinkel.

Bezug zur Praxis
- Die Abstoßphase des Gehens wird durch Heben der Ferse vom Boden in den Zehenstand geübt. Die Kontraktion des M. gastrocnemius leistet Hubarbeit zum Anheben der gesamten Körpermasse.
- Beschleunigungsarbeit ist ein Bestandteil der Gangschulung. Hier werden Tempowechsel zur Ergonomisierung des Schrittzyklus bei bestimmten Krankheitsbildern geübt.
- Zur Gleichgewichtsschulung auf dem Minitrampolin wird bei der Körperschwerpunktsverlagerung auf dem Sprungtuch Deformationsarbeit sichtbar.

Beachte

In der Physiologie spricht man von drei verschiedenen Arbeitsformen der Muskelspannung: der statischen oder isometrischen Arbeit, der dynamisch-positiven oder konzentrischen Arbeit sowie der dynamisch-negativen oder exzentrischen Arbeit. Nur bei der dynamischen Muskelarbeit handelt es sich um Arbeit im Sinne der Mechanik.

10.2 Energie

Arbeit und Energie sind eng miteinander verwandt. Man kann sagen, dass Energie ein Maß dafür ist, wieviel Arbeit einem Objekt zugeführt bzw. von ihm verrichtet wurde.

Definition

Die (mechanische) **Energie** (englisch: **E**nergy) ist die Fähigkeit eines Objektes, mechanische Arbeit zu verrichten, Wärme abzugeben oder Licht auszustrahlen. Energie wird mit dem Symbol E abgekürzt.

Energie[E] = Fähigkeit, Arbeit zu verrichten.

Einheit: Newtonmeter = 1 Nm = 1 J

10.2 Energie

Beachte

Arbeit und Energie haben die gleiche Einheit, trotzdem dürfen sie nicht miteinander verwechselt werden. Energie wird von einem Zustand in einen anderen umgewandelt. Verrichtet ein Objekt mechanische Arbeit, so ändert es seine Energie.

Wir kennen verschiedene Formen der Energie. Wir unterscheiden zwischen **potentieller Energie** E_P (auch Energie der Lage genannt) und **kinetischer Energie** E_K (auch Energie der Bewegung genannt). Wir müssen Arbeit aufbringen, um einen Gegenstand hochzuheben. Diese Arbeit geht nicht verloren, sie ist anschließend in dem angehobenen Gegenstand als **Arbeitsvermögen** oder Energie **gespeichert**. Beim Loslassen des Gegenstandes wird diese Arbeit wieder freigesetzt. Weiter kennen wir die **Deformationsenergie**. Elastische Gegenstände lassen sich deformieren und setzen der Deformation einen Widerstand entgegen.

Definition

Das in einem hochgehobenen oder hochliegenden Objekt steckende Arbeitsvermögen bezeichnet man als **Lageenergie** oder **potentielle Energie**. Wird ein Objekt der Masse m um die Strecke h hochgehoben, so steckt in ihm die potentielle Energie E_P (s. Abb. 10.7). Diese ist gegeben durch den Ausdruck:

$$E_P = m \cdot g \cdot h$$

Dabei bezeichnet g die Erdbeschleunigung.

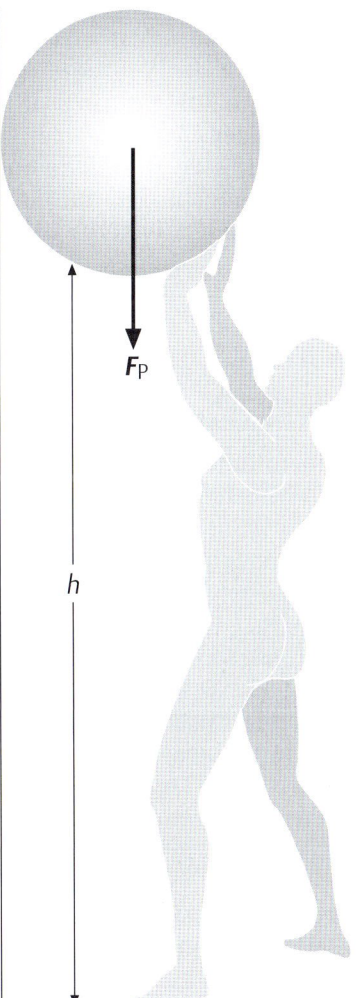

Abb. 10.7:
Potentielle Energie

Merke

Energie ist gespeicherte Arbeit. Die durch die Arbeit verursachte Zustands- oder Lageänderung bedeutet eine Speicherung der Arbeit, da diese freigesetzt werden kann, um wiederum Arbeit zu verrichten.

Die Größe der potentiellen Energie ist abhängig von der Masse des Objektes und der Höhe, die es einnimmt. Ein Gegenstand größerer Masse hat eine größere potentielle Energie gespeichert als ein Objekt mit geringerer Masse, das sich in gleicher Höhe befindet. Von zwei Gegenständen gleicher Masse verfügt derjenige über mehr potentielle Energie, welcher sich in größerer Höhe befindet.

▶ *Beispiel:*

Wir müssen Muskelarbeit aufbringen, um unsere Arme über den Kopf zu heben. Die in ihnen gespeicherte potentielle Energie spüren wir beim plötzlichen Fallenlassen der Arme.

Definition

Das in jedem bewegten Objekt steckende Arbeitsvermögen bezeichnet man als **Energie der Bewegung** oder **kinetische Energie**. Wird ein Objekt der Masse m mit der Geschwindigkeit v bewegt, so steckt in ihm die kinetische Energie E_K, die sich wie folgt berechnet:

$$E_K = \frac{1}{2} \cdot m \cdot v^2$$

Die kinetische Energie hängt ab von der Masse des Objektes und der Geschwindigkeit, mit der es sich bewegt. Von zwei Gegenständen gleicher Masse hat derjenige die größere kinetische Energie, welcher die höhere Geschwindigkeit hat. Von zwei Gegenständen mit gleicher Geschwindigkeit hat derjenige die größere kinetische Energie, welcher die größere Masse besitzt.

▶ *Beispiel:*
- Durch Vordehnung der Sehnen bzw. des Kniestreckermuskels wird potentielle Muskelenergie gespeichert, diese wird durch Auslösen des Patellarsehnenreflexes in kinetische Energie umgewandelt.
- In einem auf einen Meter angehobenen Gegenstand mit der Masse 1 kg (s. Abb. 10.**7**) steckt die potentielle Energie E_P = 9.81 J.
- Eine 5 km/Std (entspricht 1.38 m/s) schnell laufende Person mit 60 kg Masse besitzt die kinetische Energie E_K = 57.5 J.

Bezug zur Praxis

- Eine Technik zur Wiederherstellung und Bahnung von Bewegungen in der Komplexbewegungstherapie (PNF) ist der sogenannte Stretchstimulus. Hier wird eine Muskelgruppe selektiv durch passive oder aktive Dehnstellung fazilitiert. Dabei wird im Sehnenapparat potentielle Energie gespeichert, welche beim Triggern in kinetische Energie umgesetzt wird und dadurch einen Stretchreflex auslöst.

Hubarbeit führt zu einer Änderung der potentiellen Energie und Beschleunigungsarbeit zu einer Änderung der kinetischen Energie.

10.2 Energie

Wie wir gesehen haben, kann Energie in Form von potentieller oder kinetischer Energie vorkommen. Ein Gymnastikball der Masse $m = 0.4\,kg$, der sich $2\,m$ hoch über dem Boden befindet, verfügt über eine potentielle Energie von $7.85\,J$. Lassen wir den Ball aus dieser Höhe um $1.50\,m$ fallen, so besitzt er nur noch die potentielle Energie (vgl. auch Abb. 10.7):

$$E_P = m \cdot g \cdot (2 - 1.5)\,J = 1.96\,J$$

Seine potentielle Energie hat demzufolge um $5.89\,J$ abgenommen. Während des Falles von $2\,m$ auf $0.5\,m$ Höhe hat der Ball die Geschwindigkeit

$$v = \sqrt{2 \cdot g \cdot 1.5} = 5.42\,\frac{m}{s}$$

erreicht und folgende kinetische Energie erhalten:

$$E_K = \frac{1}{2} \cdot m \cdot v^2 = 5.8\,J$$

Durch Vergleich der Werte von E_P und E_K stellen wir fest, dass der Verlust an potentieller Energie durch den Gewinn an kinetischer Energie ausgeglichen wird. Allgemein gilt der **Energieerhaltungssatz der Mechanik**, der besagt:

> Bei einem beliebigen Objekt ist die Summe aus potentieller und kinetischer Energie konstant:
>
> ***Lageenergie + Bewegungsenergie = konstant***
>
> $E_P + E_K = const$

Beachte Aus dem Energieerhaltungssatz folgt, dass Energie nicht verloren gehen kann; ferner ist es unmöglich, dass Energie aus dem Nichts entstehen kann. Energie bleibt immer erhalten und kann nur von einem Objekt auf ein anderes übertragen bzw. in eine andere Energieform umgewandelt werden.

▶ *Beispiel:*

Ein Gewicht der Masse $10\,kg$, welches sich mit der Geschwindigkeit $v = 20\,m/s$ bewegt, verrichtet bei einem Aufprall auf ein Hindernis Arbeit. Dabei reduziert sich seine kinetische Energie. Der Verlust an kinetischer Energie ist gleich der beim Aufprall geleisteten Verformungsarbeit, wenn F_E die durchschnittlich wirkende Kraft und $s = 0.1\,m$ die Strecke ist, über welche die Kraft wirkt. Im Extremfall, wenn die Geschwindigkeit auf null abgenommen hat, gilt die Beziehung:

$$\frac{1}{2} \cdot m \cdot v^2 = \frac{1}{2} \cdot F_E \cdot s$$

Daraus lässt sich die Verformungsarbeit bestimmen:

$$F_E = \frac{m \cdot v^2}{s}$$

Mit den Zahlenwerten unseres Beispiels ergibt sich:

$$F_E = \frac{10 \cdot 20^2}{0.1}\,N = 40000\,N$$

Bezug zur Praxis

- Bei der Behandlung mit dem Schlingentisch wird das Prinzip der Energie der Lage zur Therapie von Muskelkraftinsuffizienz ausgenutzt. Ein gutes Beispiel ist die Beinaufhängung bei Abduktorenschwäche. Der Patient liegt auf dem Rücken, mit dem betroffenen Bein in „Ein-Punkt-Aufhängung". Diese Vertikaldrehachse liegt lateral von der physiologischen Hüftgelenksdrehachse, Richtung Abduktion des aufgehängten Beines. Bei Adduktion des Beines wird kinetische Muskelarbeit benötigt, um das Teilkörpergewicht aus dem Lot zu bringen. Durch die Verlagerung gewinnt es etwas an Höhe und potentielle Energie wird gespeichert. Die anschließende, abwärts gerichtete Abduktionsbewegung wird erleichtert, indem potentielle Energie wieder in kinetischen Energie umgewandelt wird.

Dass ein Mensch ermüdet, auch wenn er im physikalischen Sinn keine Arbeit verrichtet, ist bekannt. Das hat seine Ursache in einer Vielzahl physiologischer Gegebenheiten. Man befindet sich in ständiger posturaler Anpassung, da die Muskeln bei jeder Anstrengung Adaptionsbewegungen ausführen und dadurch unmerklich Arbeit verrichten. Beim Gehen findet eine Umwandlung von kinetischer Energie in potentielle Energie durch Verlagern des Körperschwerpunktes nur zum kleinen Teil statt; die meiste Energie wird in Wärme umgesetzt, da sich die periphere Körpertemperatur bei Anstrengung erhöht.

Der menschliche Organismus besitzt Arbeitsvermögen. In verschiedenen Substanzen ist chemische Energie gespeichert, welche durch biologische Umwandlungsprozesse zur Muskelkontraktion genutzt werden, d. h. Muskelkräfte stehen für die Verrichtung von mechanischer Arbeit zur Verfügung.

Definition

Elastische Gegenstände lassen sich verformen und setzen der Deformation einen Widerstand entgegen. Das in jedem elastischen Objekt steckende Arbeitsvermögen bezeichnet man als **Deformationsenergie der Bewegung**. Wird ein Objekt mit der Elastizitätskonstanten D um den Deformationsweg s bewegt, so steckt in ihm die Deformationsenergie E_D:

$$E_D = \frac{1}{2} \cdot D \cdot s^2$$

Die Elastizitätskonstante D hat die Einheit N/m.

Die Deformationsenergie hängt ab von der Elastizität des Objektes und der Länge des Deformationsweges. In zwei Gegenständen gleicher Elastizität steckt in demjenigen die größere Deformationsenergie, welcher um die längere Strecke deformiert wurde. In zwei Gegenständen, welche um dieselbe Strecke deformiert wurden, steckt in demjenigen die größere Deformationsenergie, welcher die größere Elastizität besitzt.

▶ **Beispiel:**

In Therapiebändern aus Gummi steckt Deformationsenergie, welche beim abrupten Loslassen nach Vordehnung spürbar wird (s. dazu auch Kap. 12).

Merke Die drei Energieformen (potentielle Energie, kinetische Energie, Deformationsenergie) lassen sich ineinander überführen.

10.3 Leistung

Wie wir festgestellt haben, ist Arbeit ein zeitunabhängiger Begriff, trotzdem kann es interessieren, wie schnell eine Arbeit verrichtet wird. Von einem Patienten, der in gleicher Zeit doppelt so viele Übungen wie ein anderer absolviert, sagen wir, dass er mehr leistet. Er hat die gleichen Übungen in kürzerer Zeit ausgeführt. Wir befassen uns nun mit der mechanischen Leistung.

Definition Die (mechanische) **Leistung** P (englisch: Power) gibt an, wieviel mechanische Arbeit pro Zeit verrichtet wird oder wieviel Energie pro Zeit verbraucht wird. Leistung wird in **Watt** angegeben.

$$\text{Leistung } [P] = \frac{\text{Arbeit}}{\text{Zeit}} \quad \frac{[W]}{[t]}$$

formelmäßig: $P = \dfrac{W}{t}$

oder

$$\text{Leistung } [P] = \frac{\text{Energie}}{\text{Zeit}} \quad \frac{[E]}{[t]}$$

formelmäßig: $P = \dfrac{E}{t}$

Einheit: $1\,Watt = 1\,\dfrac{J}{s} = 1\,\dfrac{Nm}{s}$

Ein *Watt* ist die Leistung, wenn pro Sekunde die Arbeit 1 *Joule* verrichtet wird.

Beachte
- Watt wird mit W abgekürzt und darf nicht mit der Abkürzung W für Arbeit verwechselt werden. Wir erinnern daran, dass die Einheit der Arbeit 1 *Joule* (= 1 *Nm*) ist. Ein Kilowatt (1 *kW*) sind 1000 *Watt*.
- In der Therapie wird mechanische Arbeit während der Übungsdauer im allgemeinen nicht konstant verrichtet. Da die Leistung während eines Zeitabschnitts Schwankungen unterliegt, können wir lediglich die **mittlere** oder **durchschnittliche** Leistung angeben. Ein gesunder Mensch kann längerfristig eine mittlere Leistung von ca. 100 *W* und eine kurzzeitige Höchstleistung bis zu 1 *kW* erbringen.

▶ *Beispiel:*
Bewegt sich ein Gegenstand unter der wirkenden Kraft F mit der gleichförmigen Geschwindigkeit v, so ist seine mechanische Leistung gegeben durch $P = F \cdot v$. Wenden wir eine Kraft $F = 100\,N$ an, um einen Rollstuhl gleichförmig mit 2 *m/s* zu bewegen, so beträgt die Leistung 200 *W*.

Bezug zur Praxis

- Bei Übungen mit einem Steppergerät kann mehr Leistung durch höhere Trittfrequenz realisiert werden, obwohl jeweils die gleiche Arbeit „Widerstandskraft · Höhenunterschied" erforderlich ist. Die schnelle und langsame Ausführung von Übungen führt zu unterschiedlicher Leistung.
- Bei einer horizontalen Beinpresse mit einem 15-*kg*-Gewicht, das über eine Strecke von 60 *cm* bewegt wird, erhalten wir bei 20 bzw. 30 Repetitionen folgende Werte für die erbrachte Leistung:

$$\frac{150\,N \cdot 0.6\,m}{3\,s} = 30\,W \quad \text{bei 20 Wiederholungen in der Minute,}$$

$$\frac{150\,N \cdot 0.6\,m}{2\,s} = 45\,W \quad \text{bei 30 Wiederholungen in der Minute.}$$

In der Tab. 10.**2** ist die durchschnittlich zu erbringende Leistung bei Übungen an verschiedenen Geräten aufgeführt, gültig für einen Probanden von 70 *kg*.

Tab. 10.2: Durchschnittsleistung an verschiedenen Übungsgeräten

Übungsgerät	Parameter	Leistung
Fahrradergometer	9 *km/Std* 15 *km/Std*	20 *W* 120 *W*
Laufband	5 *km/Std* 7 *km/Std*	60 *W* 200 *W*
Stepper	300 *m*/15 *min*	234 *W* (Hubleistung)

10.4 Der Wirkungsgrad

Der Wirkungsgrad gibt an, welcher Anteil der aufzubringenden Energie in verwertbare Energie umgesetzt wird. Der Wirkungsgrad wird mit dem kleinen griechischen Buchstaben η (Eta) abgekürzt und in Prozent (%) oder einer Zahl zwischen 0 und 1 angegeben. Es gilt:

$$0 \leq \eta \leq 100\,\% \quad \text{bzw.} \quad 0 \leq \eta \leq 1$$

$$\eta = \frac{\text{nutzbringende Energie (Arbeit)}}{\text{aufgewendete Energie (Arbeit)}}$$

Ein Wirkungsgrad η = 10 % oder gleichwertig η = 0.1 besagt, dass nur zehn Prozent der aufgewendeten Energie genutzt werden. Der Wirkungsgrad einiger körperlicher Aktivitäten ist in Tab. 10.**3** zusammengestellt.

Tab. 10.3: Wirkungsgrad bei Alltagsbewegungen

Aktivität	Wirkungsgrad
Schwimmen	3 %
Gehen	20 %
Radfahren	25 %
Treppensteigen	30 %

Beim Schwimmen werden beispielsweise nur ca. 3 % der aufgewandten Energie zur Fortbewegung umgewandelt (verwertbare Energie), die übrigen 97 % sind für das Vorwärtskommen nicht nutzbar. Bei allen Fortbewegungsarten muss in Relation zum erzielten Effekt ein großer Energieaufwand betrieben werden. Ein geringer Wirkungsgrad kann jedoch von hohem therapeutischen Nutzen sein.

Bezug zur Praxis

- Zur Kräftigung der Beinmuskulatur wird mit kleinen Filzmatten unter den Fußsohlen die Langlaufbewegung mit Ausfallschritt nachgeahmt, wobei eine Vorwärtsbewegung nicht beabsichtigt wird. Diese sehr dynamische Übung erfordert viel Muskelkrafteinsatz, beabsichtigt aber einen geringen Wirkungsgrad, da eine Fortbewegung von der Stelle nicht erwünscht ist.

10.5 Kontrollfragen

- ☑ Welche Formen der Arbeit gibt es, und wie berechnet man Arbeit?
- ☑ Welche Kraft erbringt ein Patient, der auf einem Fahrradergometer eine durchschnittliche Leistung von 120 W bei 20 km/h erzielt?
- ☑ Wie groß ist die Arbeit, die eine Person der Masse 80 kg bei zehn Kniebeugen aufbringen muss, wenn der Körperschwerpunkt jedesmal um 50 cm angehoben/abgesenkt wird?
- ☑ Wodurch unterscheiden sich Arbeit und Energie?
- ☑ Ist a) das Hochheben einer Gymnastikmatte, b) das Wegtragen der Matte in gleicher Höhe mechanische Arbeit?
- ☑ Welche Leistung muss aufgebracht werden, um die Anpressplatte einer Beinpresse bei einem aufgelegten Widerstand von 25 kg innerhalb einer Sekunde auf 10 m/s zu beschleunigen?
- ☑ Eine 5 kg schwere Hantel fällt einem Patienten von 1 m Höhe aus der Hand. Wie groß ist deren Geschwindigkeit und wie groß ist die Energie beim Aufprall auf den Boden?
- ☑ Ein Wäschekorb (10 kg) soll zweimal in der Minute jeweils 80 cm hochgehoben werden. Welche Leistung ist dazu nötig?
- ☑ Welche Energie steckt in einem Ball der Masse 500 g, welcher eine Geschwindigkeit von 30 m/s besitzt?
- ☑ Nennen Sie Beispiele für potentielle und kinetische Energie aus der Therapie.
- ☑ Nennen Sie Energieformen, und geben Sie Beispiele dazu an.
- ☑ Verdeutlichen Sie anhand eines Beispiels den Satz von der Erhaltung der Energie.
- ☑ Wie gehen Sie in der Therapie mit Leistung und Energie um?
- ☑ Warum wird beim Steppertraining die im Körper vorhandene potentielle Energie bei der Abwärtsbewegung nicht zurückgewonnen?
- ☑ Wie lautet die Formel für potentielle Energie auf dem Mond?
- ☑ Welche körperlichen Tätigkeiten sind in Bezug auf den Wirkungsgrad am effektivsten?

Angewandte Biomechanik

11 Biomechanik in der Praxis

11.1 Biomechanische Analysen
11.2 Belastungen des Lumbosakralgelenkes
11.3 Biomechanik der Rumpfflexion
11.4 Biomechanische Analyse der Kopfhaltung
11.5 Biomechanische Analyse des Aufstehens
11.6 Biomechanik des Hüftgelenkes
11.7 Biomechanik des Hebens
11.8 Kontrollfragen

Die Bestimmung von Muskel- und Gelenkkräften ist eine wichtige Aufgabe der Biomechanik. Zur Vereinfachung reicht es aus, diese Kräfte in statischen Positionen abzuschätzen. Dabei wird das Momentengleichgewicht zur Bestimmung von Muskelkräften und das Kräftegleichgewicht zur Bestimmung von Gelenkkräften verwendet. Die Analysen beziehen sich auf zweidimensionale Modelle und vernachlässigen wegen der zunehmenden Komplexität weitestgehend dynamische Aspekte wie beispielsweise Geschwindigkeit, Beschleunigung oder Reibung.

11.1 Biomechanische Analysen

Bei der Ermittlung von Gelenkkräften fasst man Gelenke als Hebelsysteme auf. Zuerst identifiziert man Kraftarm und Lastarm und berechnet dann entgegenwirkende Momente, um die Muskelkraft zu bestimmen. Dabei ist die grafische Methode zur schnellen Orientierung geeignet, aber ungenauer als die rechnerische Vorgehensweise.

Grundlage der meisten biomechanischen Analysen sind die **Gleichgewichtsbedingungen** der Statik für starre Objekte, welche aus der ersten und zweiten Gleichgewichtsbedingung bestehen.

> Ein Objekt ist in Ruhe, wenn die erste und die zweite Gleichgewichtsbedingung erfüllt sind.
> - Erste Gleichgewichtsbedingung: die Resultierende aller angreifenden Kräfte ist gleich null.
> - Zweite Gleichgewichtsbedingung: die Summe aller Drehmomente ist gleich null.

Beachte
- Das Kräftegleichgewicht besagt, dass keine Translationsbewegung erfolgt.
- Die Gleichgewichtsbedingung für Drehmomente besagt, dass keine Rotation stattfindet.

Da sich bei Gelenkbewegungen die Drehachsen in der Regel ständig ändern, verwendet man das Prinzip der **Momentanachse.** Dazu wird zu einem bestimmten Zeitpunkt die Bewegung „eingefroren" (z. B. Röntgenbild) und für diesen Zeitpunkt die momentane Drehachse – die Momentanachse – ermittelt. Muskel- und Gelenkkräfte werden über Gleichgewichtsbedingungen berechnet; dazu verwendet man Freikörperdiagramme und bestimmt mit deren Hilfe auftretende Momente und Kräfte. Die Analyse erfolgt in vier Stufen. Wir illustrieren die Stufen dieses Analysenprozesses anhand des Hochhebens eines Gegenstandes.

1. Stufe: Ausgangspunkt ist die Identifizierung eines ausgewählten Bewegungsablaufs zu einem fixierten Zeitpunkt (s. Abb. 11.1).

Während des Hebens eines Gegenstandes identifizieren wir die isometrische Haltekraft des M. biceps brachii bei fixierter 90°-Flexion des Humero-Ulnargelenkes.

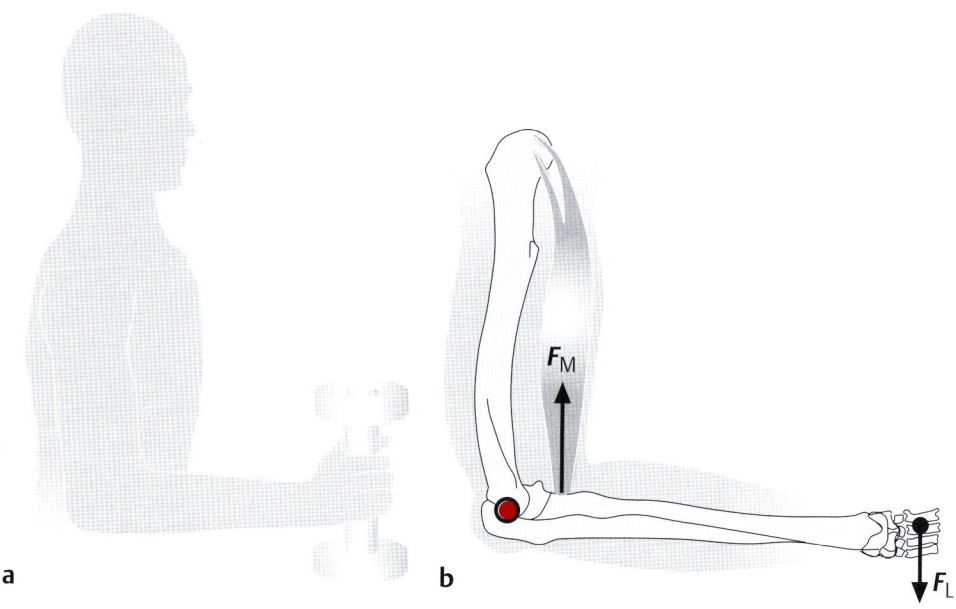

Abb. 11.1: Identifizierung des Bewegungsablaufs

2. Stufe: Anfertigung einer Zeichnung, die alle auf den Körper wirkenden äußeren Kräfte enthält. In dieser Stufe beschränken wir uns i.a. auf ein zweidimensionales Modell; hier in der Sagittalebene.

Wir erkennen ein Hebelsystem, bestehend aus dem Oberarm als Kraft (Punctum fixum) und dem Unterarm als Last (Punctum mobile), die Drehachse ist das Ellenbogengelenk. Die zu bewegende Last setzt sich zusammen aus dem Gewicht von Unterarm und Hand sowie dem Gewicht des Gegenstandes und wird als Massepunkt modelliert. Die wirkenden Kräfte werden im Freikörperdiagramm durch Vektoren repräsentiert. Der Abstand der Last zum Drehpunkt ist der Lastarm und der Abstand des Muskelansatzes des M. biceps brachii zum Drehpunkt entspricht dem Kraftarm. Wir übertragen alle einwirkenden Kräfte in ein Freikörpermodell (s. Abb. 11.2).

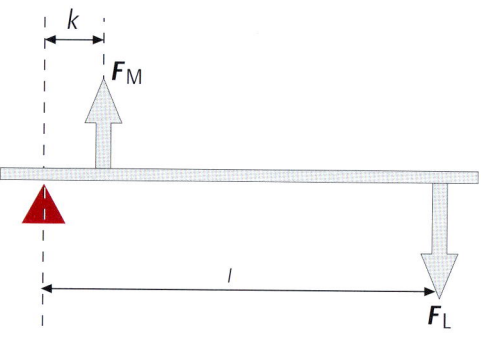

Abb. 11.2: Freikörperdiagramm

3. Stufe: Ausgehend vom Freikörpermodell formulieren wir die physikalischen Beziehungen als mathematische Gleichungen und lösen diese nach den unbekannten Größen auf (s. Kap. 3.**2**). Wir erkennen aus Abb. 11.2, dass die beiden Kräfte auf der gleichen Seite des Drehpunktes angreifen und der Lastarm größer als der Kraftarm ist; es handelt sich um ein Hebelsystem dritter Klasse. Das System ist im Gleichgewicht, wenn das Produkt aus Kraft mal Kraftarm gleich dem Produkt aus Last mal Lastarm ist. Wir führen folgende Abkürzungen ein:

Bezeichnung	Bedeutung	Zahlenwert
F_L	Last (Teilkörper- und Hantelgewicht)	100 N
l	Lastarm	35 cm
k	Kraftarm	5 cm
F_M	aufzubringende Muskelkraft	gesucht

Es sind alle Größen, bis auf die aufzubringende Kraft, gegeben. Um diese zu berechnen, betrachten wir das System als statisch, was genau dann der Fall ist, wenn weder eine translatorische noch eine rotatorische Bewegung stattfindet. Die Anwendung der zweiten Gleichgewichtsbedingung ergibt:

so dass:

$$F_M \cdot k = F_L \cdot l$$

Auflösen nach dem Betrag der Unbekannten F_M liefert:

$$(11.1) \qquad F_M = \frac{F_L \cdot l}{k} \Rightarrow F_M = \frac{100\,N \cdot 0.35\,m}{0.05\,m} = 700\,N$$

Nachfolgend sind nochmals die wichtigsten Schritte zusammengestellt, welche bei der Anwendung des Momentengleichgewichts zu beachten sind:

- Feststellen aller wichtigen anatomischen Elemente, welche ein Hebelsystem bilden.
- Identifikation des Punctum fixum und des Drehpunktes des Hebels.
- Identifikation des Punctum mobile.
- Bestimmung der Muskeln, welche hauptsächlich die Funktion erzeugen.
- Ermittlung des Ansatzpunktes, auf den die Muskelkraft wirkt.
- Bestimmung der Kraftwirkungslinien.
- Bestimmung der Last.
- Bestimmung der Bewegungsrichtung.

4. Stufe: Abschließend müssen die gewonnen Ergebnisse auf Plausibilität überprüft werden. Besonders nützlich ist es herauszufinden, wie sich die Ergebnisse für extreme Situationen verhalten. Auf diese Weise können Fehler im Modell schneller entdeckt werden. Aus der Gleichung (11.1) ersehen wir, dass die aufzubringende Muskelkraft F_M direkt proportional zur Last und zum Lastarm ist. Wandert der Lastarm in Richtung Drehpunkt, so verringert sich die aufzubringende Muskelkraft, bis sie im Extremfall mit der Last übereinstimmt.

11.2 Belastungen des Lumbosakralgelenkes

Rückenbeschwerden sind in der hiesigen Bevölkerung weit verbreitet, hauptsächlich auf die untersten Bewegungssegmente lokalisiert und häufig durch funktionelles Fehlverhalten im Alltag hervorgerufen. In orthopädischen Rückenschulen wird unter anderem das ergonomische Bücken und das Heben von Lasten geübt. Durch Anwendung biomechanischer Prinzipien werden auf das Lumbosakralgelenk wirkende Kräfte dargestellt.

Situation: Wir betrachten eine aufrecht stehende Person in der Sagittalebene.

Bezeichnung	Bedeutung
F_W	Ganzkörpergewicht
F_T	Teilkörpergewicht oberhalb des Promontoriums
F_S	Kraft parallel zur Oberfläche des Lumbosakralgelenkes
F_D	Kraft senkrecht zur Oberfläche des Lumbosakralgelenkes
α	Sakralwinkel
●	Drehpunkt des Promontoriums in der Sagittalebene

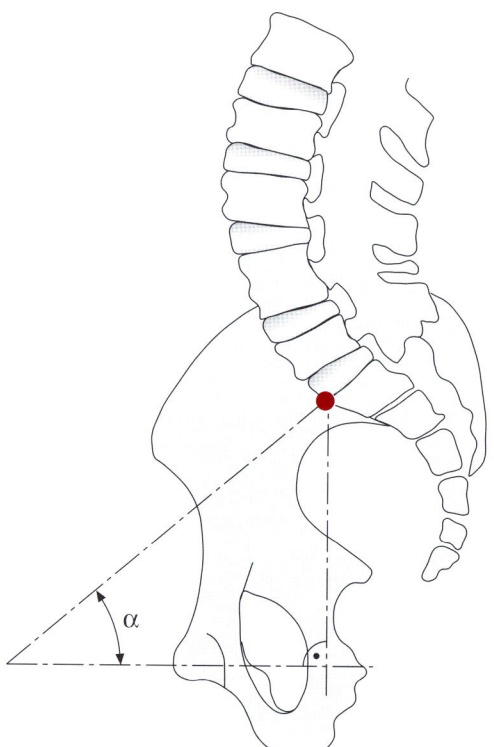

Abb. 11.3:
Sakralwinkel in der Sagittalebene

Biomechanische Analyse

Den Sakralwinkel oder die Kaudo-Ventralneigung des fünften Lendenwirbels zur Horizontalen im aufrechten Stand bezeichnen wir mit α (s. Abb. 11.3). Dieser Winkel bildet nach ventral gekrümmt eine physiologische Lumbosakrallordose.

11.2 Belastungen des Lumbosakralgelenkes

Der Sakralwinkel kann anhand eines Röntgenbildes in Standaufnahme ermittelt werden. Die Kraft der Haltemuskulatur wird vernachlässigt und nur die auf das Promontorium wirkende Gewichtskraft des Oberkörpers F_T betrachtet. Drehpunkt ● ist das Lumbosakralbewegungssegment.

Wir zerlegen F_T in zwei Kräfte: die Scherkraft F_S und die Druckkraft F_D; sie wirken parallel bzw. senkrecht zur Oberfläche des Sakralplateaus. Uns interessieren die Beträge F_S bzw. F_D der Scher- und Druckkräfte F_S und F_D. Mit den Methoden aus Kapitel 5 erhält man:

$$F_D = F_T \cos(\alpha)$$
$$F_S = F_T \sin(\alpha)$$

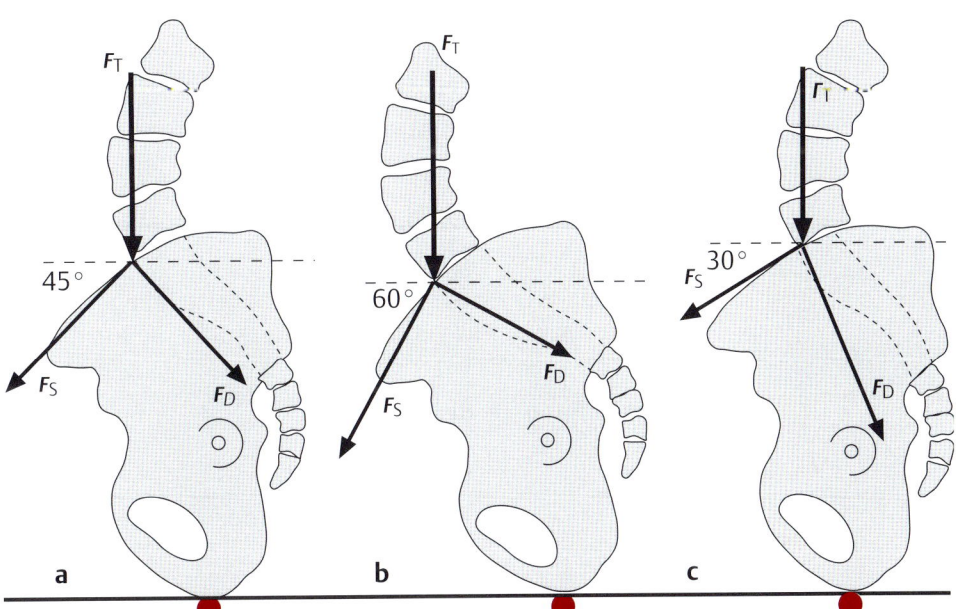

Abb. 11.4: Variationen des Sakralwinkels

Für eine Person mit folgenden Kenndaten ist die zugehörige Druck- und Scherkraft berechnet.

Größe	Zahlenwert
F_W	750 N
F_T	500 N
α	45° $\Rightarrow F_D = 353\,N$, $F_S = 353\,N$
α	60° $\Rightarrow F_D = 250\,N$, $F_S = 433\,N$
α	30° $\Rightarrow F_D = 433\,N$, $F_S = 250\,N$

Wir setzen diese Werte in die vorstehende Formel ein und erhalten die Scher- und Druckkraft. Bei einem Lumbosakralwinkel von 45° stimmt die Körperlotlinie in der Sagittalebene mit der Richtung der Kraftwirkungslinie des Oberkörperteilgewichts überein (s. Abb. 11.**4a**):

$$F_D = 500 \cos(45°) = 353\,N, \quad F_S = 500 \sin(45°) = 353\,N$$

Bei einem Sakralwinkel von ca. 60° liegt eine Lordose vor (s. Abb. 11.**4b**):

$$F_D = 500 \cos(60°) = 250\,N, \quad F_S = 500 \sin(60°) = 433\,N$$

Bei einem Sakralwinkel von ca. 30° liegt eine Lordose vor (s. Abb. 11.**4c**):

$$F_D = 500 \cos(30°) = 433\,N, \quad F_S = 500 \sin(30°) = 250\,N$$

Bezug zur Praxis

- Durch dauerhaftes passives Stehen können, insbesondere bei Jugendlichen, Haltungsfehler der Wirbelsäule hervorgerufen werden. Korrigierbar sind Anomalien und Fehlhaltungen durch Dehnung und Kräftigung der selektiven Weichteile sowie durch Wahrnehmungstraining. Das Beckenkippungstraining ist dabei ein wichtiger Bestandteil in der Therapie.

11.3 Biomechanik der Rumpfflexion

Wenn wir uns die Schuhe anziehen oder einen Gegenstand vom Boden aufheben, bücken wir uns. Dieser Bewegungsvorgang wiederholt sich mehrmals im Laufe eines Tages.

Situation: Wir untersuchen in der Sagittalebene die Flexion des Rumpfes im Stehen sowie damit verbundene muskuläre Belastungen des Rückens.

Bezeichnung	Bedeutung
F_W	Ganzkörpergewicht
F_T	Teilkörpergewicht oberhalb des Lumbosakralgelenkes (Last)
F_M	aufzubringende Kraft der dorsalen Aufrichtemuskulatur (Kraft)
l_k	Kraftarm; verläuft senkrecht zur Wirkungslinie des M. erector spinae
l_d	Lastarm; steht senkrecht auf der Wirkungslinie des Teilkörpergewichts
β	Winkel, gebildet wenn der Rumpf flektiert wird
●	Drehachse, hier das Hüftgelenk in der Sagittalebene

Biomechanische Analyse

In diesem speziellen Fall muss die Posturalmuskulatur des Rückens kontrahieren, um die Gewichtskraft des flektierten Oberkörpers auszugleichen. Je weiter die Verlagerung des Oberkörperschwerpunktes nach ventral erfolgt, umso größer wird die aufzubringende Muskelkraft des Rückens. Bei maximaler Flexion erfolgt nur eine geringe Funktion der autochthonen Rückenmuskulatur, wobei die Bänder der Columna vertebralis die Belastung der Rumpfmasse tragen müssen. Wir zeichnen ein Freikörperdiagramm, um die Kraft des M. erector spinae bei einer Vorwärtsneigung des Oberkörpers um den Winkel β zu ermitteln (s. Abb. 11.**5**). Das vom Körpergewicht induzierte Drehmoment ist im Gegenuhrzeigersinn orientiert und hat demzufolge ein positives Vorzeichen.

11.3 Biomechanik der Rumpfflexion

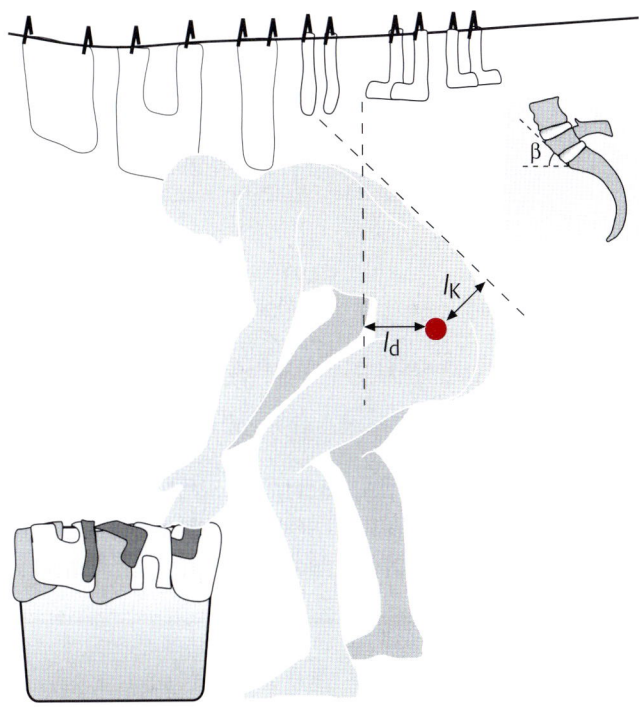

Abb. 11.5:
Lage des Lumbosakralgelenks bei Vorwärtskippung

Die zweite Gleichgewichtsbedingung der Statik liefert $F_M \cdot l_k + F_T \cdot l_d = 0$; für die aufzubringende Muskelkraft F_M folgt die Beziehung:

$$F_M = -\frac{F_T \cdot l_d}{l_k}$$

Die Muskelkraft ist negativ und erzeugt ein im Uhrzeigersinn wirkendes Drehmoment.

Größe	Zahlenwert
F_W	750 N
F_T	500 N
F_M	2200 N
l_k	5 cm
l_d	22 cm
β	45°

Bezug zur Praxis

- Die Gleichgewichtslage des Beckens mit optimaler axialer Belastung zum Ausbalancieren der Wirbelsäule ist eines der wichtigsten Lernziele der Rückenschule. Beim Heben nehmen Patienten eine aktive, stabile Gleichgewichtslage des Beckens bewusster wahr und lernen diese in alltägliche, funktionelle Haltung umzusetzen, dadurch wird der Entstehungsmechanismus vieler Bandscheibenverletzungen vermieden.

11.4 Biomechanische Analyse der Kopfhaltung

Zervikalbeschwerden treten häufig auf und werden überwiegend durch Überbelastung bei Tätigkeiten mit dauerhaft vorwärts geneigtem Kopf verursacht. Wir untersuchen die mechanische Belastung des mittleren Zervikalabschnitts unter Berücksichtigung verschiedener Belastungsparameter.

Situation: Sitzende Person mit aufrechter Kopfhaltung und normaler Zervikallordose.

Bezeichnung	Bedeutung
F_W	Ganzkörpergewicht
F_T	Teilkörpergewicht des Kopfes (Last)
d_T	Abstand des Massenschwerpunktes des Kopfes zur Drehachse (Lastarm)
F_M	vom M. splenius aufzubringende Kraft, um den Kopf im Gleichgewicht zu halten (Kraft)
d_M	Abstand des M. splenius zur Drehachse (Kraftarm)
F_{C5}	von der C5/6-Bandscheibe aufzubringende Reaktionskraft
●	Drehachse im Bewegungssegment C5/6

11.4 Biomechanische Analyse der Kopfhaltung

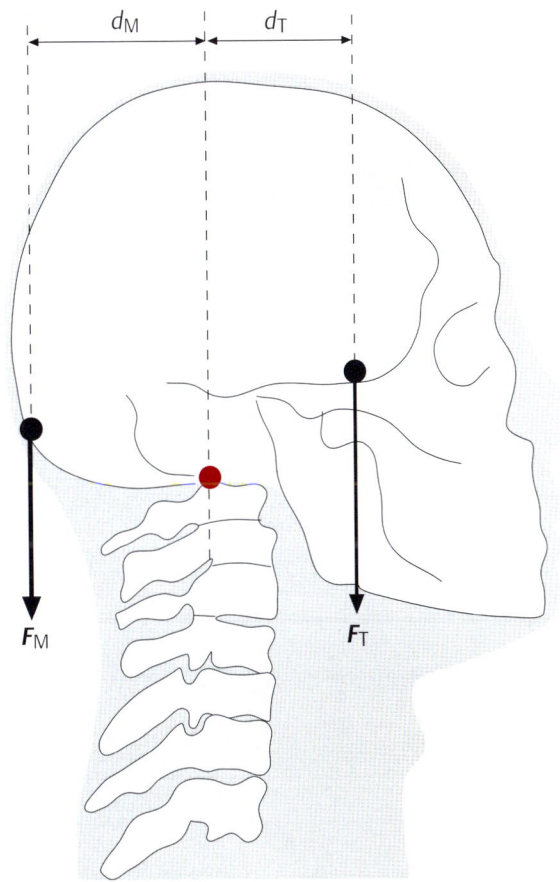

Abb. 11.6:
Kopf in aufrechter stabiler Haltung

Biomechanische Analyse

Die Analyse wird in der Sagittalebene durchgeführt. Der Schwerpunkt des Kopfes befindet sich etwa in Höhe des Os temporale. Es liegt ein Hebel erster Art vor, denn die Drehachse befindet sich zwischen den Angriffspunkten der angreifenden Kräfte: dem Massenschwerpunkt des Kopfes und der Schädelbasis als dem Ansatzpunkt des M. splenius (s. Abb. 11.**6**). Zur Bestimmung der auf den M. splenius wirkenden Kraft müssen wir zunächst die Gleichgewichtsbedingung für Drehmomente aufstellen (vgl. Kap. 8 und 9). Die Einflussgrößen sind im Freikörperdiagramm der Abb. 11.**7** eingetragen.

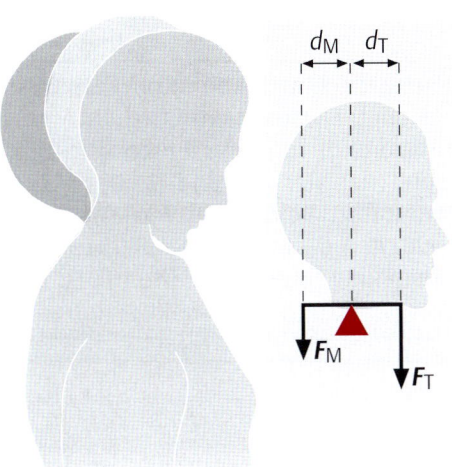

Abb. 11.7:
Bestimmung der vom M. splenius aufzubringenden Kraft

Das durch F_M induzierte Drehmoment ist rechtsdrehend, während das durch F_T erzeugte Moment im Gegenuhrzeigersinn dreht und damit ein positives Vorzeichen hat. Dazu stellen wir die Gleichgewichtsbedingung für Drehmomente auf:

$$F_M \cdot d_M + F_T \cdot d_T = 0$$

Auflösen dieser Gleichung nach der unbekannten Größe F_M ergibt:

$$F_M = -\frac{F_T \cdot d_T}{d_M}$$

Wir rechnen nun mit den Beträgen der jeweiligen Kräfte. Das Einsetzen unten stehender Daten liefert für den Betrag von F_M:

$$F_M = \frac{50 \cdot 0.02}{0.04}\,N = 25\,N$$

Größe	Zahlenwert
F_W	800 N
F_T	50 N
F_M	25 N
d_T	0.02 m
d_M	0.04 m
F_{C5}	75 N

Die auf die Bandscheibe C5/6 wirkende Druckkraft F_{C5} erhält man durch Anwendung der Gleichgewichtsbedingung für Kräfte. Abwärts wirkende Kräfte kennzeichnen wir durch ein Minuszeichen. Die von der Erdanziehung und der Dorsalmuskulatur induzierten Kräfte sind abwärts gerichtet. Im statischen Gleichgewicht ist daher die auf die Bandscheibe wirkende Reaktionskraft gleich der Summe dieser beiden Kräfte, jedoch entgegengesetzt, d. h. aufwärts gerichtet.

$$F_{C5} - F_M - F_T = 0$$

Auflösen dieser Gleichung nach der gesuchten Größe F_{C5} ergibt:

$$F_{C5} = F_M + F_T$$

Einsetzen der Zahlenwerte liefert den Betrag der Druckkraft:

$$F_{C5} = 25\,N + 50\,N = 75\,N$$

Funktionell wird der Kopf häufig nicht gerade gehalten, sondern nach vorne geneigt. Diese Situation ist in Abb. 11.8 skizziert. Dadurch vergrößert sich der Abstand d_T vom Massenschwerpunkt des Kopfes zur Drehachse sehr stark, während sich der Abstand d_M der Haltemuskulatur zur Drehachse nur geringfügig verändert. Beim Nach-vorne-Neigen des Kopfes in einem Winkel von 45° erhält man $d_T = 0.1\,m$ und $d_M = 0.05\,m$. Mit diesen Größen ermitteln wir durch analoge Rechnung folgende Werte für F_M und F_{C5}:

$$F_M = \frac{F_T \cdot d_T}{d_M} = \frac{50\,N \cdot 0.01\,m}{0.05\,m}\,N = 100\,N$$

$$F_{C5} = F_M + F_T = 100\,N + 50\,N = 150\,N$$

d. h. die Reaktionskraft, die von der Bandscheibe aufzubringen ist, verdoppelt sich.

11.4 Biomechanische Analyse der Kopfhaltung

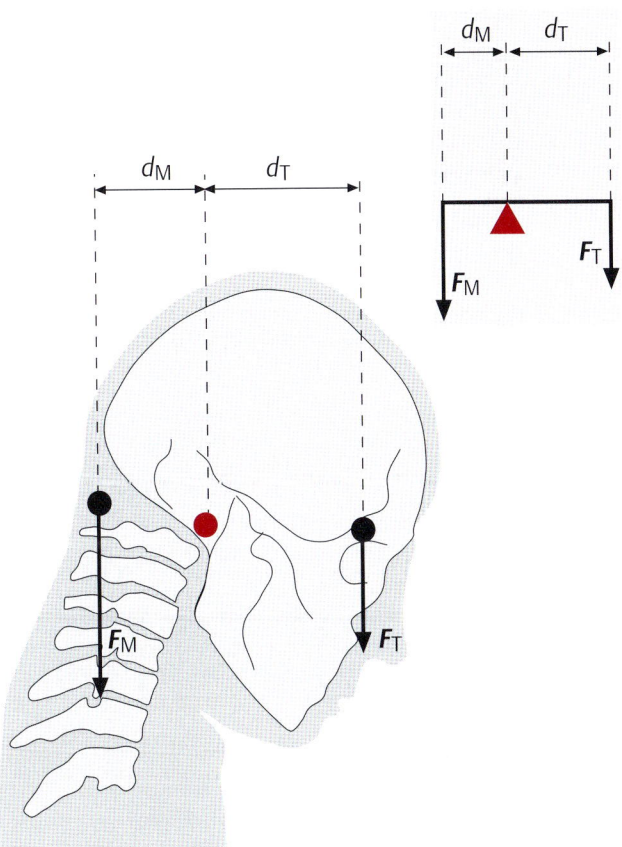

Abb. 11.8:
Bestimmung der vom M. splenius aufzubringenden Kraft

Beachte

Jedes Zervikalsegment stellt ein Hebelsystem erster Art dar. Deren versetzte Anordnung begünstigt die Einnahme des gesamten Gleichgewichtes und ermöglicht so eine aufrechte Kopfhaltung in Sitz- oder Standposition mit geringstem Kraftaufwand. Die hierzu erforderliche Kraft ist direkt proportional zum Abstand der Schwerpunktlinie des Kopfes von der Drehachse. Wie wir rechnerisch gezeigt haben, ist bei einer ventralen Verlagerung des Kopfes um 45° ein viermal höherer muskulärer Kraftaufwand nötig, dadurch verdoppeln sich die Kompressionskräfte auf die Bandscheiben. Durch das dynamische Zusammenspiel dieser zusammen- und auseinander drängenden Kräfte der synchondrotischen Verkettung werden die Einzelwirbel in jeder Position fixiert, wobei sich in jeder Stellung eine Gleichgewichtslage einstellt.

Bezug zur Praxis

- Die gesamte Körperhaltung wird durch die Kopfposition geprägt. Eine Synergie der Posturalmuskulatur arbeitet ergonomisch, wenn der Kopf in aufrechter Haltung ist. Dysbalancen im Nackenbereich können zu statischer Fehlbelastung und einer Kette organischer Störungen führen. Maßnahmen, die eine gerade Kopfhaltung unterstützen, werden in der sensomotorischen Wahrnehmungstherapie sowie in Rückenschulen vermittelt.

11.5 Biomechanische Analyse des Aufstehens

Das Aufstehen vom Sitzen ist ein Bewegungsautomatismus des Alltags. Bei älteren oder behinderten Menschen überwiegt die Angst vor dem Hinfallen, denn durch die Verlagerung des Körperschwerpunktes nach ventral (vor den Körper) wird ein Drehmoment erzeugt, welches eventuell zu Stürzen führen kann.

Situation: Eine sitzende Person versucht aufzustehen. Wir werden die vom M. quadriceps femoris aufzuwendende Kraft bestimmen.

Bezeichnung	Bedeutung
F_W	Ganzkörpergewicht
F_T	Teilkörpergewicht oberhalb der Drehachse (Last)
d_{KSP}	Abstand des Körperschwerpunktes zur Drehachse des Knies (Lastarm)
F_M	vom M. quadriceps aufzubringende Kraft (Kraft)
d_M	Abstand des Ansatzes des M. quadriceps zum KSP (Kraftarm)
●	Drehachse des Knies

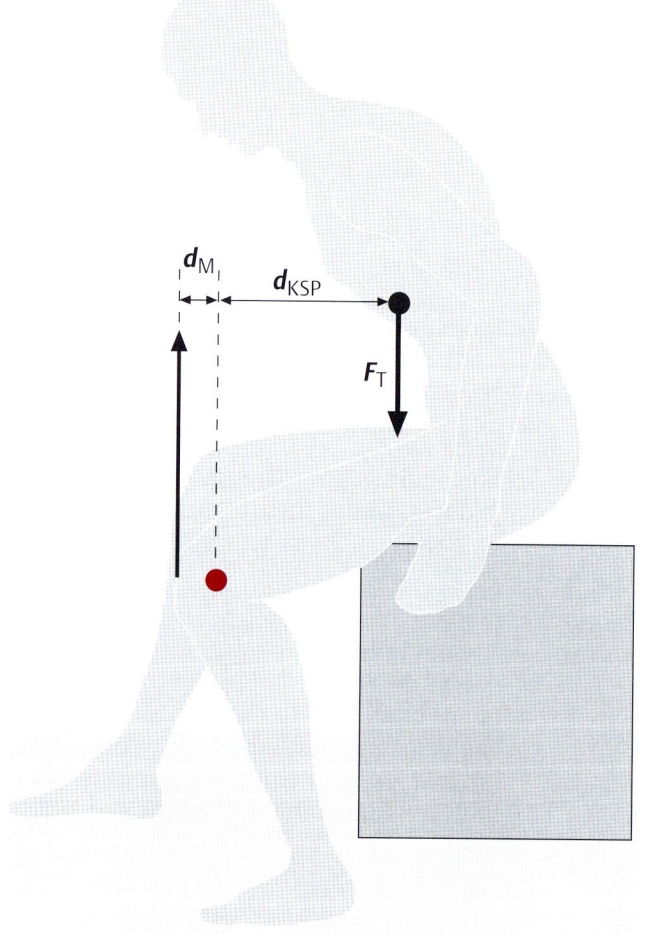

Abb. 11.9: Aufstehen vom Sitzen

11.5 Biomechanische Analyse des Aufstehens

Biomechanische Analyse

Wir führen die Analyse in der Sagittalebene durch. Zur Vereinfachung identifizieren wir das Knie als feste Drehachse. Deren Abstand zum Körperschwerpunkt ist durch d_{KSP} gegeben. Die Körpermasse oberhalb der Drehachse induziert die Gewichtskraft F_T und stellt die Last dar (s. Abb. 11.9). Das von F_T erzeugte Drehmoment ist rechtsdrehend und das Moment $F_M \cdot d_M$ linksdrehend. Es liegt ein Hebelsystem erster Art vor, für welches im Gleichgewicht gilt:

$$F_T \cdot d_{KSP} + F_M \cdot d_M = 0$$

Die vom M. quadriceps femoris aufzubringenden Muskelkraft F_M ist:

$$F_M = -\frac{F_T \cdot d_{KSP}}{d_M}$$

Das Minuszeichen deutet an, dass die Kraft F_M entgegengesetzt gerichtet zur Kraft F_T ist.

Größe	Zahlenwert
F_W	800 N
F_T	600 N
d_{KSP}	0.3 m
d_M	0.05 m
F_M	$\frac{600\,N \cdot 0.3\,m}{0.05\,N} = 3600\,N$

Verlagert die Person beim Aufstehen den Körperschwerpunkt nach ventral, so verringert sich der Abstand des KSP zur Drehachse (Lastarm) auf 20 cm, damit vermindert sich die vom M. quadriceps femoris aufzubringende Kraft. Die Rechnung liefert jetzt:

$$F_M = \frac{600\,N \cdot 0.2\,m}{0.05\,m} = 2400\,N$$

Zusammenfassend stellen wir fest, dass beim Aufstehen die vom M. quadriceps femoris aufzubringende Kraft direkt proportional zum Abstand des Körperschwerpunktes zum Drehpunkt ist. Bei Verlagerung des Körperschwerpunktes nach dorsal hinter die Drehachse wird ein entgegengesetzt gerichtetes Drehmoment induziert, dadurch wird das Aufstehen extrem erschwert bzw. es kommt möglicherweise zum Sturz nach hinten. Nimmt man dagegen beim Aufstehen die Arme zum Abstützen zu Hilfe, so führt dies zu einer Entlastung.

Bezug zur Praxis

- In der ADL-Schulung des Aufstehens werden verschiedene Ausgangsstellungen geübt. Die Winkelstellung der unteren Extremitäten bzw. des Rumpfes zum Drehpunkt Knie sowie die Höhe der Sitzfläche wird zur arthrokinematischen Optimierung variiert. Der dynamische Vorgang des Aufstehens kann durch rhythmische Pendelbewegungen des Oberkörpers weiter unterstützt werden.

11.6 Biomechanik des Hüftgelenks

Im Stand wird unter anderem das Hüftgelenk belastet. Wir untersuchen die auf den Femurkopf einwirkenden Kräfte bei unterschiedlichen Stellungen. Das Hüftgelenk ist ein Kugelgelenk und hat demzufolge drei Freiheitsgrade.

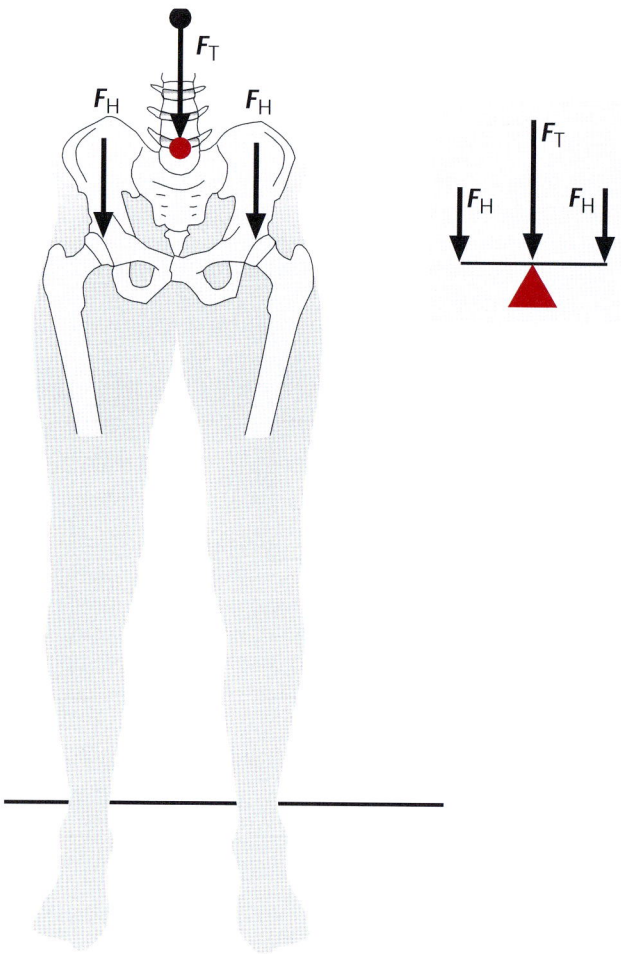

Abb. 11.10: Zweibeinstand

Situation: Wir betrachten eine Person im Stehen auf zwei Beinen in der Sagittalebene. Wir bestimmen die auf das Hüftgelenk wirkenden Kräfte.

Bezeichnung	Bedeutung
F_W	Körpergewicht
F_T	Teilkörpergewicht oberhalb der Hüfte
F_H	pro Hüftgelenk wirkende Kraft

Biomechanische Analyse

Auf die Hüftgelenke wirkt nur die senkrecht nach unten gerichtete Gewichtskraft des Oberkörpers, und es findet keine Drehbewegung statt. Wir nehmen an,

11.6 Biomechanik des Hüftgelenks

dass die Kraft gleichmäßig auf beide Hüftgelenke verteilt ist (s. Abb. 11.**10**). Aus Tab. 2.**2** entnehmen wir die Beziehung,

$$F_H \approx \frac{2}{3} F_W,$$

damit errechnet sich der Betrag der pro Hüftgelenk wirkenden Kraft zu:

$$F_H = \frac{1}{2} \cdot \frac{2}{3} F_W = \frac{F_W}{3} = \frac{F_T}{2}$$

Größe	Zahlenwert
F_W	810 N
F_T	540 N
F_H	270 N

Bereits bei einem Übergewicht von 5 kg nimmt die pro Hüftgelenk wirkende Belastung um 6 % zu.

Situation: Wir betrachten eine Person beim Stehen auf einem Bein in der Frontalebene und bestimmen die auf das belastete Hüftgelenk wirkenden Kräfte.

Bezeichnung	Bedeutung
F_W	Körpergewicht
F_T	Teilkörpergewicht: Körpergewicht abzüglich Gewicht des Standbeins (Last)
F_H	auf das Hüftgelenk wirkende Kraft
F_M	erforderliche Muskelkraft, um das Becken im Gleichgewicht zu halten (Kraft)

Biomechanische Analyse

Wir lokalisieren das Caput femoris des Standbeines als Drehpunkt und betrachten fortan nur noch das Hüftgelenk des belasteten Beines in der Frontalebene. Das Becken wird hauptsächlich durch die abwärts gerichtete Kraft der Abduktoren des Standbeins waagrecht gehalten, was eine Ausgleichsrotation um eine transversale Achse im Gegenuhrzeigersinn (s. Abb. 11.**11**) bewirkt und der Gewichtskraft des Körpers entgegen gerichtet ist.

Wir haben es jetzt mit einem Hebelsystem erster Art zu tun. Dabei repräsentiert das Teilkörpergewicht die Last und die erforderliche Muskelkontraktion der Abduktoren die Kraft. Die Last beträgt etwa fünf Sechstel des Gesamtkörpergewichts, der Lastarm verläuft vom Teilkörperschwerpunkt zum Drehpunkt Femurkopf und ist circa dreimal so lang wir der Kraftarm, welcher von der Mitte des Gelenkkopfes zum Muskelansatzpunkt des Trochanter major verläuft. Es liegt ein mechanischer Vorteil von 1 : 3 vor. Wir gehen davon aus, dass alle Kräfte parallel wirken. Im waagrechten Gleichgewicht gilt für das Hebelsystem „*Kraft · Kraftarm = Last · Lastarm*" und wir können die gesuchte Muskelkraft F_M bestimmen. Für deren Betrag F_M gilt:

$$F_M = \text{Anteil des Körpergewichtes} \cdot \frac{\text{Lastarm}}{\text{Kraftarm}}$$

$$= \text{Anteil des Körpergewichts} \cdot \frac{1}{\text{mechanischer Vorteil}}$$

$$= \frac{5}{6} F_2 \cdot 3 = 2.5\, F_T$$

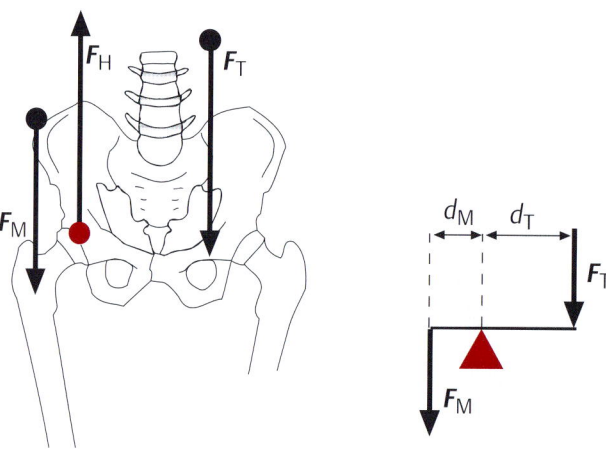

Abb. 11.11: Einbeinstand

Bei einer Körpergewichtskraft von 810 N beträgt die Muskelkraft 2025 N. Im Gleichgewicht ist die Summe aller angreifenden Kräfte gleich null (erste Gleichgewichtsbedingung der Statik):

$$\boldsymbol{F}_H + \boldsymbol{F}_T + \boldsymbol{F}_M = 0 \Rightarrow \boldsymbol{F}_H = -\boldsymbol{F}_T - \boldsymbol{F}_M$$

Die Kräfte F_T und F_M sind nach unten gerichtet; die Wirkungslinie von F_H ist der Wirkung dieser Kräfte entgegengesetzt gerichtet und wirkt nach oben. Für den Betrag von F_H gilt:

$$F_H = \frac{5}{6} F_T + F_M = \frac{5}{6} F_T + \frac{15}{6} F_T = \frac{20}{6} F_T \approx 3.3\, F_W$$

Bei einem Körpergewicht $F_W = 810$ N wird die betreffende Hüfte im Einbeinstand mit einer Kraft von 2700 N belastet.

Merke

Die auf das Hüftgelenk wirkende Belastung im Einbeinstand beträgt mehr als das Sechsfache im Vergleich zu zweibeiniger Belastung.

Bezug zur Praxis

- Nach einseitiger Lähmung der Mm. glutaei medius und minimus wird das Ausbalancieren des Beckens zum Ausgleich der muskulären Insuffizienz geschult. Ausweichbewegungen beim Gehen sind gekennzeichnet durch kompensatorische Verlagerung des Körperschwerpunktes und Lateralkippung des Beckens zu der gesunden Seite hin (*Trendelenburg*-Zeichen). Durch Gangschulung mit Gehhilfen auf der betroffene Seite kann die fehlende Ausgleichskraft kompensiert werden.

11.7 Biomechanik des Hebens

Im Laufe eines Tages heben wir viele Lasten: z. B. Wäschekorb, Sprudelkasten, Einkaufstüten, Kinder. Eine wiederholt angewandte unvorteilhafte Hebetechnik führt unweigerlich zu Rückenproblemen. In orthopädischen Rückenschulen wird daher das ergonomische Heben von Lasten gelehrt und praktiziert. Wir analysieren das Heben von Lasten unter biomechanischen Aspekten und leiten daraus Folgerungen für das Umsetzen in die Praxis ab.

Situation: Ein Gegenstand soll auf Kopfhöhe angehoben werden. Wir ermitteln die auf die L5/S1-Bandscheibe wirkenden Kräfte bei unterschiedlichen Rückenhaltungen und führen die Analyse in der Sagittalebene durch (s. Abb. 11.**12**).

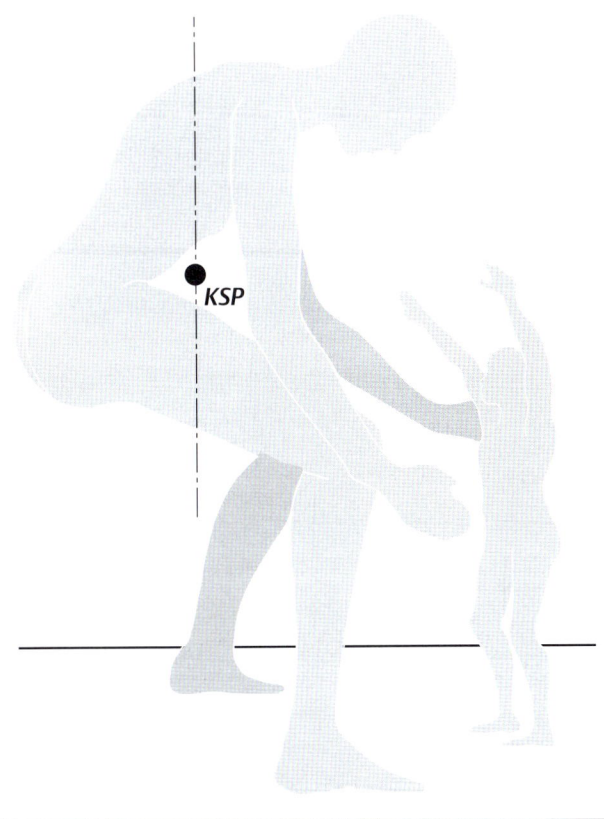

Abb. 11.12: Heben eines Gegenstandes I

Bezeichnung	Bedeutung
F_W	Körpergewicht
F_O	Gewichtskraft des zu hebenden Objektes
F_T	Teilkörpergewicht oberhalb der Drehachse
d_O	Abstand des Schwerpunktes des Gegenstandes in Kopfhöhe zur Drehachse
d_M	Abstand der Muskelkraft zur Drehachse
d_T	Abstand des Teilkörperschwerpunktes zur Drehachse
F_{L5}	auf die L5/S1-Bandscheibe wirkenden Kräfte
F_M	vom M. erector spinae aufzubringende Kraft
●	Drehachse des Hüftgelenkes

Biomechanische Analyse

Wir haben es mit drei verschiedenen Momenten zu tun (s. Abb. 11.**13**).

- Das erste Moment $M_T = F_T \cdot d_T$ wird vom Teilgewicht des Oberkörpers und dem Abstand von dessen Schwerpunkt zur Drehachse gebildet; der Drehsinn ist der Uhrzeigersinn.
- Das zweite Moment $M_M = F_M \cdot d_M$ ist das Produkt aus Muskelkraft und dem Abstand des Ansatzpunktes der autochthonen Rückenmuskulatur zur Drehachse. Dieses Moment dreht im Gegenuhrzeigersinn.
- Das dritte Moment $M_O = F_O \cdot d_O$ dreht ebenfalls im Uhrzeigersinn und ist bestimmt durch die Gewichtskraft des Gegenstandes und dessen Schwerpunktsabstand zur Drehachse.

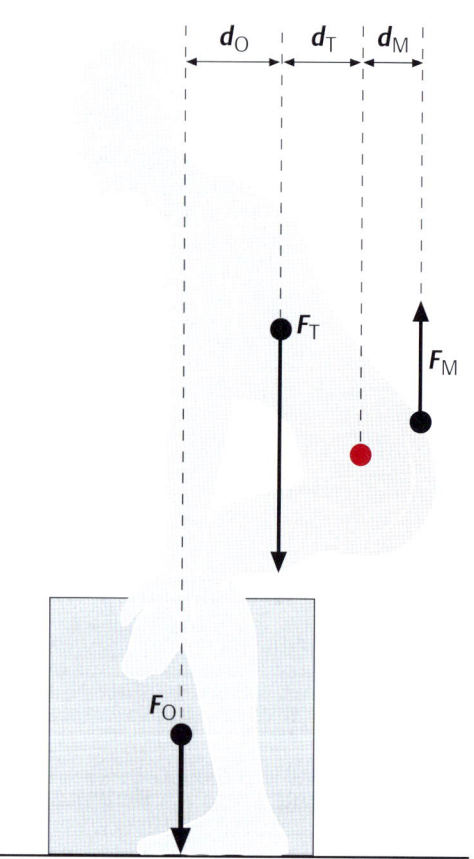

Abb. 11.13: Heben eines Gegenstandes II

Die Drehrichtung der Momente M_T und M_O ist entgegengesetzt gerichtet zu derjenigen von M_M. Die Muskelkraft F_M erhalten wir durch Anwendung der Gleichgewichtsbedingung für Drehmomente, welche besagt, dass im Gleichgewicht die

Summe aller Drehmomente gleich null ist. In mathematischer Schreibweise lässt sich dieser Sachverhalt wie folgt ausdrücken:

$$\boldsymbol{M}_\text{T} + \boldsymbol{M}_\text{M} + \boldsymbol{M}_\text{O} = 0$$

Die vom M. erector spinae aufzubringenden Kraft $\boldsymbol{F}_\text{M}$ erhält man schließlich durch Einsetzen:

$$\boldsymbol{F}_\text{T} \cdot d_\text{T} + \boldsymbol{F}_\text{M} \cdot d_\text{M} - \boldsymbol{F}_\text{O} \cdot d_\text{O} = 0$$

und Auflösung nach dem Betrag der gesuchten Größe F_M:

$$F_\text{M} = \frac{F_\text{O} \cdot d_\text{O} - F_\text{T} \cdot d_\text{T}}{d_\text{M}}$$

Um die Muskelkraft F_M gering zu halten, ist es erforderlich, den Abstand d_O des Gegenstandes oder den Abstand dessen Schwerpunktes zur Drehachse zu verringern.

Die auf den Promontorium-Discus einwirkende Kraft $\boldsymbol{F}_\text{L5}$ ergibt sich aus der Gleichgewichtsbedingung für Kräfte. Die Gewichtskraft des Körpers und des Gegenstandes sowie die vom M. erector spinae ausgeübte Kraft sind alle nach unten gerichtet. Aufgrund der ersten Gleichgewichtsbedingung muss die Summe aller angreifenden Kräfte gleich null sein:

$$\boldsymbol{F}_\text{L5T} + \boldsymbol{F}_\text{O} + \boldsymbol{F}_\text{T} + \boldsymbol{F}_\text{M} = 0$$

Durch Auflösen nach der unbekannten Größe F_L5 ergibt sich:

$$\boldsymbol{F}_\text{L5} = - \boldsymbol{F}_\text{O} - \boldsymbol{F}_\text{T} - \boldsymbol{F}_\text{M}$$

Interessiert man sich lediglich für den Wert (Betrag) der Reaktionskraft, so erhält man:

$$F_\text{L5} = F_\text{O} + F_\text{T} + F_\text{M}$$

Größe	Zahlenwert
F_W	810 N
F_T	540 N
F_O	100 N
d_O	15 cm
d_T	2 cm
d_M	5 cm
F_M	$\frac{100\,N \cdot 0{,}15\,m - 540\,N \cdot 0{,}02\,m}{0{,}05\,m} = 84\,N$
F_L5	100 N + 540 N + 84 N = 724 N

Vergrößern wir bei gleichem Gewicht des Gegenstandes dessen Abstand d_O vom Drehpunkt von 15 cm auf 35 cm, so erhalten wir folgende Werte, welche die zuvor gemachte Beobachtung bestätigen und was Konsequenz für die Praxis hat.

Größe	Zahlenwert
d_O	35 cm
F_M	$\dfrac{100\,N \cdot 0.35\,m - 540\,N \cdot 0.02\,m}{0.05\,m} = 484\,N$
F_{L5}	$100\,N + 540\,N + 484\,N = 1124\,N$

Bezug zur Praxis

- Beim Heben von Lasten aus dem Stand ist darauf zu achten, dass der Schwerpunkt der zu hebenden Last so nah wie möglich am Körper verbleibt. Gleichzeitige Kontraktionen der Rücken- und Bauchmuskulatur gewährleisten eine funktionelle Stabilität der Wirbelsäule. Das Heben wird erleichtert durch das Beugen der Knie, wobei die kräftigen Oberschenkelmuskeln eingesetzt werden, außerdem sollte die Anfangshebebewegung bewusst langsam durchgeführt werden.

11.8 Kontrollfragen

☑ Was ist die Momentanachse und wozu dient sie?

☑ Welche mechanischen Prinzipien spielen bei biomechanischen Analysen eine bedeutende Rolle?

☑ Beschreiben Sie detailliert die bei einer Bewegungsanalyse durchzuführenden Teilaufgaben.

☑ Analysieren Sie die auf das Hüftgelenk wirkenden Kräfte bei Verwendung zweier Unterarmgehhilfen.

☑ Zur Messung der Kraft der Bizepsmuskulatur des Oberarms kann eine Federwaage verwendet werden, die am Handgelenk fixiert ist (s. Abb. 11.**14**).

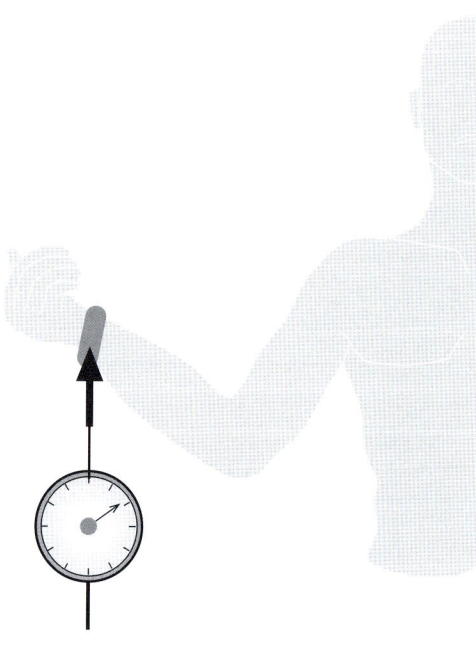

Abb. 11.14: Kraftmessung des Bizeps

11.8 Kontrollfragen

Wie groß ist die vom Bizeps ausgeübte Kraft eines 1.80 m großen, „80 kg wiegenden" Erwachsenen, wenn das Messgerät bei maximaler Muskelkraft 300 N anzeigt?

- ☑ Erklären Sie, wie es zum seitlichen Ausweichen des Ganges beim Hinken kommt.
- ☑ Bestimmen Sie die Kraft, die der Bizeps aufbringen muss, um ein Gewicht in der Hand zu halten.
- ☑ Welche Kraft muss bei einer 1.60 m großen, 60 kg wiegenden Frau vom M. quadriceps femoris aufgebracht werden, um den Körper in Hockstellung zu halten?
- ☑ Welche Kopfhaltung sollte beim Arbeiten an Bildschirmen eingenommen werden? Begründen Sie die Antwort.
- ☑ Was ist beim Heben von Lasten aus biomechanischer Sicht zu beachten?
- ☑ Wie ist die Belastung nach Hüftgelenkprothesen zu dosieren?

12 Die biomechanische Analyse von Bewegungen

12.1 Ablauf einer Bewegungsanalyse
12.1.1 Beschreibung
12.1.2 Anatomische Analyse
12.1.3 Evaluierung
12.2 Ganganalyse
12.3 Belastungen beim Gehen und Stehen
12.4 Belastungen der Ferse
12.5 Belastungen beim Abrollen des Fußes
12.6 Energiebedarf beim Gehen und Laufen
12.7 Gelenkkinematik
12.8 Kontrollfragen

Bewährte Techniken werden in der Therapie eingesetzt, um eine Optimierung des motorischen Bewegungsablaufes zu gewährleisten. Zum Erreichen dieses Zieles muss die Effektivität der eingesetzten Techniken erprobt und bewertet werden, denn die präventive Korrektur von Bewegungsabläufen vermindert das Verletzungsrisiko; zu deren Beschreibung muss der Therapeut neben struktureller Anatomie und Gelenkkinematik auch Belastungsparameter kennen. Die Dokumentation motorischer Komplexbewegungen umfasst die Teilaufgaben der Beschreibung, Analyse und Evaluierung. Zuerst ist der Bewegungsablauf prägnant zu erfassen, danach erfolgt die Auswertung, welche bewegungshemmenden Faktoren zu berücksichtigen sind. Es schließt sich eine Evaluierung des geleisteten Prozesses durch Vergleich des Zustandes vor und nach der Therapie an.

12.1 Ablauf einer Bewegungsanalyse

Am Beispiel des Hebens (vgl. Kap. 11) fassen wir den prinzipiellen Ablauf einer Bewegungsanalyse zusammen und erläutern die zu erledigenden Aufgaben. Als Lehr- und Hilfsmittel in der Praxis ist die Benutzung von Videoaufnahmen empfehlenswert, da Momentaufnahmen, Wiederholungen, Zeitlupen und Segmentalanalysen in allen Ebenen möglich sind.

12.1.1 Beschreibung

1. Zweck der Analyse

> Ziel ist der effektive Beinmuskeleinsatz beim Aufheben eines Gegenstandes vom Boden. Durch Berücksichtigung biomechanischer Techniken werden Über- und Fehlbelastungen vermieden.

2. Kurze verbale Beschreibung der beobachteten Funktion

> Wir unterscheiden drei Funktionssequenzen. Der Proband orientiert sich zum Objekt und geht in die Hocke. Die zweite Phase ist die Hebephase. Die dritte Sequenz identifizieren wir als die Halte- bzw. Tragephase.

3. Klassifikation der Bewegung

> Die verschiedenen Phasen der Hebebewegung werden als linear eingestuft und von sagittal betrachtet.

12.1.2 Anatomische Analyse

Die Analyse muss alle beteiligten Körperpartien in Betracht ziehen. Am wirkungsvollsten lässt sich das mit Hilfe eines Fragenkatalogs durchführen:

- Welche beteiligten Gelenke sind von Interesse?
- Welche Bewegungen werden von diesen Gelenken ausgeführt?
- Welche Gelenke hemmen den Hauptbewegungsumfang?
- Welche Muskelgruppen sind primär beteiligt?
- Wie lässt sich die Situation skizzieren?

1. Arthrokinematik und Körperabschnittsbewegungen

> Betrachtung der Dynamik des Knies und seiner Gelenkpartien.

2. Muskelbeteiligung

> Hauptwirker in der Phase des Hebens ist der M. quadriceps femoris.

3. Anatomische Betrachtung

> Aus der flektierten Hockstellung in die gestreckte Aufrichtung.

12.1.3 Evaluierung

Die Evaluierung muss das Ziel der Bewegung herausfinden. Folgende Punkte sind von Bedeutung:

Gleichgewicht
- Wiederherstellung von Stabilität

Bewegung
- Bewegungsergonomie
- Verbesserung der Mobilität
- Zielmotorik (Weg)
- Bahnung von Bewegungsmustern

Mechanische Faktoren
- Arbeit
- Drehmoment bzw. Summation von Drehmomenten
- Hebel
- Impuls

- Kinetische Energie
- Schwerkraft
- Trägheit

1. Identifikation der Bewegung

Gelenkdrehbewegung um eine fixierte Achse.

2. Auftretende Kräfte

Erdanziehung, Objektgewicht, Körpereigengewicht, Gelenkmomente, Muskelkraft.

3. Biomechanische Prinzipien

Das Knie wird als Scharniergelenk mit fixiertem Drehpunkt in der Sagittalebene aufgefasst. Es liegt ein Hebelsystem dritter Klasse vor.

12.2 Ganganalyse

Der Schrittzyklus des **Gehens** ist eine wiederholte Bewegungssequenz zwischen Abheben und Wiederaufsetzen des gleichen Fußes mit alternierender Körpergewichtsverlagerung von einem auf das andere Bein. Der Gangzyklus umfasst also den gesamten bipedalen Doppelschritt. Die **Schrittfrequenz** ist die Anzahl der Schritte pro Zeiteinheit. Als **Schrittlänge** identifizieren wir den Abstand zwischen letztem Kontaktpunkt und erstem Aufsetzen des gleichen Beines. Bei der analytischen Beschreibung beschränken wir unsere Beobachtung auf eines der beiden Beine in der Sagittalebene und vernachlässigen die Reziprokmotorik des Restkörpers. Insbesondere interessiert uns die Dynamik des Schrittzyklus.

Bei der Vorwärtsbewegung während des Ganges beobachten wir hauptsächlich eine Schwung- und eine **Zwischenstandphase**. Wir vereinfachen absichtlich die Komplexität der räumlichen Kinematik durch eine Betrachtung in zwei Ebenen von sagittal.

- **Schwungphase:** Die Zehen stoßen den Körper vom Boden ab und bewirken durch Plantarflexion eine Beschleunigung. Das Knie befindet sich in leicht flektierter und die Hüfte in extendierter Stellung, das ändert sich während der Schwungphase in ein gestrecktes Knie und eine flektierte Hüfte. Gegen Ende der Schwungphase wird diese Beschleunigung durch das Aufsetzen der Ferse in leichter Varusstellung abgefedert. Der Fuß wird in Dorsalflexion gehalten (s. Abb. 12.**1**).
- **Zwischenstandphase:** Eine Gleichgewichtslage über dem Standbein wird gewährleistet. Eine Abrollbewegung des Fußes nach vorne über den Außenrand und das Gewölbe findet statt. Die Kniestabilisatoren verhindern das Einknicken des Beines und ermöglichen so einen Körpergewichtstransfer (s. Abb. 12.**2**). Hier endet der Schritt und der Zyklus beginnt erneut.

12.2 Ganganalyse

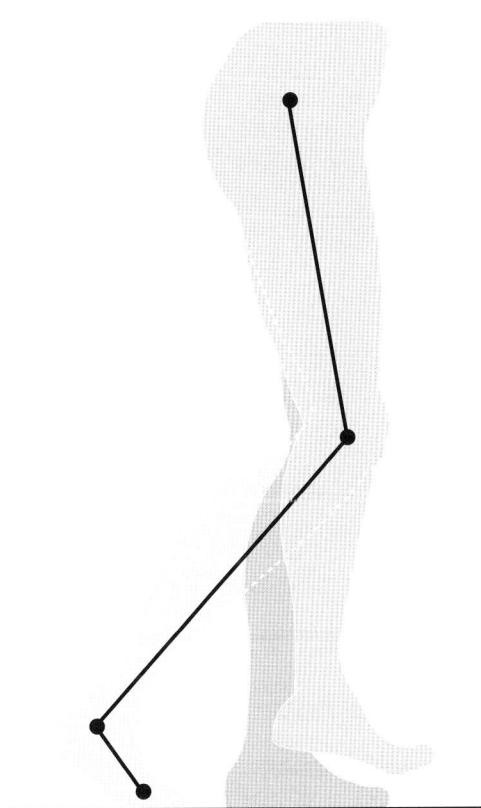

Abb. 12.1:
Schwungphase des Gehens

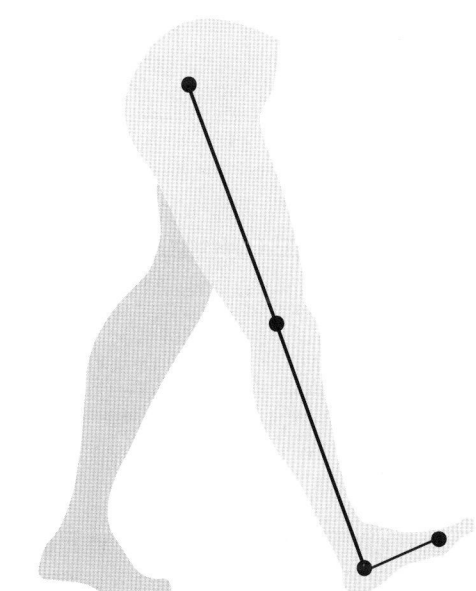

Abb. 12.2:
Zwischenstandphase

Der Körperschwerpunkt beim Gehen – in der Sagittalebene betrachtet – bewegt sich rhythmisch entlang einer wellenförmigen Linie. Tragen wir die Höhe des Körperschwerpunktes in Abhängigkeit von der Zeit auf, so ergibt sich das in Abb. 12.3 dargestellte Bild.

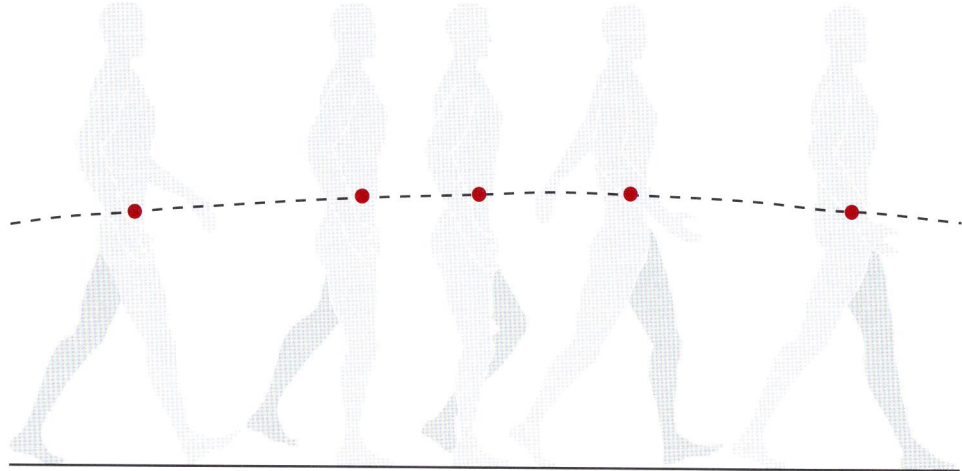

Abb. 12.3: Lage des Körperschwerpunktes beim Gehen

Normiert man den gesamten Doppelschritt auf 100%, so beansprucht die Standphase davon etwa 60%; sie hängt entscheidend von der Geschwindigkeit ab. Die Schrittlänge variiert bei einem gesunden Erwachsenen in Abhängigkeit von Alter, Größe und Gehtempo zwischen 55 cm und 75 cm. Bei 100-Meter-Läufern kann die Schrittlänge bis zu 2.50 m betragen.

Bezug zur Praxis

- Bei Gesunden nehmen Schrittlänge und -zyklus linear mit dem Gehtempo zu. Die Dauer von Stand- und Schwungphase verhält sich umgekehrt proportional zum Tempo. Bei Patienten mit Knieproblemen erhöht sich bei gleichem Tempo die Schrittfrequenz, während die Schrittlänge abnimmt. Hier ist vor allem die Schwungphase verkürzt.

12.3 Belastungen beim Gehen und Stehen

Wichtige Faktoren beim Gehen sind Körpergewicht, Tempo, Kontaktflächen sowie deren Neigungswinkel. Wir wollen den Einfluss dieser Größen unter dem Gesichtspunkt des Energiebedarfs und der Belastung analysieren. Zunächst wird die statische Belastung beim Gehen mit und ohne Schuhe unter gleichen Bedingungen ermittelt.

Situation: Wir betrachten die Kontaktphase; das Aufsetzen der Ferse nach der Schwungphase beim Gehen.

Bezeichnung	Bedeutung
F_G	Gewichtskraft der Person
F_{Boden}	Bodenreaktionskraft
F_{Res}	Resultierende aus Gewichts- (F_W) und Boden reaktionskraft (F_{Boden})

12.3 Belastungen beim Gehen und Stehen

F_{KS}	auf innere Körperstrukturen wirkende Kräfte
$A_{Fuß}$	Kontaktfläche einer Fußsohle
A_{Schuh}	Auflagefläche einer Schuhsohle
$p_{Fuß}$	Druck auf eine Fußsohle
p_{Schuh}	Druck auf eine Schuhsohle

Biomechanische Analyse

Stehen: Mit jedem Schritt üben wir eine Kraft auf den Untergrund aus, welcher der Gewichtskraft unseres Körpers entspricht. Unter Vernachlässigung dynamischer Aspekte wie Beschleunigung, Geschwindigkeit, Weg betrachten wir den Vorgang als statisch. Zu jeder Kraft existiert eine betragsmäßig gleich große Gegenkraft, in diesem Fall die Bodenreaktionskraft, welche auf die Gewebestrukturen des menschlichen Körpers wirkt. Wir bestimmen zunächst die Kraftwirkung auf eine stehende Person (s. Abb. 12.4).

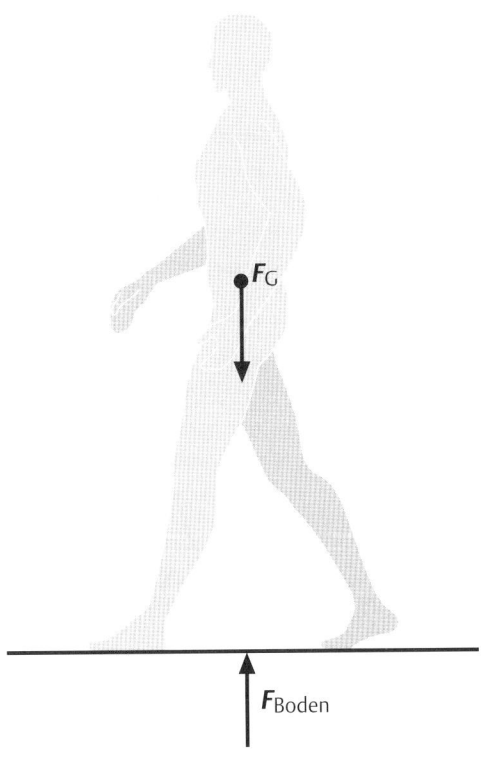

Abb. 12.4: Belastung beim Stehen

Die einzigen wirksamen Kräfte sind die Gewichtskraft F_G und die entgegengesetzt wirkende Bodenreaktionskraft F_{Boden}. Weil $F_G = -F_{Boden}$ ist, erfüllt die Resultierende die erste Gleichgewichtsbedingung:

$$F_{Res} = F_G + F_{Boden} = 0$$

Daher bleibt die Person in Ruhe (vgl. Kap. 5), und es gilt:

$$F_{Boden} = F_G = F_{KS}$$

Das heißt, die auf die inneren Körperstrukturen wirkende Gesamtkraft stimmt mit der Gewichtskraft überein. Diese verteilt sich unterschiedlich. Für den pro

Fuß bzw. Schuhsohle ausgeübten Druck folgt, wenn wir jetzt zu den Beträgen der auftretenden Kräfte übergehen:

$$p_{\text{Fuß}} = \frac{1}{2} \frac{F_G}{A_{\text{Fuß}}} \quad \text{bzw.} \quad p_{\text{Sohle}} = \frac{1}{2} \frac{F_G}{A_{\text{Sohle}}}$$

Größe	Zahlenwert
F_G	800 N
F_{KS}	800 N
$A_{\text{Fuß}}$	100 cm^2
A_{Schuh}	224 cm^2
$p_{\text{Fuß}}$	8 N/cm^2 = 80000 Pa
p_{Sohle}	3.6 N/cm^2 = 35714 Pa

Gehen: Da die Körpergewichtskraft F_G konstant bleibt, kann sich der Körper nur dann in Bewegung setzen, wenn die resultierende Kraft F_{Res} ungleich null ist. Eine transversale Bewegung ist nur dann möglich, wenn eine externe Kraft auf den Körper einwirkt, deren Richtung mit der gewünschten Laufrichtung übereinstimmt. Zur Vorwärtsbewegung muss man sich mit der Fußspitze nach hinten gegen den Untergrund abstoßen und gleichzeitig den Körperschwerpunkt nach vorne verlagern. Diese Situation wird in einem Freikörperdiagramm (Abb. 12.5) dargestellt. In dieser Abbildung ist die Resultierende F_{Res} rot eingezeichnet; die Bewegungsrichtung stimmt mit derjenigen von F_{Res} überein. Die Bodenreaktionskraft F_{Boden} wirkt jetzt nicht mehr senkrecht und muss in eine vertikale Komponente F_{vert} und eine horizontale Komponente F_{hor} zerlegt werden (vgl. Kap. 5.4). Dabei ist F_{hor} eine durch Reibung zwischen Fuß und Boden hervorgerufene Kraft, welche das Wegrutschen des Beines verhindert.

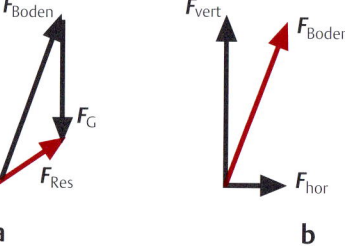

Abb. 12.5: Bodenreaktionskräfte auf den Fuß beim Gehen

Eine größere Reibungskraft ermöglicht ein höheres Tempo. Die Vertikalkomponente der Bodenreaktionskraft wirkt stets der Gewichtskraft des Körpers entgegen. Für den pro Schuhsohle ausgeübten Druck erhalten wir:

$$p_{\text{Fuß}} = \frac{F_{\text{Boden}}}{A_{\text{Fuß}}} \quad \text{bzw.} \quad p_{\text{Sohle}} = \frac{F_{\text{Boden}}}{A_{\text{Sohle}}}$$

Die Größe Bodenreaktionskraft F_{Boden} kann näherungsweise mit einer Personenwaage bestimmt werden.

12.4 Belastungen der Ferse **169**

Größe	Zahlenwert
F_G	800 N
F_{Boden}	2400 N
$A_{Fuß}$	100 cm²
A_{Schuh}	224 cm²
$P_{Fuß}$	24 N/cm² = 240000 Pa
P_{Sohle}	10.7 N/cm² = 107143 Pa

Beachte
- Die ventrale Verlagerung des Körperschwerpunktes beeinflusst Schrittlänge und Beschleunigung.
- Beim abrupten Abbremsen kehrt sich die Richtung der Bodenreaktionskraft um.
- Bei fehlender Horizontalkomponente von F_{Boden} ist nur eine vertikale Bewegung möglich.

Bezug zur Praxis
- Die nachgebende Wirkung des Spanntuchs des Minitrampolins verlangsamt die Einwirkung der Bodenreaktionskraft. Über das Gerätegestell kann der Landungswinkel verändert werden. Das Nachfedern kann ausgenutzt werden um Gelenke, Körperstrukturen und Weichteile weniger zu belasten oder den Bandapparat von Gelenken zu stabilisieren.

12.4 Belastungen der Ferse

Gemäß unserer Darstellung beginnt und endet ein Gehzyklus mit der Zwischenstandphase. Die Ferse des Schwungbeines setzt auf dem Boden auf und übt dadurch eine Kraft F auf den Untergrund aus. Wir zeigen, dass F von der Schrittlänge abhängt.

Situation: Wir betrachten das Aufsetzen der Ferse nach der Schwungphase in der Sagittalebene.

Bezeichnung	Bedeutung
F	vom Standbein auf den Boden ausgeübte Kraft
F_X	horizontale Komponente der Kraft F
F_Y	vertikale Komponente der Kraft F
α	variabler Winkel zwischen Unterschenkel und Boden (s. Abb. 12.**6**).

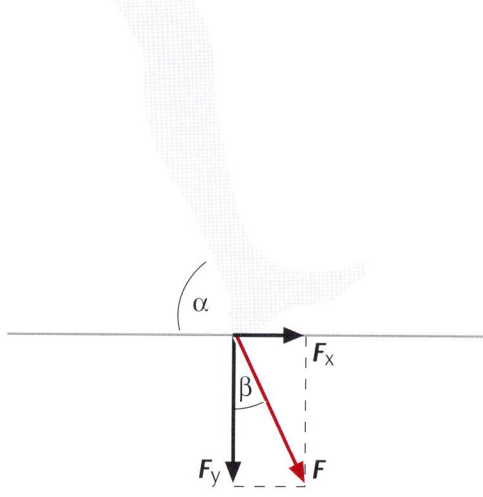

Abb. 12.6:
Kräfte beim Aufsetzen der Ferse

Biomechanische Analyse

Wir zerlegen die vom Standbein auf den Boden ausgeübte Kraft F in eine horizontale Komponente F_x und eine vertikale Komponente F_y. Da das Körpergewicht konstant bleibt, ändert sich die Vertikalkomponente F_y nicht. Dagegen hängen die beiden Kräfte F und F_x vom Aufsetzwinkel α ab. Die Beträge F bzw. F_x von F bzw. F_x lassen sich mit Hilfe des Freikörperdiagramms in Abb. 12.7 grafisch darstellen und über Beziehungen in einem rechtwinkligen Dreieck bestimmen. Wegen $180° = \alpha + 90° + \beta$ erhalten wir für den Winkel β:

$$\beta = 90° - \alpha$$

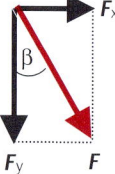

Abb. 12.7:
Auf die Ferse wirkende Kräfte

Es gilt (vgl. Kap. 3.3):

$$\cos(\beta) = \frac{Ankathete}{Hypotenuse} = \frac{F_y}{F}$$

Auflösen nach dem gesuchten Betrag F von F liefert:

$$F = \frac{F_y}{\cos(\beta)}$$

Aus der Beziehung

$$\sin(\beta) = \frac{Gegenkathete}{Hypotenuse} = \frac{F_x}{F}$$

lässt sich die Horizontalkomponente F_x wie folgt bestimmen:

$$F_x = F \cdot \sin(\beta)$$

12.1 Ablauf einer Bewegungsanalyse

Zur Illustration sind unten stehend für verschiedene Winkel α die Beträge der zugehörigen Reaktionskräfte ausgerechnet.

Größe	Zahlenwert
F_y	800 N
β	$\beta = 10° \Rightarrow F = \dfrac{F_y}{\cos(10°)} = 812\,N$ $F_x = F\sin(10°) = 141\,N$
β	$\beta = 20° \Rightarrow F = \dfrac{F_y}{\cos(20°)} = 851\,N$ $F_x = F\sin(20°) = 291\,N$
β	$\beta = 30° \Rightarrow F = \dfrac{F_y}{\cos(30°)} = 924\,N$ $F_x = F\sin(30°) = 462\,N$

Mit größer werdendem Winkel, d. h. mit zunehmender Schrittlänge, nehmen F und F_x zu.

12.5 Belastungen beim Abrollen des Fußes

Nach dem Aufsetzen der Ferse wird der Fuß beim Abrollen zunehmend belastet.

Situation: Zu Beginn der Schwungphase hebt der Fuß durch Plantarflexion vom Boden ab. Wir bestimmen die dabei auftretenden Kräfte im oberen Sprunggelenk.

Bezeichnung	Bedeutung
F_M	Auf die Achillessehne wirkende Muskelkraft
F_{OSG}	Gelenkkraft im oberen Sprunggelenk
F_B	Bodenreaktionskraft
d_K	Kraftarm: Abstand vom oberen Sprunggelenk zum Großzehenballen
d_L	Lastarm: Abstand vom oberen Sprunggelenk zur Achillessehne
●	Drehachse ist das OSG

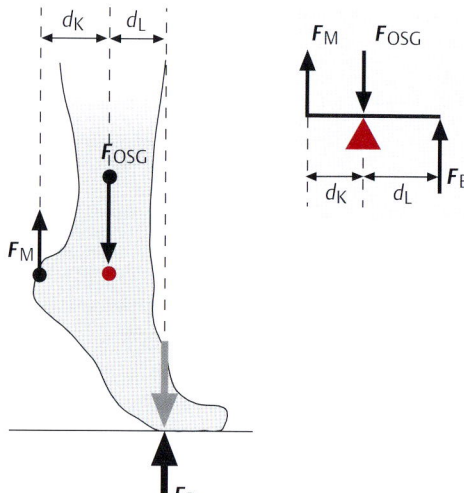

Abb. 12.8:
Auf das obere Sprunggelenk wirkende Kräfte bei der Plantarflexion

Biomechanische Analyse

Wir betrachten das obere Sprunggelenk in der Sagittalebene. Es ist die Frage zu beantworten, welche Muskelkraft F_M über die Achillessehne übertragen wird und welche Druckkraft F_{OSG} das obere Sprunggelenk belastet. Es handelt sich um ein Hebelsystem erster Klasse mit dem oberen Sprunggelenk als Drehachse. Wir betrachten eine statische Momentaufnahme (s. Abb. 12.**8**), d. h. in dem betreffenden Gelenk findet keine dynamische Bewegung statt, es liegt somit ein Gleichgewichtszustand vor, daher ist die Summe der angreifenden Kräfte gleich null (Kräftegleichgewicht):

$$F_M + F_{OSG} + F_B = 0$$

Und gleichzeitig ist die Summe der Drehmomente gleich null (Momentengleichgewicht):

$$F_M \cdot d_K + F_B \cdot d_L = 0$$

Die Gelenkkraft F_{OSG} erzeugt kein Drehmoment, da deren Wirkungslinie durch die Gelenkmitte verläuft und der zugehörige Hebelarm gleich null ist. Auflösen des Momentengleichgewichts nach F_M liefert (vgl. Kap. 3.**2**):

$$F_M = -\frac{d_L}{d_K} F_B$$

Die Länge der Hebelarme muss ebenso wie die Bodenreaktionskraft aus Messungen bestimmt werden. Für eine konkrete Situation sind nachfolgend die Beträge der jeweiligen Kräfte berechnet:

Größe	Zahlenwert
F_B	800 N
d_K	4 cm
d_L	12 cm
F_M	2400 N

12.5 Belastungen beim Abrollen des Fußes

Durch Einsetzen dieser Resultate in die Gleichung für das Kräftegleichgewicht

$$F_{OSG} = -F_M - F_B$$

bekommen wir die gesuchte Gelenkkraft F_{OSG}:

$$F_{OSG} = -F_B \left(1 + \frac{d_L}{d_K}\right)$$

Größe	Zahlenwert
F_B	800 N
d_K	4 cm
d_L	12 cm
F_{OSG}	3200 N

Durch Verringerung der Bodenreaktionskraft, beispielsweise durch Teilbelastung oder Polsterung, kann die auf das obere Sprunggelenk wirkende Kraft deutlich reduziert werden.

Bezug zur Praxis

- Das Abwärtssteigen von Treppen verursacht den meisten Patienten mit Verletzungen der unteren Extremitäten Schwierigkeiten. In der Therapie wird diese dynamisch-negative oder exzentrische Bremsarbeit der Beinmuskulatur beim Abwärtsteigen vorsichtig in die Spätphase der Rehabilitation integriert (s. Abb. 12.9).

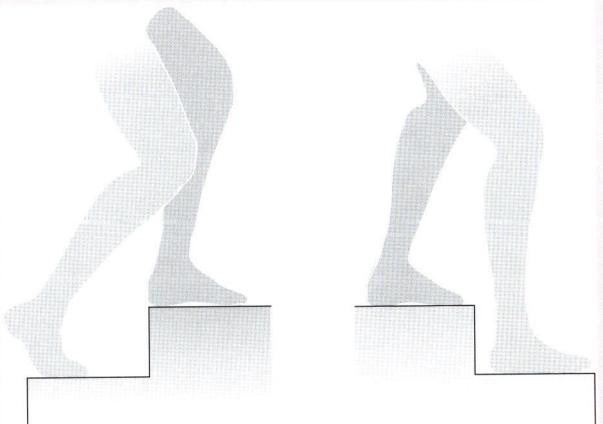

Abb. 12.9: Strukturelle Belastungen beim Treppenauf- und -absteigen

Während der Belastung gleitet insbesondere das obere Sprung- sowie das Kniegelenk nach kaudo-ventral. Trotz der aufgebrachten exzentrischen Beinmuskelarbeit stehen diese Gelenkstrukturen unter dem Einfluss enormer interner und externer Kräfte; zusammen mit einer unkontrollierten Beschleunigung ist die Verletzungsgefahr beim Abwärtsgehen entsprechend größer. Aus Sicht der Mechanik ist die beim Auf- oder Abstieg verrichtete (mechanische) Arbeit gleich, aber physiologisch betrachtet ist der Aufwand an Muskelarbeit beim Hochsteigen größer und dadurch das Aufsteigen anstrengender.

12.6 Energiebedarf beim Gehen und Laufen

Bei der Durchführung zahlreicher Therapiemaßnahmen ist die Einschätzung der Energiebelastung von Patienten erforderlich. Geh- und Laufübungen auf dem Laufband beispielsweise können sowohl in der Rehabilitation nach Sportverletzungen als auch bei der Behandlung von Koronarpatienten oder neurologischen Patienten eingesetzt werden. Die angemessene Wahl der Belastungsparameter spielt hier eine wichtige Rolle. Spezifische Faktoren, welche den Energieverbrauch beeinflussen, wie z. B. Konstitutionstypus, Körpermaße oder Leistungsvermögen können allerdings bei den folgenden Betrachtungen nicht berücksichtigt werden, müssen aber im konkreten Fall individuell erfasst werden.

Situation: Wir analysieren den **Energieaufwand** beim Gehen und Laufen auf einer Ebene mit verschiedenen Laufbandgeschwindigkeiten.

Bezeichnung	Bedeutung
m	Körpermasse
v	Geh- bzw. Lauftempo
E	Energiebedarf

Biomechanische Analyse

Die Vorwärtsbewegung findet auf einer horizontalen Ebene statt und wird von sagittal betrachtet. In der vorliegenden Situation handelt es sich um kinetische Energie des Menschen. Diese wird nach der Formel

$$E = \frac{1}{2} m \cdot v^2$$

bestimmt (vgl. Kap. 10.2), wobei physiologische Aspekte der Ermüdung außer Acht gelassen werden.

Zahlenwerte: Für unterschiedliche Körpermassen und Geschwindigkeiten ist der zugehörige Energiebedarf in Tab. 12.1 zusammengefasst.

m	v	E
60 kg	2 km/Std	60 J
90 kg	2 km/Std	90 J
60 kg	4 km/Std	480 J
90 kg	4 km/Std	720 J
60 kg	6 km/Std	1080 J
90 kg	6 km/Std	1620 J
60 kg	10 km/Std	3000 J
90 kg	10 km/Std	4500 J

Tab. 12.1: Energiebedarf in Abhängigkeit von Körpermasse und Gehtempo

12.6 Energiebedarf beim Gehen und Laufen

Beachte
- Die Körpermasse erhöht den Energiebedarf linear.
- Das Gehtempo erhöht den Energieaufwand quadratisch.

Bezug zur Praxis
- Die Ermüdung von Muskeln muss beim Gebrauch von Dauerleistungsgeräten wie Fahrradergometer oder Laufband berücksichtigt werden. Das Überschreiten der allgemeinen aeroben Ausdauerschwelle führt zu erhöhtem Energiebedarf und körperlicher Überforderung. Durch geeignet konzipiertes Intervalltraining wird übermäßige Ermüdung vermieden; hierbei werden Belastungsphasen und Erholungspausen aufeinander abgestimmt wie beim pyramidenartigen Belastungskonzept nach *Bührle/Delorme*.

Situation: Wir bestimmen den Energiebedarf eines Menschen zum Anheben seines Körperschwerpunktes, wobei keine Vorwärtsbewegung ausgeführt wird.

Bezeichnung	Bedeutung
m	Körpermasse
h_{unten}	niedrigste Körperschwerpunktslage
h_{oben}	höchste Körperschwerpunktslage
E	Energiebedarf

Biomechanische Analyse

Die Bewegung findet in einer vertikalen Richtung statt und wird von sagittal betrachtet. In dieser Situation haben wir es mit Hubenergie zu tun; diese berechnet sich nach der Formel (vgl. Kap. 10):

$$Hubenergie = Körpermasse \cdot Erdbeschleunigung \cdot Höhe$$
$$E = m \cdot g \cdot (h_{oben} - h_{unten})$$

Beachte Körpermasse (m) und Höhendifferenz (h) beeinflussen den Energiebedarf (E) linear.

Zahlenwerte: Für unterschiedliche Körpermassen und Höhendifferenzen des Körperschwerpunktes ist der zugehörige Energiebedarf in Tab. 12.2 zusammengestellt.

m	h	E
60 kg	0.1 m	60 J
90 kg	0.1 m	90 J
60 kg	0.3 m	180 J
90 kg	0.3 m	270 J
60 kg	0.5 m	300 J
90 kg	0.5 m	450 J

Tab. 12.2: Energiebedarf in Abhängigkeit von Körpermasse und Höhendifferenz

Beim Begehen einer schiefen Ebene wird sowohl kinetische Energie als auch Hubenergie benötigt.

Bezug zur Praxis

- Gewichtsmanschetten an den Extremitäten werden in der Therapie zum Muskelaufbau eingesetzt. Durch die zusätzliche Gewichtsbelastung wird mit der Zeit eine Muskelkraftzunahme (hypertrophes Training) erzielt, wobei ein steigender Energieverbrauch zu berücksichtigen ist.
- Übungen, welche die Höhenverlagerung des Körperschwerpunktes ausnutzen, dienen unter anderem zur Messung von Leistungen (*Harvard*-Stepptest); hier beeinflussen individuelle physiologische Faktoren das Ergebnis.

12.7 Gelenkkinematik

Situation: Zur Modellierung in der Biomechanik werden viele Gelenke des menschlichen Körpers als **uniaxiales Scharnier** dargestellt und in einer Ebene betrachtet. Ein mechanisches Scharnier besteht aus einer meist ortsfesten zylinderförmigen Drehachse und um diese Achse drehbare Scharniere. Im Gegensatz dazu sind im menschlichen Körper die Gelenkflächen unsymmetrisch geformt und haben unterschiedliche Krümmungsradien sowie Krümmungsmittelpunkte. Die Gelenke sind äußerst dynamisch, in allen drei Ebenen beweglich und müssen daher durch Sehnen und Bänder zusammengehalten werden. Bei unvorteilhafter Beanspruchung dieser labilen biologischen Drehachsen kann eine Dislokation der Gelenkverhältnisse erfolgen.

Biomechanische Analyse

Wir unterscheiden im wesentlichen zwei Varianten von Gelenkmechanismen:

- Ein Gelenkteil (Gelenkkopf) gleitet auf dem Gelenkpartner (Gelenkpfanne) und der Berührungspunkt wandert auf der Artikulationsfläche, wobei beide Partner an der Arthrokinematik aktiv sind (s. Abb. 12.**10**).

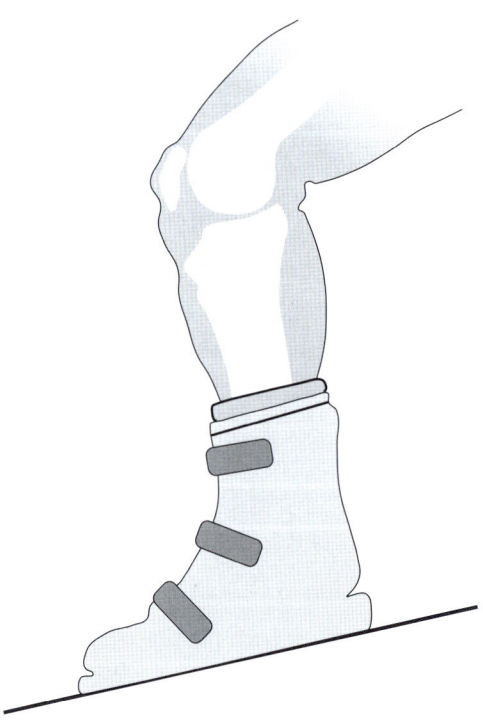

Abb. 12.10: Gelenkpartner

Beispiele für diese Art von Scharniergelenken sind die Articulationes interphalangeales manus.

- Der Gelenkkopf gleitet auf der Gelenkpfanne, während der Berührungspunkt nur auf einem der beiden Gelenkpartner wandert. Ein Partner der Arthrokinematik scheint passiv und fixiert zu sein, der andere mobil (s. Abb. 12.11).

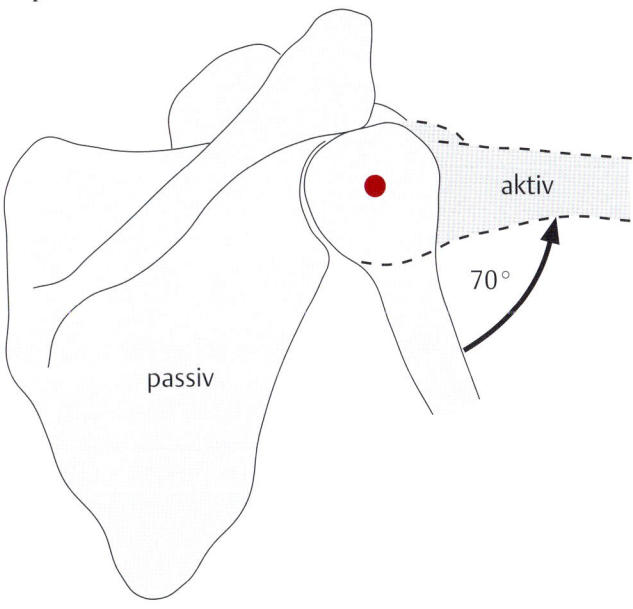

Abb. 12.11: Gelenkpartner „aktiv-passiv"

Ein Beispiel für diese Art von „Scharniergelenken" ist das Articulatio humeri (bis 70° Elevation).

12.8 Kontrollfragen

- ✓ Auf welche Punkte ist bei der Durchführung einer Bewegungsanalyse zu achten?
- ✓ Schildern Sie den Ablauf einer biomechanischen Bewegungsanalyse.
- ✓ Welche Bewegungsphasen kann man beim Gehen unterscheiden?
- ✓ Wie ermittelt man auf Körperstrukturen einwirkende Belastungen beim Gehen?
- ✓ Vergleichen Sie den Energiebedarf beim Laufen mit und ohne Schuhe.
- ✓ Wie wirkt sich die Schrittlänge auf die Belastung der Ferse aus?
- ✓ Erläutern Sie, wie man die beim Gehen im oberen Sprunggelenk auftretenden Kräfte bestimmen kann.
- ✓ Wie beeinflussen Tempo und Körpermasse den Energiebedarf beim Laufen?
- ✓ Wie kann körperliche Überforderung beim Gebrauch von Dauerleistungsgeräten vermieden werden?
- ✓ Welcher Zusammenhang besteht beim Treppensteigen zwischen Körpermasse und Energiebedarf?
- ✓ Wie modelliert man in der Biomechanik die Gelenke des menschlichen Körpers?
- ✓ Beschreiben Sie die unterschiedlichen Arten von Gelenkmechanismen und geben Sie dazu Beispiele an.

13 Biomechanik in der therapeutischen Praxis

13.1 Qualitative Biomechanik
13.2 Freikörperdiagramme
13.3. Das Kniegelenk
13.4 Übungsauswahl
13.4.1 Hebel
13.4.2 Energieaufwand
13.5 Biomechanik therapeutischer Übungen
13.6 Kontrollfragen

13.1 Qualitative Biomechanik

In der biomechanischen Analyse sind Freikörperdiagramme ein wichtiges Werkzeug. Durch die grafische Darstellung werden alle auf den Körper bzw. einen Körperabschnitt wirkenden Kräfte auf prägnante Weise mittels Vektoren veranschaulicht. Die Summe der angreifenden Kräfte gibt Auskunft darüber, ob der Körper in Ruhe bleibt oder in welche Richtung er sich ggf. bewegt. Mit Hilfe eines Diagramms können auf einfache Weise diejenigen Größen bestimmt werden, welche zum Erreichen eines bestimmten Zweckes notwendig sind. Die genaue zahlenmäßige Kenntnis der auftretenden Kräfte ist dabei oft nicht erforderlich, da im therapeutischen Alltag häufig qualitative Aussagen ausreichend sind. Im Folgenden befassen wir uns daher mit solchen Fragestellungen, die anhand einiger Beispiele illustriert werden.

Das Gewicht des menschlichen Körpers ist eine Folge des Kräftegleichgewichtes zwischen Gravitationskräften und deren Gegenkräften. Im aufrechten Stand wird am wenigsten Energie verbraucht, wenn die vertikale Wirkungslinie des Körpergewichtes mit der Körperlotlinie übereinstimmt. Die menschliche Gestalt nähert sich dieser Ideallinie meistens automatisch an. Die Knochen im menschlichen Körper sind durch Gelenke miteinander verbunden und werden durch Muskeln, Bänder und Sehnen in dieser aufrechten Haltung durch ständige Lageadaption fixiert. Werden diese so übereinander gelagert, dass die Körperschwerpunktlinie in der Transversalachse direkt durch den Mittelpunkt jedes Wirbelgelenkes verläuft, dann wird der geringste laterale Druck auf die Posturalstrukturen übertragen. In der Columna vertebralis findet – sagittal betrachtet – auf den verschiedenen Funktionsabschnitten ein Krümmungsausgleich über

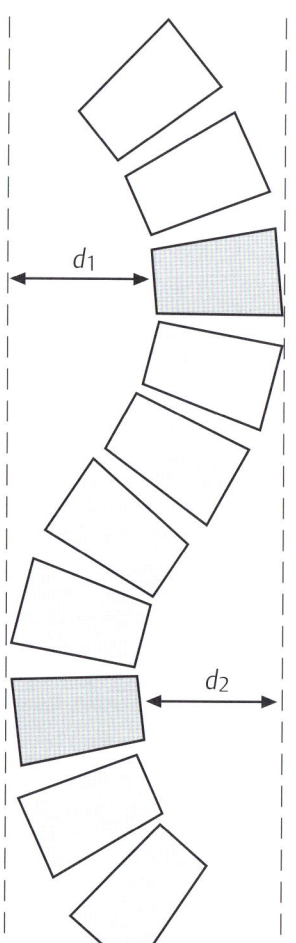

Abb. 13.1:
Schematische Darstellung des Krümmungsausgleichs

$d_1 = d_2$

deren gesamte Höhe statt (s. Kap. 3.3). Zur Verdeutlichung stellen wir die Situation schematisch in einer Zeichnung dar (s. Abb. 13.1):

Liegen die Teilkörperschwerpunkte und die dazwischen befindlichen Gelenke bezüglich einer Referenzebene auf einer Linie oder auf Parallelen, so ist die geringste Gelenkkraft erforderlich, um diese Stellung beizubehalten. In diesem Fall verläuft die Kraftwirkungslinie jeweils durch die Gelenke, d. h. der Hebelarm ist null, und es tritt kein Drehmoment auf – der Mensch befindet sich im Lot. Bewegen sich allerdings Teilkörperschwerpunkte aus der Geraden heraus, so wird ein Drehmoment induziert. Dieses nimmt mit dem Abstand der Gelenkdrehachse zum jeweiligen Teilkörperschwerpunkt zu. Zur Einnahme eines Gleichgewichtszustandes ist ein gleich großes, aber entgegengesetzt gerichtetes Drehmoment erforderlich. Bewegt sich beispielsweise ein Körperteil vorwärts, muss sich zur Kompensation ein anderes rückwärts bewegen (s. Kap. 7 Actio et Reactio). Man denke dabei etwa an eine hochschwangere Frau.

Bezug zur Praxis

- Fehlhaltung und Überbeanspruchung der Wirbelsäule verursachen lokalisierte schmerzhafte Veränderungen der Knochenstruktur und beeinträchtigen reflektorische Funktionen innerer Organe. Die Schulung der aufrechten Körperhaltung führt zu einer Entlastung pathologischer Biegespannungen der Wirbelsäulenkrümmung und somit zur Dekomprimierung des Austrittraumes der peripheren Nervenversorgungssysteme.

13.2 Freikörperdiagramme

Um Belastungen von Kräften zu erkennen, verwendet man in der qualitativen Biomechanik Freikörperskizzen. Der betrachtete Körper bzw. das Körperteil wird isoliert von anderen Objekten gezeichnet, und es werden die Kräfte eingetragen, welche auf ihn einwirken. Beim Freischneiden ist zu beachten, dass aufgrund des dritten Newton'schen Gesetzes die entsprechenden Kräfte immer paarweise, aber mit umgekehrtem Richtungssinn auftreten und auf unterschiedliche Objekte wirken. Man spricht auch vom **Schnittprinzip**. Im Rahmen der qualitativen Bestimmung von Kräften reicht oft eine einfache proportionalitätsgetreue Freihandskizze aus (vgl. Abb. 13.2).

Situation: Wir betrachten in der Sagittalebene eine in Bauchlage schwimmende Person und bestimmen die Faktoren, welche ihre Geschwindigkeit beeinflussen.

Biomechanische Analyse

Die Geschwindigkeit eines Schwimmers ist bestimmt durch dessen Gewichts- und Auftriebskraft; sie hängt außerdem vom Strömungswiderstand ab. Diese Kräfte übertragen wir in ein Freikörperdiagramm.

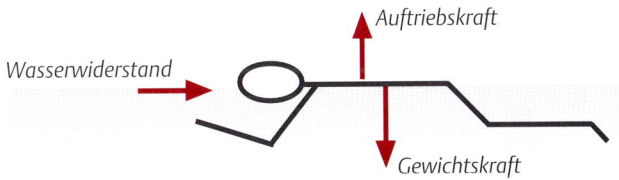

Abb. 13.2: Freikörperdiagramm eines Schwimmers

Hinsichtlich ihrer Veränderbarkeit lassen sich diese Größen gemäß Tab. 13.1 charakterisieren.

Tab. 13.1: Einflussfaktoren beim Schwimmen

Größe	Art
Auftrieb	gering beeinflussbar
Gewicht	gering beeinflussbar
Strömungswiderstand	beeinflussbar

Wir erkennen mit Hilfe von Abb. 13.2 und Tab. 13.1, dass sich die Geschwindigkeit nur über eine Verringerung des Strömungswiderstandes des Wassers steigern lässt. Bedeutende Faktoren, welche die Antriebskraft vergrößern und die Wasserwiderstandskraft verringern, sind unter anderem die Lage der Person im Wasser sowie Schwimmstil oder -technik. Die zahlenmäßige Angabe der Antriebskraft ist meist nicht von Interesse, es genügt zu wissen, durch welche Maßnahmen sich diese steigern lässt.

Bezug zur Praxis

- Die Wahl der Körperlage beim Üben im Wasser erleichtert oder erschwert die optimale Durchführung von Therapievorstellungen (s. Abb. 13.3). Nehmen wir als Beispiel das Trainieren der Hüftpatienten in Beinextension. Je nach Ausgangsstellung werden die extern wirkenden Kräfte und Gelenkmomente zum Vorteil des Patienten eingesetzt.

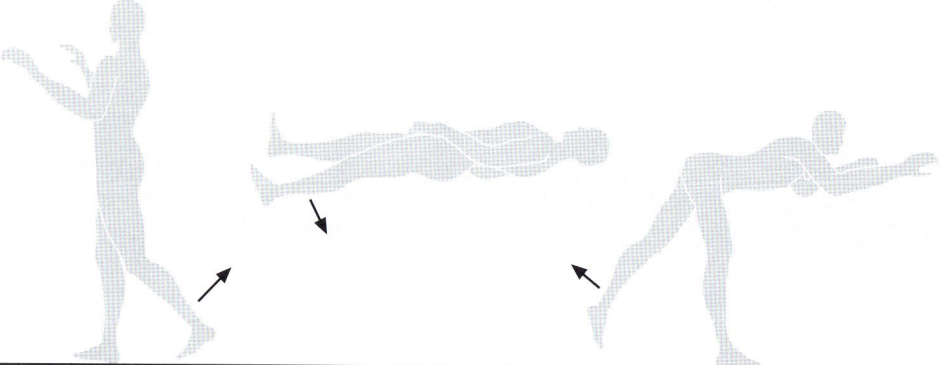

Abb. 13.3: Ausgangsstellungen

13.3 Das Kniegelenk

Das Kniegelenk ist hohen Belastungen ausgesetzt. Das Teilkörpergewicht des Oberkörpers belastet das Tibiaplateau im aufrechten Stand (s. Abb. 13.4). In Flexionsstellung wirken große Kompressionskräfte auf die Kontaktflächen der Patella. Die exzentrische Haltefunktion des M. quadriceps femoris im geschlossenen System wird in der Sagittalebene als zweiarmiger Hebel modelliert, welcher durch Ober- und Unterschenkel gebildet wird. Die Drehachse wird transversal durch die Femurkondylen als fixiert angenommen und die Arthrokinematik als einfaches Scharniergelenk betrachtet.

Die folgende Modellierung bezieht sich auf die in Abb. 13.4 dargestellten Verhältnisse. Die Gewichtskraft des Körpers wirkt als rechtsdrehendes Moment (vgl. Kap. 8) auf den Lastarm. Der M. quadriceps muss als linksdrehendes Moment am Kraftarm angreifen, um den Hebel im Gleichgewicht zu halten. Der senkrechte Abstand der Drehachse des Kniegelenkes von der Lotlinie des Körperschwerpunktes stellt den Lastarm der Last dar. Der Kraftarm ist der senkrechte Abstand des M. quadriceps zur Kniegelenkdrehachse. Der Lastarm bei aufgerichtetem Oberkörper ist größer als der Lastarm bei vorgebeugtem Rumpf. Daher ist die vom M. quadriceps aufzuwendende Kraft beim gebeugtem Knie mit aufrechtem Oberkörper größer als mit vorgebeugtem Rumpf.

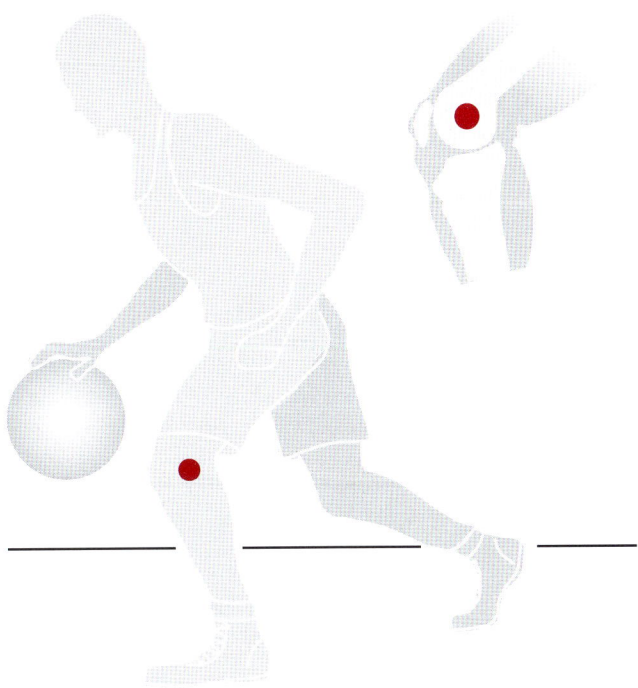

Abb. 13.4:
Kniegelenk als zweiarmiger Hebel

Merke

Aus der Beobachtung des Hebens von schweren Lasten ist abzuleiten, dass Körperschwerpunktlinie und Lastlinie so nahe wie möglich beieinander liegen sollten.

Bezug zur Praxis

- Der assistive Transfer von Patienten vom Sitz zum Stand erfordert eine geübte Technik. Hier verlagert man die Körperschwerpunktlinie des sitzenden Patienten vor dessen Körper. Gleichzeitig bringt der Therapeut seinen Körperschwerpunkt näher zum Patienten, um so den Lastarm zu verkleinern. In der Transferphase des Hebens nutzt der Therapeut die Aufrichtungskraft seiner Oberschenkelmuskulatur aus einer flektierten Knieausgangsstellung. Dies schont die Strukturen des Knies, gleichzeitig werden interne und externe die Weichteile belastende Kräfte reduziert.

13.4 Übungsauswahl

In diesem Abschnitt diskutieren wir biomechanische Gesichtspunkte, welche bei der Auswahl therapeutischer Übungen zu berücksichtigen sind.

13.4.1 Hebel

Drehbewegungen spielen im Alltag eine zentrale Rolle und sind Bestandteil aller menschlichen Komplexbewegungen. Bei Rotationen eines fest mit einer Achse verbundenen Objektes ist der Abstand des Objektschwerpunktes zum Drehpunkt von Bedeutung. Bekanntermaßen vergrößert sich der Momentenarm, je weiter der Schwerpunkt des zu bewegenden Teils vom Drehpunkt entfernt liegt (s. Kap. 8, 9). Auf den menschlichen Körper übertragen erhöht sich die aufzuwendende Muskelkraft und demzufolge die auf Weichteile und Knochen wirkenden Kräfte. Beispielsweise werden oft Übungen aus dem gebeugten Knie durchgeführt. Eine zugehörige Skizze, bezogen auf die Sagittalebene, ist in Abb. 13.5 dargestellt. Es liegt ein Hebelsystem mit dem Kniegelenk als Drehpunkt vor.

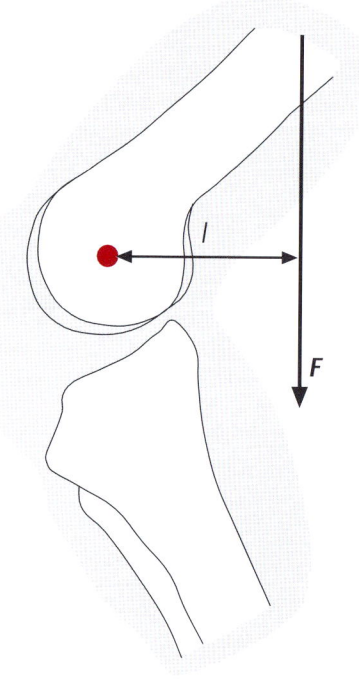

Abb. 13.5:
Kraftverhältnisse in gebeugter Kniestellung

Das Drehmoment $F \cdot l$ nimmt betragsmäßig zu, je mehr das Bein flektiert wird. Der Therapeut kann die Körperschwerpunktlinie näher oder weiter an die Kniegelenkdrehachse verlagern. Auf diese Weise werden unterschiedliche Momente und Muskelkräfte provoziert.

Bezug zur Praxis

- Zum Kräftigen der Muskulatur des Schultergelenkes können Gewichtsmanschetten an Armen eingesetzt werden. Unter Berücksichtigung der Belastbarkeit des Patienten werden Größe und Position des Gewichtes und dessen Auswirkung auf das Drehmoment (Articulatio humeri) erleichtert oder erschwert. Die Körperlage (Rücken, Bauch, Seite) im Raum beeinflusst die muskuläre Beanspruchung, obwohl aus Sicht der Mechanik Hebel und Hebelarm gleich bleiben.

13.4.2 Energieaufwand

Das Körpergewicht des Patienten bestimmt dessen Energieverbrauch und findet bei Übungsintensität und Ausführungsgeschwindigkeit von therapeutischen Übungen Berücksichtigung. Dabei ist es erforderlich, den Zusammenhang zwischen Körpergewicht, Ausführungsgeschwindigkeit von Übungen und Leistung abzuschätzen. Exemplarisch betrachten wir das Training mit dem Steppergerät (*Harvard* Stepptest). Die Ergebnisse sind in ihrer Grundaussage jedoch verallgemeinerbar.

13.4 Übungsauswahl

Situation: Wir bestimmen die zu erbringende Leistung bei Übungen mit dem Steppergerät (s. Abb. 13.6).

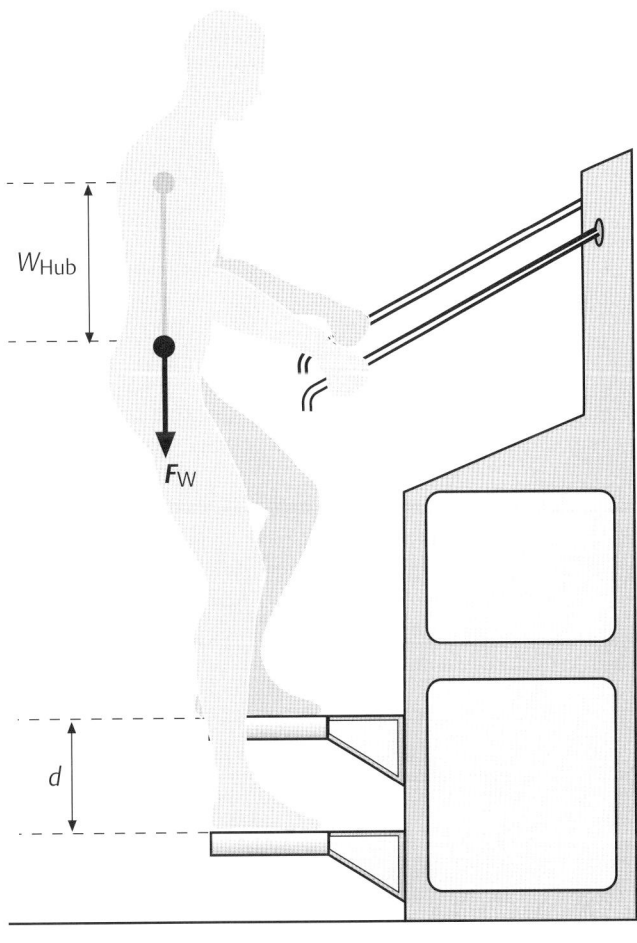

Abb. 13.6: Übungen am Stepper

Bezeichnung	Bedeutung
F_W	Gewichtskraft des Patienten
P	verrichtete Leistung
W_{Hub}	Hubarbeit
d	Höhe der Stufen
h	insgesamt überwundene Höhe
n	Anzahl der Wiederholungen
t	Übungsdauer

Biomechanische Analyse

Zuerst muss die zu verrichtende Arbeit bestimmt werden. Man erhält die Leistung, indem die verrichtende Arbeit durch die Zeit t dividiert wird. Im vorliegenden Fall haben wir es mit Hubarbeit W_{Hub} zu tun, welche sich nach der Formel (vgl. Kap. 10)

$$W_{Hub} = F_W \cdot h$$

berechnet. Dazu müssen wir die zu überwindende Gesamthöhe h ausrechnen, das ist der Höhenunterschied der Stufen multipliziert mit der Anzahl der Wiederholungen:

$$h = n \cdot d$$

Die Leistung ist dann:

$$P = \frac{W_{Hub}}{t}$$

Größe	Zahlenwert
F_W	700 N
d	0.25 m
n	60
h	15 m
W_{Hub}	$t = 120\,s \Rightarrow W_{Hub} = 10500\,Nm = 10.5\,kJ$
P	$t = 60\,s \Rightarrow P = 175\,W$
W_{Hub}	$t = 60\,s \Rightarrow W_{Hub} = 10500\,Nm = 10.5\,kJ$
P	$t = 120\,s \Rightarrow P = 87.5\,W$

Beachte
- Bei identischen Übungsbedingungen (Anzahl der Repetitionen, Dauer etc.) ist die von schwereren Personen erbrachte Leistung größer.
- Weniger Repetitionen in gleicher Zeit haben geringere Leistung und damit einen geringeren Energieverbrauch zur Folge; dies führt zu einer Minderbelastung des kardiovaskulären Systems.

Bezug zur Praxis
- Zwischen Geschwindigkeit und Energieaufwand bestehen bei allen körperlichen Tätigkeiten direkte Beziehungen. So beträgt zum Beispiel der Energieaufwand bei gleicher Geschwindigkeit für das Radfahren nur etwa 50 % des Wertes für das Laufen.
- Die maximale Sauerstoffaufnahme dient als Basiswert zur Beurteilung der kardiopulmonalen Kapazität (*Tiffeneau*-Test) und wird zur Leistungsvergleichskontrolle verwendet.

13.5 Biomechanik therapeutischer Übungen

Dieser Abschnitt dient zur Identifizierung und Analyse bekannter therapeutischer Übungen. Bei Muskelaufbau- und Ausdauerübungen muss meist ein zusätzlicher externer Widerstand überwunden werden. Wie beim Sit-up oder Liegestütz ist das Hebelgesetz das zugrunde liegende biomechanische Prinzip. Der Trainingswiderstand lässt sich daher durch folgende Maßnahmen ändern:

- Verändern der Kraft,
- Verändern des Hebelarms,

13.5 Biomechanik therapeutischer Übungen

- Verändern der Lastwirkungslinie,
- Verändern der Körperposition im Raum.

Sit-up: Dient primär zur Kräftigung der Bauch- und Hüftflexionsmuskulatur. Die Übung wird aus der Rückenlage ausgeführt. Zur Minimierung der Flexionskraft des M. iliopsoas wird die Übung mit angewinkelter Hüfte und angewinkelten Knien ausgeführt.

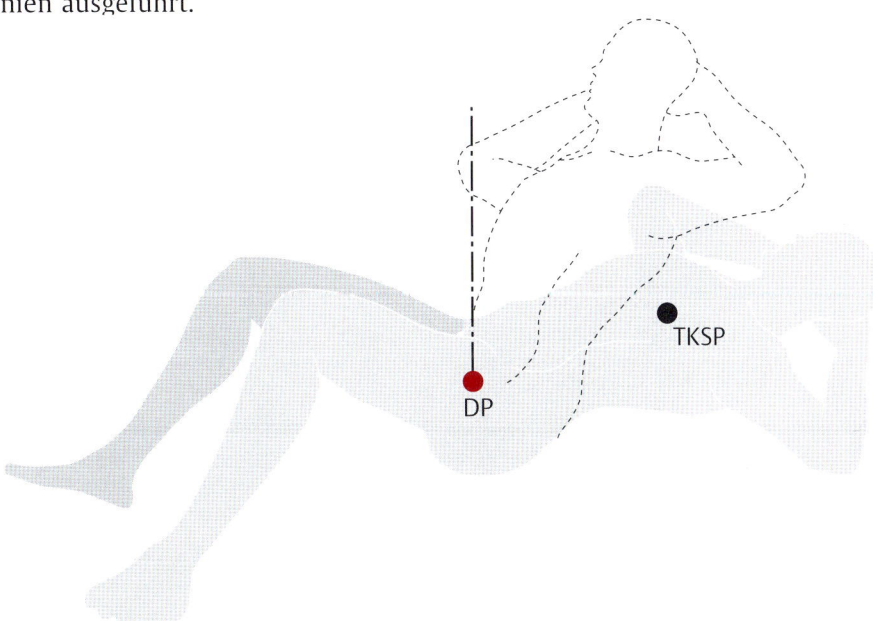

Abb. 13.7: Positionen beim Sit-up

Beim symmetrischen Sit-up kommt es zur Flexion des Rumpfes durch zunehmenden Spannungsaufbau der Bauchmuskulatur. Drehachse ist das Hüftgelenk, die angreifende Kraft ist das Teilkörpergewicht des Rumpfes; der Hebelarm ist der Abstand des Teilkörperschwerpunktes des Oberkörpers zum Hüftgelenk (Abb. 13.7). Beim Übergang von der liegenden zur sitzenden Position (Abb. 13.7) nähert sich der TKSP dem Hüftgelenk an, d. h. der Hebelarm verringert sich und das zu überwindende Moment nimmt ab. Die von den Muskeln aufzubringende Kraft reduziert sich.

Beinheben: Diese Übung dient zur Kräftigung der Oberschenkel- und Hüftflexionsmuskulatur. Die Übung wird auf dem Rücken liegend ausgeführt. Die Arme werden hinter dem Kopf verschränkt. Ein Bein wird bis zu einem Winkel von 45° angehoben und danach wieder abgesenkt. Drehpunkt ist die Transversalachse durch das Hüftgelenk. Der Hebelarm entspricht dem Abstand des Teilkörperschwerpunktes der unteren Extremität zum Drehpunkt, die angreifende Kraft wird von der Gewichtskraft der unteren Extremität gebildet (s. Abb. 13.8).

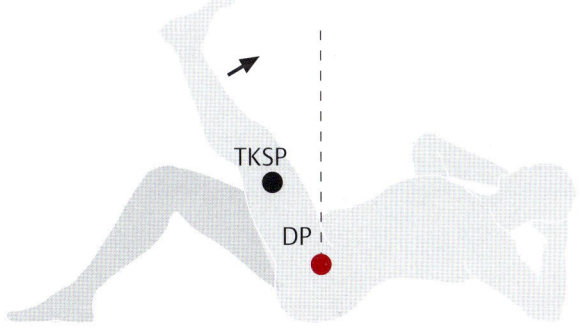

Abb. 13.8: Heben eines Beines

In der Ausgangsstellung ist der Hebelarm etwa der gleiche wie beim Sit-up. Da jedoch die Masse eines Beines weniger als ein Sechstel der Masse des Rumpfes beträgt, ist das zu überwindende Moment etwa um fünf Sechstel geringer als beim Sit-up. Durch Anwinkeln der Knie wird der Hebelarm verringert und das von den Hüftflexoren zu überwindende Moment weiter reduziert.

Liegestütz: Der Liegestütz dient vor allem zur Kräftigung der Ellenbogen- und Schulterflexoren. Kopf, Rumpf und Beine bilden über der Wirbelsäule eine gerade Linie. Die Hände sind unter den Schultern platziert. Die zu überwindende Last ist die Körpergewichtskraft, Drehpunkt ist die Fußspitze, der Hebelarm ist der Abstand des Körperschwerpunktes zum Kontaktpunkt der Fußspitze mit dem Boden. Die variable Platzierung der Hände beeinflusst den Hebelarm und somit das von der Muskulatur zu überwindende Moment (s. Abb. 13.9).

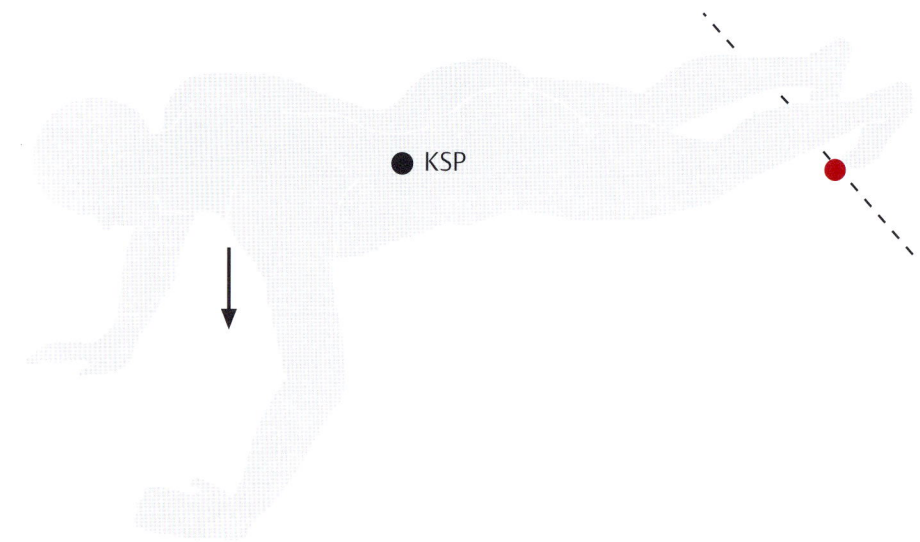

Abb. 13.9: Liegestütz

Butterfly: Diese Übung kräftigt die Brustmuskeln und kann mit Kurzhanteln ausgeführt werden. Man liegt in Rückenlage auf einer Bank. Zum Ausgleich einer eventuellen Hyperlumballordose werden ein oder beide Beine auf der Bank angewinkelt. Zunächst werden die Arme seitwärts auf Schulterhöhe gestreckt. Mit den Hanteln beschreibt man dann eine Kreisbewegung bis sie nebeneinander senkrecht über der Brust liegen.

Drehachse ist das Schultergelenk; die Kraft wird von der Hantelgewichtskraft und der Teilkörpergewichtskraft der oberen Extremität gebildet. Der Hebelarm ist der senkrechte Abstand zwischen der Wirkungslinie der Kraft und der Drehachse und nimmt beginnend mit der Ausgangsstellung im Verlauf der Bewegung ab, wodurch auch das Drehmoment kleiner wird (s. Abb. 13.10).

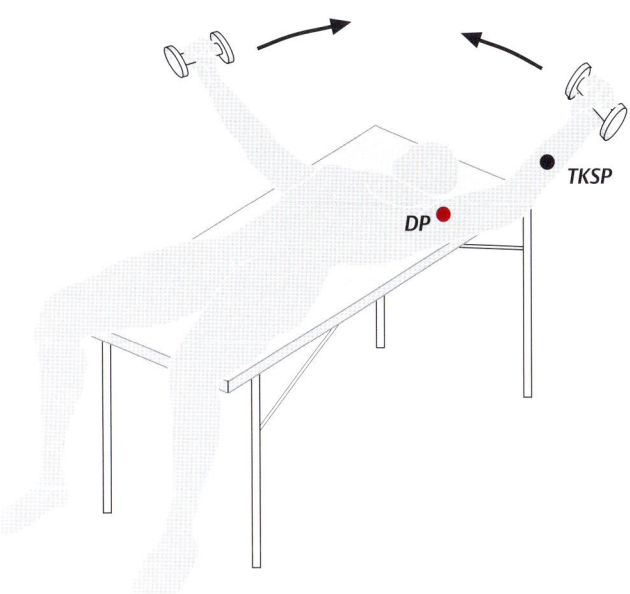

Abb. 13.10: Butterfly

13.6 Kontrollfragen

- ✓ Welche Hilfsmittel verwendet man in der qualitativen Biomechanik?
- ✓ Modellieren Sie die Haltefunktion des M. quadriceps femoris in verschiedenen Ausgangsstellungen.
- ✓ Erläutern Sie, warum das Körpergewicht von Patienten bei der Wahl des Therapiekonzeptes eine Rolle spielt.
- ✓ Analysieren Sie verschiedene Ausgangsstellungen bei der Elevation des Armes mit distal angelegten Gewichten.
- ✓ Diskutieren Sie den Ein- und Zweibeinstand unter dem Gesichtspunkt der Stabilität.
- ✓ Betrachten Sie den Sit-up mit angewinkeltem Knie. Analysieren Sie den von den Muskeln zu überwindenden Widerstand.
- ✓ Geben Sie bei der vertikalen und horizontalen Beinpresse eine Position an, bei welcher Hüftgelenk, Sprunggelenk und Kniegelenk gleichmäßig trainiert werden.
- ✓ Analysieren Sie die Belastungsparameter beim Butterfly in verschiedenen Ausgangsstellungen!
- ✓ Diskutieren Sie die Verwendung eines Zuggerätes, wenn die Zughöhe variiert.
- ✓ Nennen Sie therapeutische Übungen und identifizieren Sie das zugrunde liegende biomechanische Prinzip.

14 Die Belastbarkeit biologischer Strukturen

14.1 Auftrieb in Fluiden
14.1.1 Fluide
14.1.2 Der hydrostatische Druck
14.1.3 Die Auftriebskraft und das archimedische Prinzip
14.2 Dehnung und Spannung
14.3 Belastungsfälle der Biomechanik
14.4 Knochen- und Weichteilbelastungen
14.5 Kraftentwicklung im Körper
14.6 Kontrollfragen

14.1 Auftrieb in Fluiden

14.1.1 Fluide

Unter dem Begriff **Fluid** fasst man sowohl **Flüssigkeiten** als auch Gase zusammen. Während sich Gase ausdehnen und jeden Behälter ausfüllen, hängt das Volumen einer Flüssigkeit in einem Gefäß nicht von der Gefäßform ab. Man nennt Flüssigkeiten daher **inkompressibel**. Wir beschäftigen uns speziell mit der Flüssigkeit Wasser. Die **Hydrostatik** ist die Lehre von den Flüssigkeiten und Gasen in ruhendem Zustand und die **Hydrodynamik** die Lehre von den Strömungen in Flüssigkeiten und Gasen. Letztere spielt aber in der elementaren Biomechanik keine nennenswerte Rolle.

Gelegentlich interessiert man sich für die **relative Dichte** ρ_{rel} eines Materials: sie ist dessen Dichte ρ im Verhältnis zur Dichte von Wasser bei einer Temperatur von 273.15 Kelvin (entspricht 4 °Celsius). Wasser hat bei 4 °C eine Dichte von 1000 kg/m^3, oder anders ausgedrückt, ein Liter Wasser entspricht bei 4 °C einem Kilogramm. Man erhält die relative Dichte, indem man die Dichte des vorliegenden Stoffes durch 1000 kg/m^3 teilt:

$$\text{Relative Dichte } [\rho_{rel}] = \frac{\text{Dichte}}{1000 \, \frac{kg}{m^3}}$$

Man beachte, dass ρ_{rel} eine dimensionslose Größe ist. Die relative Dichte gibt an, wie sich ein Gegenstand im Wasser verhält (s. Tab. 14.1) und darf nicht mit der Dichte ρ verwechselt werden (vgl. Kap. 4.5).

Tab. 14.1: Verhalten von Objekten unterschiedlicher Dichte in Wasser

ρ_{rel}	Verhalten des Objekts
$\rho_{rel} < 1$	Objekt steigt
$\rho_{rel} = 1$	Objekt schwebt
$\rho_{rel} > 1$	Objekt sinkt

Für schwimmende Gegenstände ist der Bruchteil des Volumens, der in Wasser eingetaucht ist, gleich dem Quotienten aus der Dichte des Gegenstandes und der Dichte des Wassers (s. Kap. 14.1.**3**).

▶ *Beispiele:*
- Eis hat eine Dichte von 920 kg/m^3, daraus folgt, dass dessen relative Dichte 0.92 ist. Eis treibt im Wasser. Dabei befinden sich 92 % seines Volumens unterhalb der Wasseroberfläche.
- Die relative Dichte des menschlichen Körpers liegt zwischen 0.86 und 0.97 und hängt u.a. von Alter, Gesundheitszustand und Luftkapazität der Organe ab.

In Tab. 14.**2** sind die relativen Dichten einiger Stoffe zusammengestellt.

Tab. 14.1: Verhalten von Objekten unterschiedlicher Dichte in Wasser

Material	relative Dichte
Wasser	1.00
Eis	0.92
Meerwasser	1.01 – 1.05
Holz	0.45 – 0.75
Blei	11.38
Knochen	1.65 – 2.05
Silikon	1.2 – 2.3
Neon	0.0009
Neopren	1.30

14.1.2 Der hydrostatische Druck

In Kapitel 4 haben wir den Oberflächendruck als Kraft pro Fläche eingeführt. Der entsprechende Sachverhalt in Flüssigkeiten wird durch den Schweredruck beschrieben.

Definition

Der **Schweredruck** oder **hydrostatische Druck** p (englisch: **p**ressure) ist der Druck, welcher in einer Flüssigkeit der Dichte ρ aufgrund ihrer eigenen Gewichtskraft entsteht. Das ist die Gewichtskraft, welche von einer Flüssigkeitssäule der Höhe h auf ihre Grundfläche A ausgeübt wird:

$$\text{Druck } [p] = \frac{\text{Kraft}}{\text{Fläche}}$$

formelmäßig: $\quad p = \dfrac{\rho \cdot h \cdot A \cdot g}{A} = h \cdot \rho \cdot g$

Einheit: $1\,Pa = 1\,Pascal$

Beachte
- Der Schweredruck ist abhängig von der Flüssigkeit und der Tiefe, in der er gemessen wird.
- Um den absoluten Druck zu erhalten, muss zu dem gemessenen Druck noch der atmosphärische Druck addiert werden. Der Atmosphärendruck hat, bezogen auf Seehöhe bei einer Temperatur von 0 °C, den Wert $1.01 \cdot 10^5\,Pa$.
- **Hydrostatisches Paradoxon:** Der hydrostatische Druck am Boden eines Gefäßes hängt nur von der Füllhöhe und nicht von der Form des Gefäßes, also insbesondere nicht von der Flüssigkeitsmenge ab.

▶ *Beispiel:*

Wie groß ist der Wasserdruck in einem 80000 Liter fassenden rechteckigen (kreisförmigen) Wasserbecken in zwei Meter Tiefe? Nach dem hydrostatischen Paradoxon hängt der Schweredruck nicht von der Form des Beckens ab. Er ist allein bestimmt durch die Dichte ρ von Wasser, diese beträgt bei 4 °C in zwei Meter Tiefe

$$\rho = 1000\,\frac{kg}{m^3}$$

Wir vernachlässigen die aktuelle Wassertemperatur, da diese die Dichte nur unwesentlich beeinflusst und erhalten:

$$p = h \cdot \rho \cdot g = 2\,[m] \cdot 1000\left[\frac{kg}{m^3}\right] \cdot 9.81\left[\frac{m}{s^2}\right] = 19620\left[\frac{kg}{ms^2}\right] = 19620\,[Pa]$$

In fünf Metern beträgt der Druck $49050\,Pa$, während er sich in einem Meter Wassertiefe auf $9810\,Pa$ beläuft. Diese Drücke herrschen unabhängig von der speziellen Kontur des Wasserbeckens.

Bezug zur Praxis
- Im menschlichen Körper fließt (das Fluid) Blut. Der Blutdruck wird mit dem Manometer gemessen. Der Schweredruck, welcher von der Schwerkraft verursacht wird, hat Einfluss auf den Blutdruck. Im Liegen ist der arterielle Druck annähernd gleich dem Blutdruck im Herzen, im Stehen jedoch nimmt der Schweredruck vom Kopf zu den Beinen hin zu. Dies ist ein Grund für Stauungen in den Beinen bei Patienten mit zirkulatorischen Störungen.

14.1.3 Die Auftriebskraft und das Archimedische Prinzip

Im Rahmen der Rehabilitation werden auch Übungen im Bewegungsbad ausgeführt. Dabei werden wir scheinbar leichter, präziser ausgedrückt: unsere Gewichtskraft nimmt scheinbar ab. Dieses Phänomen wird als **statischer Auftrieb** bezeichnet. Bei den folgenden Überlegungen beschränken wir uns hauptsächlich auf das Medium Wasser.

Definition

Die **Auftriebskraft** F_A ist die Kraft, welche eine Flüssigkeit auf ein darin eingetauchtes Objekt ausübt, sie ist entgegengesetzt gerichtet zur **Gewichtskraft** F_G des Objektes.

Auftrieb ist eine entgegen der Erdanziehung gerichtete Kraft, welche auf alle Gegenstände wirkt, die ganz oder teilweise in einer Flüssigkeit eingetaucht sind. Auftrieb entsteht durch die Druckdifferenz zwischen Ober- und Unterseite des Objektes. Befindet sich dessen Oberseite in der Tiefe h_{oben} und die Unterseite in der Tiefe h_{unten} und bezeichnet A die untergetauchte Fläche des Objekts, so ist die Auftriebskraft F_A gegeben betragsmäßig durch:

14.1 Auftrieb in Fluiden

$$F_A = A \cdot \rho \cdot g \cdot (h_{\text{oben}} - h_{\text{unten}})$$

dabei ist ρ die Dichte der Flüssigkeit. Die Auftriebskraft wird in Newton angegeben und hängt von p und dem Volumen des Objektes, nicht jedoch von dessen Zusammensetzung oder Form ab. Beziehungen zwischen dem Betrag der Auftriebskraft und der Gewichtskraft sind in Tab. 14.3 zusammengestellt.

Tab. 14.3: Auftriebsverhalten von Gegenständen

Beziehung zwischen F_A und F_G	Verhalten des Objekts
$F_A > F_G$	Objekt steigt
$F_A = F_G$	Objekt schwebt
$F_A < F_G$	Objekt sinkt

Beachte Ursache der Auftriebskraft ist der unterschiedliche **Schweredruck** p in unterschiedlichen Wassertiefen.

Personen, die Mobilitätsschwierigkeiten an Land haben, können sich in Wasser oft besser bewegen, da sie offenbar „leichter" sind und die Belastung auf Gelenke und Bandapparat geringer ist. Dieses „Wassergewicht" kann man rechnerisch bestimmen, dazu nutzen wir das Archimedische Prinzip aus.

Das Archimedische Prinzip

> Ein Objekt, das teilweise oder vollständig in Wasser eingetaucht ist, erfährt eine Auftriebskraft, deren Betrag gleich der Gewichtskraft des verdrängten Volumens ist.

Wegen des Schweredruckes in Wasser sind alle darin eingetauchten Objekte leichter als außerhalb. Nach dem Archimedischen Prinzip ist die Auftriebskraft F_A eines Gegenstandes gleich der Gewichtskraft F_W des von ihm verdrängten Wassers; da F_W aber gleich dem Volumen V_W des verdrängten Wassers multipliziert mit der Gewichtsdichte $\rho \cdot g$ ist, folgt die Beziehung:

$$F_A = V_W \cdot \rho \cdot g$$

Die **effektive Gewichtskraft** F_{Eff}, die auf ein untergetauchtes Objekt wirkt, ist die **reale Gewichtskraft** F_G vermindert um die Auftriebskraft:

effektive Gewichtskraft in Wasser = reale Gewichtskraft − Auftriebskraft

formelmäßig: $\boldsymbol{F_{\text{Eff}} = F_G - F_A}$

Die effektive Gewichtskraft F_{Eff} des eingetauchten Objekts ist also um den Faktor

$$\left(1 - \frac{\rho_{\text{wasser}}}{\rho_{\text{Objekt}}}\right)$$

kleiner als die tatsächliche Gewichtskraft $\boldsymbol{F_G}$.

Beachte

- Auch in der Luft erfahren Gegenstände eine Auftriebskraft (aerodynamischer Auftrieb), welche der Gewichtskraft der verdrängten Luft entspricht.
- Die Gewichtskraft wirkt immer abwärts und die Auftriebskraft immer aufwärts. Bei untergetauchten Körpergliedmaßen sind durch den Auftrieb hervorgerufene Drehmomente entgegengesetzt gerichtet zu den Momenten, welche durch das Gewicht der Gliedmaßen verursacht werden.

▶ **Beispiel:**

Ein Mensch hat etwa die 1.2fache Dichte des Wassers. Ein Körper hat also in Wasser die Auftriebskraft:

$$F_A = \frac{\rho_{Wasser}}{\rho_{Objekt}} F_G = \frac{1}{1.2} F_G = 0.83 \, F_G$$

Das entspricht also 83 % seines Körpergewichts. Unter Wasser ist das effektive Gewicht eines Menschen nur 17 % seines tatsächlichen Gewichts. Bei einer Person, deren Gewichtskraft $F_G = 800 \, N$ beträgt, ist die effektive Gewichtskraft:

$$F_{Eff} = \left(1 - \frac{\rho_{Wasser}}{\rho_{Objekt}}\right) F_G = \left(1 - \frac{1000}{1200}\right) \cdot 800 \, N = 133 \, N$$

Da die Dichte des menschlichen Körpers nur wenig über der von Wasser liegt, ist die scheinbare Gewichtsverminderung erheblich; das wird in der Hydrotherapie ausgenutzt.

Bezug zur Praxis

- Das Archimedische Prinzip wird in der Therapie zur Behandlung von Personen mit Bewegungseinschränkungen genutzt. Die Auftriebskraft entlastet die aufzubringende Muskelkraft bei der Durchführung von Übungen mit einem teilweise in Wasser eingetauchtem Körper. Die Körperstabilität einer im Wasser befindlichen Person wird – im Gegensatz zum Land - durch die Lage des Auftriebsschwerpunktes zum Körperschwerpunkt bestimmt (s. Abb. 14.**1**). Durch die Erzeugung von Drehmomenten befindet sich der Körper ständig im labilen Gleichgewicht.

Der **Auftriebsschwerpunkt (ASP)** eines untergetauchten Körpers stimmt mit dem Schwerpunkt des von ihm verdrängten Wasservolumens überein. Im allgemeinen sind beide Schwerpunktlinien verschieden, was zu Dreheffekten auf den Körper führt und einen ständigen Bewegungsausgleich erforderlich macht.

Die effektive Gesamtdichte des menschlichen Körpers kann unter die Dichte von Wasser gesenkt werden, wenn die Lungen voll mit Luft gefüllt sind. Beträgt die relative Dichte des Körpers nach einer maximalen Einatmung beispielsweise 0.95, so schwimmt der Körper. Der Anteil des sich unter Wasser befindlichen Körpers beträgt dann 95 %.

Situation: Wir untersuchen die auf das Kniegelenk wirkenden Kräfte bei Beugung des Knies im Stand und zwar a) an Land und b) in Wasser (s. Abb. 14.**2**).

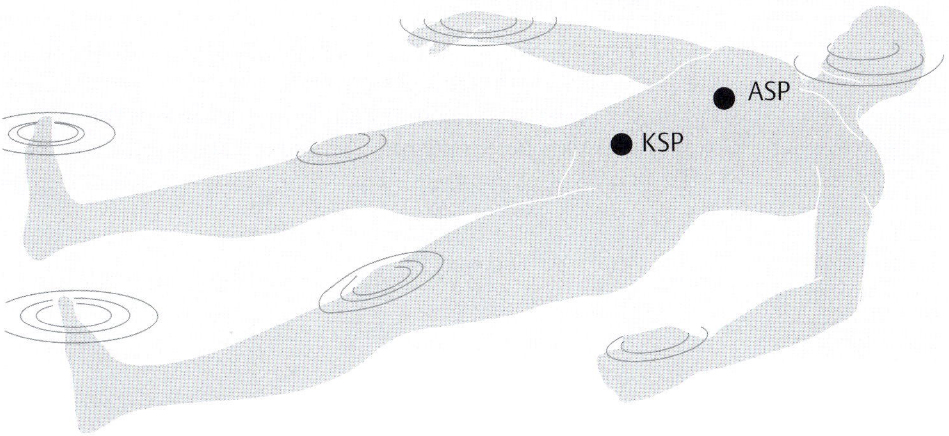

14.1 Auftrieb in Fluiden

Abb. 14.1:
Auftriebsschwerpunkt (ASP) und Körperschwerpunkt (KSP)

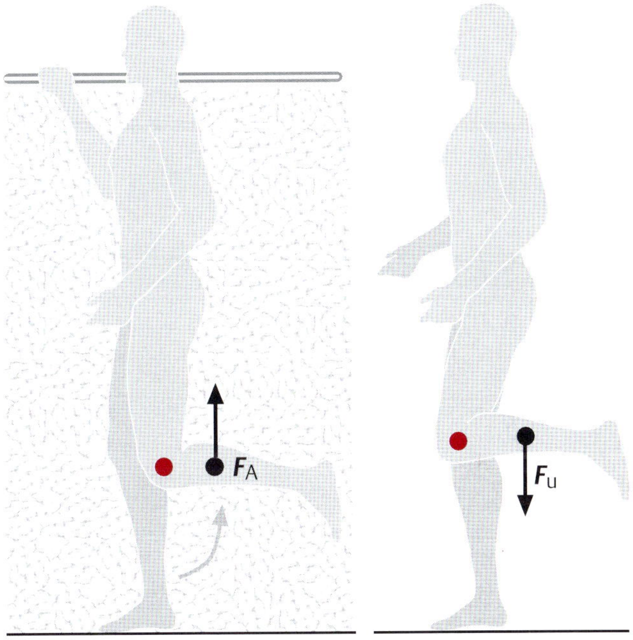

Abb. 14.2:
Beugung der unteren Extremität
a) in Wasser
b) an Land

Die verwendeten Bezeichnungen sind nachfolgend zusammengefasst.

Bezeichnung	Bedeutung
F_U	Gewichtskraft des Unterschenkels
F_A	Auftriebskraft des Unterschenkels
M_L	Drehmoment bei Bewegung an Land
M_A	Drehmoment, durch die Auftriebskraft verursacht
M_{H_2O}	Drehmoment bei Bewegung im Wasser
ρ	relative Dichte der unteren Extremität
●	Drehpunkt ist das Knie
d	senkrechter Abstand der Kniedrehachse zum TKSP/ASP

Biomechanische Analyse

Zur Vereinfachung nehmen wir an, dass der Teilkörperschwerpunkt des Unterschenkels mit dessen Auftriebsschwerpunkt übereinstimmt. In der Sagittalebene können wir das Kniegelenk als einen Hebel erster Art mit fixiertem Drehpunkt modellieren. Bei Bewegung an Land haben wir (vgl. Kap. 9) das Drehmoment:

14.1 Auftrieb in Fluiden

$$\boldsymbol{M}_L = \boldsymbol{F}_U \cdot d$$

Der Betrag der Auftriebskraft ist die Gewichtskraft des Unterschenkels geteilt durch dessen relative Dichte:

$$F_A = \frac{F_U}{\rho}$$

Das durch diese Auftriebskraft im Wasser hervorgerufene Drehmoment ist gegeben durch:

$$\boldsymbol{M}_A = \boldsymbol{F}_A \cdot d$$

$\boldsymbol{M}_A$ dreht entgegengesetzt wie das Moment $\boldsymbol{M}_L$. Wir modellieren das Kniegelenk in der Sagittalebene mit einem gemeinsamen Drehpunkt, daher ist das auf das Kniegelenk im Wasser wirkende Drehmoment $\boldsymbol{M}_{H_2O}$ die Summe der beiden Drehmomente $\boldsymbol{M}_A$ und $-\boldsymbol{M}_L$:

$$\boldsymbol{M}_{H_2O} = \boldsymbol{M}_L + \boldsymbol{M}_A$$

Größe	Zahlenwert
F_U	45 N
F_A	37.5 N
d	22 cm
M_A	8.25 N
M_L	9.9 N
M_{H_2O}	1.65 N
ρ	1.2

Das auf das Kniegelenk im Wasser wirkende Drehmoment ist bei einem Erwachsenen sechsmal geringer als an Land, diese Entlastung wird bei Unterwasserbewegungsübungen von Patienten ausgenutzt. Allerdings ist bei Unterwassergymnastik der Einfluss des hydrostatischen Drucks zu berücksichtigen.

14.2 Dehnung und Spannung

Die Belastbarkeit von menschlichen Strukturen oder Implantaten ist eine Problematik, mit welcher Bewegungstherapeuten in der beruflichen Praxis oft konfrontiert werden. Wir lernen Methoden kennen, mit denen solche Beanspruchungen hinreichend genau bestimmt werden können. Dazu klären wir zuerst die notwendigen physikalischen Begriffe ab.

Ein fester Gegenstand lässt sich vorübergehend oder dauernd verformen. Im ersten Fall spricht man von **elastischer**, im letzteren Fall von **plastischer Verformung**. Wie ein Objekt auf äußere Kräfte reagiert, hängt von seiner Material-

14.2 Dehnung und Spannung

beschaffenheit ab und kann durch entsprechende Kenngrößen beschrieben werden. Die Verformung des Gewebes, etwa beim Massieren, stellt eine elastische und ein Knochenbruch stellt eine plastische Verformung dar.

Zieht man an einem Therapieband aus Gummi, welches die Länge l hat, nimmt seine Länge um den Betrag Δl zu. Man sagt, das Band wurde um die Strecke Δl gedehnt.

Definition

Das Verhältnis aus Längenänderung Δl zur Ausgangslänge l eines Gegenstandes bezeichnet man als **Dehnung**. Dehnung wird mit dem kleinen griechischen Buchstaben ε bezeichnet.

$$Dehnung\ [\varepsilon] = \frac{Längenänderung}{Ausgangslänge} \quad \frac{[\Delta l]}{[l]}$$

formelmäßig: $\varepsilon = \dfrac{\Delta l}{l}$

Einheit: dimensionslos

▶ *Beispiel:*
Bänder und Sehnen können eine Längsdehnung um 5 % bis 10 % aushalten, Knochen dagegen nur von 1 % bis 4 %. Diese Werte sind abhängig von physiologischen Gegebenheiten.

In der Biomechanik ist die Dehnung eine der bedeutenden Kenngrößen zur Beurteilung des mechanischen Verhaltens organischer Strukturen. Eng verknüpft mit der Dehnung ist der Begriff der **Spannung**. Wirken auf einen Gegenstand äußere Kräfte, so kann der Gegenstand bewegt oder deformiert werden. Es kann auch vorkommen, dass der Gegenstand sowohl bewegt als auch deformiert wird, z. B. ein Ball, der mit dem Fuß angestoßen wird. Spannungen sind Kräfte in einem Gegenstand, die versuchen, dessen **Deformation** zu verhindern. Steht eine Person stabil auf dem Boden, so befinden sich die externen Kräfte im Gleichgewicht: die Bodenreaktionskraft und die Gewichtskraft gleichen sich aus. Zusätzlich zu diesem äußeren Kraftsystem gibt es jedoch auch innere Kräfte, die sich ebenfalls im Gleichgewicht befinden.

Definition

Die mechanische **Spannung T** (englisch: **T**ension) ist der Quotient aus wirkender Kraft F zur Fläche A, an welcher die Kraft F angreift.

$$Spannung\ [T] = \frac{angreifende\ Kraft}{Fläche} \quad \frac{[F]}{[A]}$$

formelmäßig: $T = \dfrac{F}{A}$

Einheit: $1\ \dfrac{Newton}{Quadratmeter} = \dfrac{N}{m^2} = 1\ Pascal = 1\ Pa$

Beachte

- Spannung wird in Kraft pro Flächeneinheit ausgedrückt. Spannung ist ein Maß für die Belastung innerhalb eines Materials.
- Je nach Richtung der Kraft handelt es sich um eine Druck- oder eine Zugspannung.
- Bei der isometrischen Kontraktion ist der Muskel an Ursprung und Ansatz fest eingespannt, es kommt zu einer internen Spannungsveränderung, aber nicht zu einer Längenänderung des Muskels.
- Nach „maximaler" Dehnung kann ein Skelettmuskel nur bis zur Hälfte seiner Ausgangslänge verkürzt werden (*Weber-Fick'sche* Regel).

Im elastischen Bereich stehen Spannung und Dehnung in direkter Beziehung zueinander. Das ist Gegenstand des Hooke'schen Gesetzes.

Hooke'sches Gesetz

Dehnung und Spannung sind im elastischen Bereich zueinander proportional; es gilt genauer:

$$\text{Dehnung } [\varepsilon] = \frac{\text{Spannung}}{\text{Elastizitätmodul}} \quad \frac{[T]}{[E]}$$

formelmäßig: $\varepsilon = \dfrac{T}{E}$

Einheit von E: $1 \dfrac{\text{Newton}}{\text{Quadratmeter}} = \dfrac{N}{m^2} = 1 \text{ Pascal}$

Die Proportionalitätskonstante E heißt **Elastizitätsmodul**, er gibt die Eigenschaften des betreffenden Materials an.

An der Grenze des Proportionalitätsbereiches liegt auch die Grenze des Elastizitätsbereiches. Auslenkungen innerhalb dieses Intervalls sind reversibel. Wird die sogenannte **Elastizitätsgrenze** überschritten, gilt das Hooke'sche Gesetz nicht mehr. Jenseits der Elastizitätsgrenze schließt sich die Fließgrenze an, welche durch reversible Längenänderung gekennzeichnet ist, bis die Zerreißgrenze erreicht ist. Das ist beispielsweise der Fall, wenn man an einem Therapieband so lange zieht, bis es reißt. Der Elastizitätsmodul einiger Materialien ist in Tab. 14.**4** aufgelistet.

Tab. 14.4: Elastizitätsmoduli verschiedener Materialien

Material	E
Stahl	$200 \cdot 10^9 \, Pa$
Chrom	$280 \cdot 10^9 \, Pa$
Knochen	$9 - 16 \cdot 10^9 \, Pa$
Polyamid	$1.5 - 3 \cdot 10^9 \, Pa$
Beton	$23 \cdot 10^9 \, Pa$

▶ *Beispiel:*
- Stören auf den Körper extern einwirkende Kräfte das Gleichgewicht der internen Spannung, so besteht die Gefahr von strukturellen Veränderungen, beispielsweise in Form von Frakturen, wie beim unkontrollierten Sturz auf hartem Boden.
- Schädigungen des medialen Meniskus werden provoziert, wenn extreme Zug- und Scherkräfte, hervorgerufen durch die kollaterale Innenbandverbindung, die strukturelle Spannung innerhalb des Meniskus übersteigen. Ein häufiger Unfallmechanismus ist ein flektiertes und rotiertes Knie in Kombination mit externer Gewalteinwirkung von lateral.

Bezug zur Praxis
- An der Funktionsdynamik und Stabilität des Kniegelenkes sind unter anderem die Kreuzbänder sowie die kollateralen Ligamente wesentlich beteiligt. Bekanntlich sind Kombinationsverletzungen des Lig. cruciatum anterius mit dem medialen Meniskus und dem verwachsenen Kollateralband am häufigsten. Die relativ geringe Elastizität des vorderen Kreuzbandes stößt deutlich an die Toleranzgrenze bei extremer dynamischer Bremsarbeit in Flexion (negative Muskelarbeit in geschlossenem System), z. B. beim Abwärtsgehen auf schiefen Ebenen. Es provoziert einen extremen ventralen Schub der Femurkondylen auf dem Tibiaplateau (vgl. Kap. 9.4), resultierend in einer möglichen strukturellen Überbelastung. Schon vor Erreichen der Elastizitätsgrenze kann es bereits zu einem Trauma der ersten Fasern des hinteren Kreuzbandes kommen. In der Rehabilitation nach ligamentären Rekonstruktionen ist zu empfehlen, dass die Verwendung von schiefen Ebenen sowie das Treppengehen abwärts erst in der Spät-Vollbelastungsphase erfolgt.

Eine schräg zu einer Fläche angreifende Kraft kann in die **Normalspannung** T_N, die senkrecht zur Fläche wirkt, und die Schub- oder **Tangentialspannung** T_T, die parallel zur Fläche wirkt, zerlegt werden (vgl. Kapitel. 9.4).

14.3 Belastungsfälle der Biomechanik

Die direkte Berechnung von Spannung und Dehnung im menschlichen Organismus ist aufgrund der komplizierten Form und Beschaffenheit der beteiligten Strukturen vielfach nicht möglich. Die Belastung des Körpers bzw. von Körperteilen hängt primär ab von

- der Größe und Richtung der einwirkenden Kraft,
- der Fläche, auf welche diese Kraft einwirkt.

Wir fassen nachfolgend einige wichtige Belastungsfälle der Biomechanik zusammen.
Zug bzw. **Druck** tritt auf, wenn die Schubspannungen verschwinden und die Kraft gleichmäßig am Körper angreift. Der Gegenstand reagiert mit Dehnung bzw. Stauchung (s. Abb. 14.3). Kennzeichnend ist, dass keine Winkelveränderung auftritt. Druckspannung entsteht, wenn ein Objekt von außen komprimiert wird. Zugspannung entsteht, wenn ein Gegenstand durch äußere Kräfte gedehnt wird.

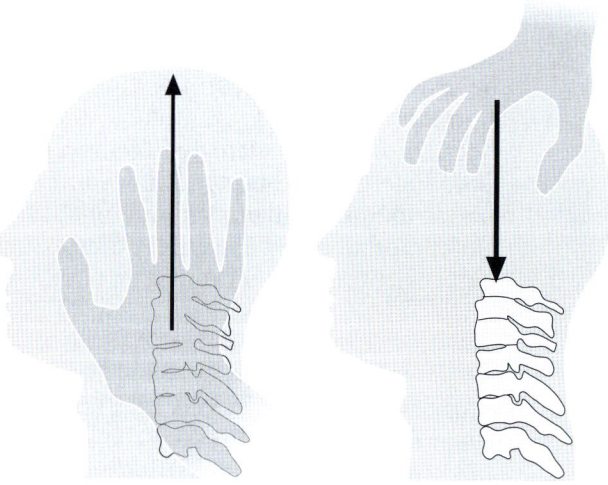

Abb. 14.3:
Dehnung und Stauchung

Bezug zur Praxis

- Zur Prüfung radikulärer Schmerzen des Plexus sacralis wird der Neuralspannungstest nach *Lasègue* (SLR) angewandt. An der Dorsalseite des Beines verläuft der N. ischiadicus inmitten der ischiokruralen Muskulatur und durch die Kniekehle. Beim Anheben eines gestreckten Beines in Rückenlage wird bei bestimmten Flexionsgraden der Hüfte ein Dehnungsschmerz auf der Seite ausgelöst, was man als Plexusirritation interpretieren kann.
- Bei Muskelverkürzungen oder Gelenkeinschränkungen werden in der Therapie die betreffenden bewegungslimitierenden Weichteile gedehnt. Eine bekannte Methode ist die muskuläre postisometrische Relaxations-Dehnungstechnik.

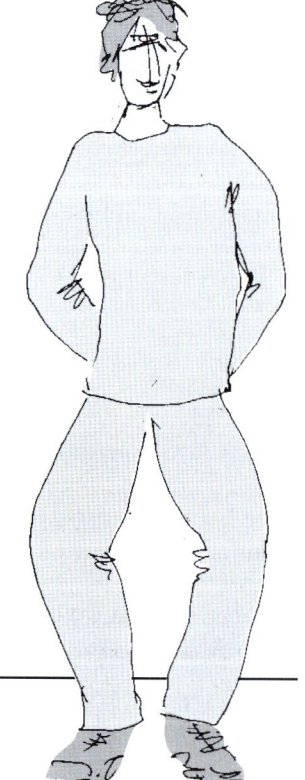

Biegung ist dadurch gekennzeichnet, dass die Schubspannungen verschwinden, während die Normalkraft ungleichmäßig angreift (s. Abb. 14.**4**).

Abb. 14.4:
Biegung

Bezug zur Praxis
- Bei einem asymmetrisch belasteten Knochen liegt eine Biegespannung vor. An der Belastungsseite entsteht eine konkave Stauchungsverformung, auf der entgegengesetzten Seite eine konvexe Dehnungsdeformation.
- In der Atemtherapie wird nach ausgewählter Dreh-Dehnlagerung des Patienten vom Therapeuten ein kontrollierter manueller Druck zur Mobilisation des Thorax ausgeübt. Über die Brustwirbelsäule und die Rippen wird eine Biegespannung erzeugt. Die Interkostalmuskulatur kann der Spannung als Zuggurt entgegenwirken und dabei ausgleichend wirken.

Scherung tritt auf, wenn Kräfte ausschließlich parallel zur Körperoberfläche angreifen (s. Abb. 14.5). Ein Beispiel ist der Entstehungsmechanismus der Spondylolisthesis durch die Ventralverschiebung des untersten Lendenwirbels auf dem Sakralplateau.

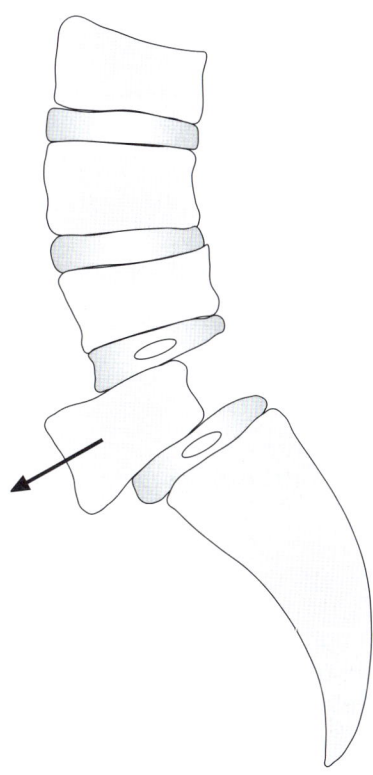

Abb. 14.5: Scherung

Bezug zur Praxis
- Die Rotation der Lendenwirbelsäule ist aufgrund der in sagittaler Ebene stehenden Facettenflächen in allen Segmenthöhen begrenzt. Die Rotationsachse liegt dorsal, daraus resultiert möglicherweise ein laterales Ausweichen der einzelnen Wirbelkörper, was zu internen Scherspannungen im Anulusbereich der Lamellenfasern des intervertebralen Diskus führt. Pathologische Veränderung durch Scherspannungen begrenzen eine Lokal- sowie Gesamtrotation der Wirbelsäule. In der Korrekturarbeit von bestimmten Entstehungsformen der Skoliose werden die drei Komponenten des Entstehungsmechanismus berücksichtigt. Im Vordergrund der Therapie steht eine Wiederherstellung der bilateralen Symmetrie der verursachenden Kräfte Axialkompression – Axialrotation – Lateralflexion.

Bei einer **Torsion** treten nur Schubspannungen auf, welche allerdings an unterschiedlichen Stellen in verschiedene Richtungen wirken und daher ein Drehmoment erzeugen (s. Abb. 14.6).

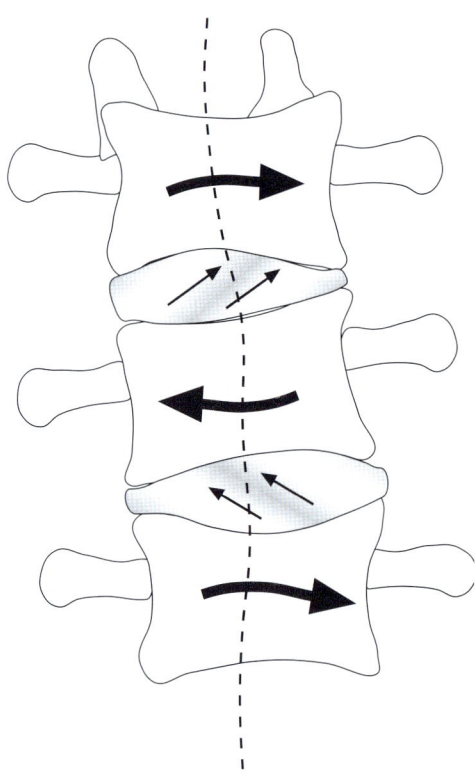

Abb. 14.6: Torsion

Bezug zur Praxis

- Beim physiologischen Kreuzgang ist ein Richtungswechsel der Schulter-Arm- und Becken-Bein-Transversalebenen zu beobachten. Beide rotieren um die gleiche Transversalachse der Wirbelsäule, aber in entgegengesetzte Richtungen. Hier entstehen über mehrere Bewegungssegmente hinweg Lokal- und Gesamttorsionen. Im Bereich des relativ straff eingespannten Lumbosakralabschnittes kommt es durch zusätzliche pathologische Veränderungen (Morbus Bechterew) oft zu einer gesamten Blockbewegung in höheren Segmenten sowie zu Schrittlängen- und -zyklusveränderungen. Es findet keine oder nur noch eine eingeschränkte funktionelle Torsion statt. Die Wiederherstellung physiologischer Lokomotion, speziell zur Vergrößerung des Torsionsumfanges der Wirbelsäule, kann u. a. mit aktivem Kreuzgangtraining oder reziproker manueller Mobilisation erreicht werden.

▶ *Beispiel:*

Bei der Verwringung (Torsion) von Röhrenknochen um ihre Längsachse entstehen Schubspannungen im Knochengewebe. Das durch Außendrehung des Fußes induzierte Torsionsmoment verursacht Kräfte an der Oberfläche der Tibia, dem gleichgewichtserzeugenden Knochen im distalen Segment. Dieses Drehmoment bewirkt eine Innenrotation des Tibiasegmentes. Die momenterzeugenden Kräfte wirken parallel zur Querschnittfläche der Tibia (Schubspannungen) und im Gegenuhrzeigersinn. Betrachtet man ein Knochenstück, so stellt man fest, dass dessen obere Fläche einer Kraft ausgesetzt ist, welche den inneren Drehmomentwiderstand erzeugt. Diese Kraft, die auf die obere Querschnittfläche wirkt, ruft eine Schubspannung hervor.

14.4 Knochen- und Weichteilbelastungen

Die Druckfestigkeit von Knochen, Sehnen, Bändern und Muskeln ist im allgemeinen höher als ihre Zugfestigkeit. Bei Knochen des erwachsenen Skeletts beträgt die Druckfestigkeit 120 – 160 N/mm² und die Zugfestigkeit nur 60 – 120 N/mm².

Situation: Wir betrachten einen Fall der **Frakturmechanik** und untersuchen die Belastung eines Knochens unter einer extern angreifenden Kraft, wie es in Abb. 14.7 dargestellt ist. Diese Situation findet man bei Gewalteinwirkungen gegen Knochen oft als Ergebnis eines Unfalls.

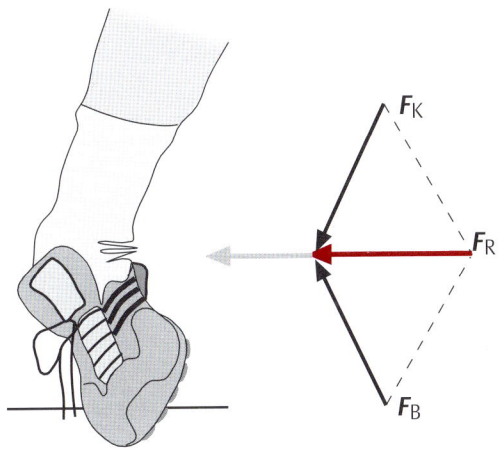

Abb. 14.7: Biegebelastung eines menschlichen Knochens

Bezeichnung	Bedeutung
F	Auf den Knochen einwirkende Kraft
T_{Druck}	Druckspannung
T_{Zug}	Zugspannung
A	Fläche, auf welcher die Kraft angreift
k	Druckfestigkeit des Knochens
s	Zugfestigkeit des Knochens

Biomechanische Analyse

Wir betrachten einen Röhrenknochen, z. B. die Tibia. In der vorliegenden Situation treten keine Schubspannungen auf, und die Normalspannungen greifen ungleichmäßig an, es handelt sich somit um den Belastungsfall der Biegung. Man stellt fest, dass es im Zentrum des Knochens eine Schicht gibt, in der weder Druck- noch Zugspannungen auftreten. Diese Schicht wird als neutrale Faser bezeichnet. Im Inneren des Knochens tritt nur eine geringe Belastung auf, an den äußeren Knochenenden jedoch treten an der einen Seite starke Druck- und an der anderen Seite starke Zugspannungen auf (s. Abb. 14.7). Da die Zugfestigkeit von Knochen geringer als deren Druckfestigkeit ist, bricht der Knochen zuerst auf der durch Zug belasteten Seite. Anhand einiger Zahlenwerte illustrieren wir diese Tatsache.

Größe	Zahlenwert
F	200 N
T_{Druck}	10 000 Pa
T_{Zug}	10 000 Pa
A	20 cm
k	120 – 160 Pa
s	60 – 120 Pa

Bezug zur Praxis

- Der proximale Teil des Femurs bildet in sich einen Winkel, den sogenannten Corpus-Collum-Diaphysen-Winkel. Der normale CCD-Winkel beträgt bei einem Erwachsenen 125°. Mit zunehmendem Alter und Verlust von körperlicher Muskelspannung erfährt der Schenkelhals eine höhere Biegespannung durch physiologische Varusstellung. Diese wird durch die Tendenz zum Übergewicht mit zunehmendem Alter begünstigt. Dadurch erhöht sich die Gefahr einer Femurhalsfraktur. Durch Kräftigung des Muskelkorsetts und adäquate Ernährung kann diesem Risiko vorgebeugt werden.

14.5 Kraftentwicklung im Körper

Muskelkontraktionen sind innere Kräfte. Sie sind schwer direkt zu bestimmen. Die beiden Grundformen der Muskelkontraktion sind die **isometrische** und die **auxotonische Kontraktion**. Diese Kräfte können mit mechanischen und elektrischen Geräten gemessen werden.

Antrieb und Widerstand sind die ursächlichen Bewegungserscheinungen von Kraft. Antrieb verursacht Bewegung, während Widerstand der Bewegung entgegenwirkt. Um einen Anhaltspunkt über die Größe interner Kräfte zu bekommen, bedient man sich vielfach mechanischer Messgeräte. In erster Linie kann die Messung statischer Kräfte realisiert werden. Bei dieser Kraftform stimmt die Größe der Antriebs- und Widerstandskraft überein; somit findet keine Änderung des Bewegungsstatus statt.

▶ *Beispiel:*

Der Bauch des M. biceps brachii einer Person hat eine Querschnittfläche $A = 15\,cm^3 = 1{,}5 \cdot 10^{-5}\,m^2$. Es wird eine Kraft F von 600 N ausgeübt. Die Spannung T im Muskel ergibt sich aus:

$$T = \frac{F}{A} = \frac{600\,N}{1{,}5 \cdot 10^{-5}\,m^2} = 4 \cdot 10^{-7}\,\frac{N}{m^2}$$

Die maximale Spannung, die erreicht werden kann, ist für alle Muskeln annähernd gleich; hier werden physiologische Gegebenheiten verallgemeinert.

Bislang haben wir uns überwiegend mit der Wirkung von äußeren Kräften beschäftigt. Im Stehen wirkt keine sichtbare externe Kraft auf den Körper, dennoch müssen die Muskeln Kraft entwickeln, um diese Stellung im Raum beizubehalten. Wir beschäftigen uns mit der Frage, wie der menschliche Körper Kraft entwickelt. Das führt zur Thematik der internen Muskelkräfte. Ein Muskel besteht aus mehreren Faserbündeln, diese wiederum bestehen aus Zellen mit unterschiedlichem Querschnitt. Die Myofibrillen sind die Kontraktionselemente des Muskels. Der Übergang zwischen den Muskelfaserbündeln und der Sehne, an welcher der Muskel ansetzt, erfolgt über den **Fiederungswinkel** (s. Abb. 14.**8**), der sich während der Muskelkontraktion verändert. Je größer der Fiederungswinkel, umso mehr Muskelfasern können von einer Sehne entspringen.

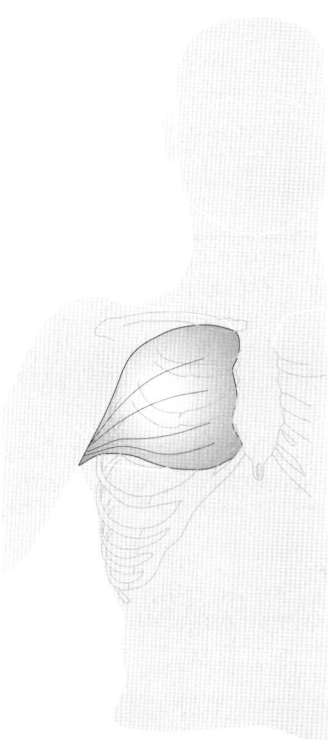

Abb. 14.8: Fiederungswinkel in Ruhe

Muskelkraft ist die allgemeine Bezeichnung für die Kraft eines Muskels. Darunter versteht man i.a. die willkürliche **statische Muskelkraft**. Manche Autoren verstehen darunter auch die willkürliche **dynamische Kraft**, das ist die Kraft, die ein Muskel willkürlich innerhalb eines gezielten Bewegungsablaufs entfalten kann. Eine ungenaue Methode zur selektiven Muskelkraftmessung stellt die Proportionalitätsumfangmessung der Gliedmaßen dar. Die Kraft eines gesunden Muskels kann auch rechnerisch ermittelt werden; man nutzt dabei die Korrelation zwischen Muskelkraft und Muskelquerschnitt aus, da ein linearer Zusammenhang zwischen der maximalen statischen Kraft und dem Querschnitt des Muskels besteht.

(a) Bestimmung des Muskelquerschnitts Q_M: Um präzise Angaben machen zu können, muss man den **physiologischen Muskelquerschnitt kennen**. Darunter versteht man die Querschnittfläche aller Muskelfasern eines spezifischen Muskels, wobei zur Querschnittermittlung jede Muskelfaser senkrecht geschnitten wird. Bei parallelfaserigen Muskeln stimmen anatomischer und physiologischer Querschnitt überein. Der physiologische Muskelquerschnitt kann unter Laborbedingungen exakter ermittelt werden. In der Praxis geht man idealisierend von einer rechteckigen Muskelquerschnittfläche aus. In diesem Fall gilt:

Muskelquerschnitt = Breite des Muskels · Dicke des Muskels

(b) Bestimmung der vom Muskel ausgeübten Kraft F_{Muskel}. Diese berechnet sich dann folgendermaßen:

Muskelkraft =
Durchschnittliche Muskelkraft pro Querschnittfläche · Muskelquerschnitt

Die Kraft pro Querschnittfläche ist abhängig von der Zahl der kontraktilen Elemente und dem Muskeltypus, sie beträgt zwischen $40\,N/cm^2$ und $100\,N/cm^2$. Eine exakte Angabe der Kraft eines einzelnen Muskels pro cm^2 in vivo ist praktisch nicht möglich. Neben dem Muskelquerschnitt ist das **Muskelvolumen** für die maximal zu entwickelnde Kraft ausschlaggebend. Stark vereinfacht kann man das Muskelvolumen wie folgt erklären:

Muskelvolumen = Muskelquerschnitt · Muskellänge

Die maximale Kontraktionskraft des selektierten Muskels hängt u.a. von Faktoren wie Muskelfaserzusammensetzung, Erregungspotential oder Qualität des neuromotorischen Impulses ab. Das **„Alles-oder-nichts-Gesetz"** trifft nicht für den gesamten Muskel zu, denn in der Regel werden nur ca. 60 % der Muskelfasern bei einer willkürlichen Kontraktion erregt, wobei durch einen „eigenen Reflex" nahezu alle motorischen Einheiten innerviert werden können. Ebenso gilt das **Sherrington'sche Gesetz** (postkontraktorische Hemmung); es besagt, dass die maximale Anspannung eines Muskels mit einer Entspannung korreliert.

▶ *Beispiel:*
Die Muskellänge hängt von der Stellung der beteiligten Gelenkpartner ab. Bei minimaler Mitwirkung der Schultermuskulatur verkürzt sich die Länge des M. biceps brachii während der Beugung des Ellenbogens, damit nimmt der Muskelquerschnitt und folglich auch die Muskelkraft zu; sie erreicht bei ca. 130° ihren submaximalen Wert.

Bezug zur Praxis
- Unreflektiertes Muskelaufbautraining im jugendlichen Alter mit Gewichten kann schädliche Auswirkungen auf die Wirbelsäule haben, was zu nicht mehr ausgleichbaren statischen Veränderungen führen kann. Jugendliche mit Skoliosen oder M. Scheuermann verfügen über nicht genügend strukturelle Stabilität sowie knöcherne Substanz und eignen sich somit aus biomechanischer Sicht nicht für zusätzliche leistungssportorientierte körperliche Belastungen in der Pubertät.

Nur ein Teil der von einem Muskel aufgebrachten Muskelkraft F_{Muskel} wird auf die Sehne übertragen. Genauer gilt für die auf die Sehne übertragene Kraft F_{Sehne}:

$$F_{Sehne} = F_{Muskel} \cdot \cos(\alpha)$$

14.5 Kraftentwicklung im Körper

Dabei bezeichnet α den Fiederungswinkel. Für parallelfaserige Muskeln gilt $\alpha = 0°$; wegen $\cos(0°) = 1$ folgt daher:

$$F_{Sehne} = F_{Muskel}$$

Bei bekanntem Querschnitt eines Muskels und bekannter Faserlänge ist es möglich, die Muskelarbeit W_{Muskel} zu berechnen (vgl. Kap. 10.1):

$$Muskelarbeit = Muskelkraft\ pro\ cm^2 \cdot Muskelquerschnitt \cdot \tfrac{1}{2}\ Länge\ der\ Muskelfasern$$

▶ **Beispiel:**

Wir betrachten einen Muskel, der eine Breite von $1.5\,cm$ und eine Dicke von $2\,cm$ hat; dessen Muskelkraft pro cm^2 betrage $50\,N$. Wir berechnen zunächst den Querschnitt des Muskels:

$$Muskelquerschnitt = Breite\ des\ Muskels \cdot Dicke\ des\ Muskels = 1.5\,cm \cdot 2\,cm = 3\,cm^2$$

Sodann bestimmen wir die vom Muskel ausgeübte Kraft:

$$Muskelkraft = Durchschnitt\ an\ Muskelkraft\ pro\ Querschnittsfläche \cdot Muskelquerschnitt$$

$$= 50\,\frac{N}{cm^2} \cdot 3\,cm^2 = 150\,N$$

Beträgt die Länge des betrachteten Muskels $6\,cm$, so ist die von ihm verrichtete Arbeit:

$$Muskelarbeit = Muskelkraft\ pro\ cm^2 \cdot Muskelquerschnitt \cdot \tfrac{1}{2}\ Länge\ der\ Muskelfasern$$

$$= 50\,\frac{N}{cm^2} \cdot 3\,cm^2 \cdot \tfrac{1}{2} \cdot 4\,cm = 300\,N\,cm$$

Anschließend sind wichtige Einflussfaktoren zur Evaluierung der Kraftmessung in Form eines Arbeitsblattes tabelliert. Die rechte Spalte der Tab. 14.5 ist zum Ausfüllen vom Therapeuten vorgesehen. Exemplarisch sind Daten einer Musterpatientin eingetragen. Dabei stellt sich die Frage, ob Entscheidungsprozesse von Therapeuten genügend wichtige Faktoren berücksichtigen können, welche nur mit exakter Datenerhebung erfassbar sind.

Kraftmessungsfaktoren	Beispiel
Selektierter Muskel	M. quadriceps femoris (links)
Konstitutionstyp	athletisch
Alter, Geschlecht und Größe	25 Jahre, weiblich, $1.70\,m$
Selektive Körperteilmasse	$11.7\,kg$ (Oberschenkel)
Selektive Körperteilgröße	Oberschenkel: $41\,cm$, Unterschenkel: $39\,cm$
Bewegungsachse und -ebene	Transversalachse in der Sagittalebene
Gelenkachse und -winkel	Kniegelenk, $70°$ (sitzend)
Widerstandsangriffspunkt	$16\,cm$ distal des Knies (TKSP)
Größe des Widerstandes	nur Körperteilgewicht, d. h. $117\,N$

Tab. 14.5:
Beispiel eines Arbeitsblattes mit exemplarischen Krafteinflussgrößen

Art der Kontraktion	statisch-konzentrisch
Winkelbeschleunigung	statisch
Bewegungsdauer	statisch
Bewegungseinschränkung	Muskelatrophie nach Femurfraktur
Umfangmessung	20 cm prox. Knie; **links:** 45 cm, **rechts:** 50 cm
Muskellänge	50 cm

Die traditionelle manuelle **Muskelkraftprüfung** (*Janda* 0 – 5) ist eine rasch durchführbare Methode, ergibt aber lediglich eine subjektive Bewertung der Kraft, d. h eine Beurteilung einer Muskelgruppe nur bezüglich ihrer Gesamtfunktionalität mittels Vergleichsverfahren. Sie sagt wenig über die selektive Muskelkraft aus.

14.6 Kontrollfragen

- ✓ Was besagt die relative Dichte?
- ✓ Welche Parameter beeinflussen den hydrostatischen Druck?
- ✓ Worin liegt die therapeutische Relevanz des Archimedischen Prinzips?
- ✓ In welchem Wasser ist das Schwimmen leichter, in Salz- oder in Süßwasser? Warum?
- ✓ Welche Dichte hat ein schwimmender Gegenstand, der zu einem Drittel aus dem Wasser ragt?
- ✓ Erklären Sie die Ursache des Auftriebes in Flüssigkeiten.
- ✓ Warum sind bei Patienten mit beeinträchtigtem Kreislaufsystem abrupte Lageänderungen zu vermeiden?
- ✓ Bestimmen Sie Ihre eigene effektive Gewichtskraft.
- ✓ Was versteht man unter dem Auftriebsschwerpunkt, und wo liegt er im menschlichen Körper im Vergleich zum Körperschwerpunkt?
- ✓ Wieso ist der Auftriebsschwerpunkt in der Hydrotherapie zu berücksichtigen?
- ✓ Welche Rolle spielen die Elastizität von Bändern und Sehnen aus biomechanischer Sicht?
- ✓ Wann besteht ein Zusammenhang zwischen Spannung und Dehnung?
- ✓ Unter welcher Art von Spannung stehen die Kreuzbänder in Knieflexion?
- ✓ Welche Belastungsarten kommen in der Biomechanik des Menschen am häufigsten vor? Geben Sie dazu jeweils ein praxisrelevantes Beispiel an!
- ✓ Welcher Belastungsfall liegt beim Sturz auf den Unterarm vor? Analysieren Sie die Entstehungsform der möglichen Verletzungen.
- ✓ Was versteht man unter Frakturmechanik?
- ✓ Bei einem Tritt gegen das Schienbein wirkt eine Kraft von 300 N, bestimmen Sie die auftretenden Druck- und Zugspannungen.

14.6 Kontrollfragen

- ☑ Was ist der Fiederungswinkel, und welchen Einfluss hat er auf die Kraft, welche der Muskel auf die Sehne überträgt?
- ☑ Bestimmen Sie die ungefähre Querschnittfläche Ihres M. biceps brachii in Ruhe/Spannung und berechnen Sie, welche Maximalkraft dieser potentiell aufbringen kann.
- ☑ Welche Arbeit kann Ihr M. quadriceps femoris verrichten?
- ☑ Warum verwendet man bei manchen Sportarten Schienbeinschützer?

Anhang

Anhang

Wichtige Werte der Winkelfunktionen							
Winkel	0°	30°	45°	60°	90°	120°	180°
sin	0	$\frac{1}{2}$	$\frac{1}{\sqrt{2}}$	$\frac{\sqrt{3}}{2}$	1	$\frac{\sqrt{3}}{2}$	0
cos	1	$\frac{\sqrt{3}}{2}$	$\frac{1}{\sqrt{2}}$	$\frac{1}{2}$	0	$-\frac{1}{2}$	-1

Griechische Buchstaben (Auswahl)	
Buchstabe klein/groß	Aussprache
α / A	alpha
β / B	beta
γ / Γ	gamma
δ / Δ	delta
ε / E	epsilon
ϕ / Φ	phi
μ / M	mü
π / Π	pi
σ / Σ	sigma
ρ / P	rho
ω / Ω	omega

Arbeitsblatt Körperschwerpunkt

Patientendaten:

Körperteil	Anteil an Gesamtmasse in %	x-Koordinate des TKSP	y-Koordinate des TKSP	Spalte 2 · Spalte 3	Spalte 2 · Spalte 4
Unterarm u. Hand links	2.55				
Oberarm links	3.3				
Unterschenkel u. Fuß links	5.95				
Oberschenkel links	10.5				
Unterarm u. Hand rechts	2.55				
Oberarm rechts	3.3				
Unterschenkel u. Fuß rechts	5.9				
Oberschenkel rechts	10.5				
Rumpf	47.4				
Kopf u. Nacken	8				
KSP				x Koordinate	y-Koordinate

Arbeitsblatt Krafteinflussgrößen

Patientendaten:

Kraftmessungsfaktoren	Daten
Selektierter Muskel	
Konstitutionstypus	
Alter, Geschlecht und Größe	
Selektive Körperteilmasse	
Selektive Körperteilgröße	
Bewegungsachse und -ebene	
Gelenkachse und -winkel	
Widerstandsangriffspunkt	
Größe des Widerstandes	
Art der Kontraktion	
Winkelbeschleunigung	
Bewegungsdauer	
Bewegungseinschränkung	
Umfangmessung	
Muskellänge	

Literatur

Bell, F.: Principles of Mechanics and Biomechanics. Stanley Thornes Publishers, Bolton 1998.

Brokmeier, A.: Manuelle Therapie. Enke Verlag, Stuttgart 1995.

Burstein, A. H., Wright, T. M.: Biomechanik in Orthopädie und Traumatologie. Thieme Verlag, Stuttgart – New York 1997.

Cochran, G. B. van: Orthopädische Biomechanik. Enke Verlag, Stuttgart 1988.

Debrunner, H. U.: Biomechanik des Fußes. Enke Verlag, Stuttgart 1985.

Harten, H.-U.: Physik für Mediziner. Springer, Berlin – Heidelberg – New York 1997.

Jahrreiss, H.: Einführung in die Physik. Deutscher Ärzte Verlag, Köln 1985.

Kassat, G.: Biomechanik für Nicht-Biomechaniker. Fitness-Contur-Verlag, Bünde 1993.

Kapandji, I. A.: Funktionelle Anatomie der Gelenke, Bd. I – III. Enke Verlag, Stuttgart 1992.

Le Veau B. F.: Biomechanics of Human Motion. Saunders Company, Philadelphia 1992.

Luttgens, K., Deutsch, H., Hamilton, N.: Kinesiologie. Wm. C. Brown Publishers, USA 1992.

Roberts, S. L., Falkenburg, S. A.: Biomechanics: Problem Solving for Functional Activity. Mosby Year Book, St. Louis 1992.

Schmalz, T.: Biomechanische Modellierung menschlicher Bewegung. Verlag K. Hofmann, Schorndorf 1993.

Watkins, J.: An Introduction to Mechanics of Human Movement. Petroc Press, Newbury 1996.

Willimczik, K. et al.: Biomechanik der Sportarten. Rororo 1989.

Stichwortverzeichnis

A

Achse 12
Abszissenachse 27
Agonist 17
Akinese 49
Alles-oder-Nichts-Gesetz 204
Analyse, anatomische 162
Analyse, biomechanische 144
angewandte Biomechanik 3
Antagonist 17
anterior 14
Anteroposteriorebene 14
Anziehungskraft 60, 79
Arbeit 126, 127, 129
Arbeit, mechanische 125
Arbeit, nutzbringende 136
Arbeitsvermögen 131
Archimedisches Prinzip 191
Argument 25
Auftrieb 89, 180, 191
Auftrieb, statischer 190
Auftriebskraft 190, 191, 192
Auftriebsschwerpunkt 192
Auftriebsverhalten 191
Ausdruck 20

B

Basisgröße 44
Bedingungsaussage 5
Belastungen des Lumbosakralgelenkes 144ff
Belastungen beim Abrollen des Fußes 171
Belastungen beim Gehen und Stehen 166
Belastungen der Ferse 169
Bestimmungsgleichung 22
Beschleunigung 47
Beschleunigung, negative 48
Beschleunigungsarbeit 129

Bewegung, fortschreitende 45
Bewegung, Gesetze der 59
Bewegung, gleichmäßig beschleunigte 48
Bewegung, gleichförmige 45
Bewegung, lineare 45
Bewegung, ungleichförmige 45
Bewegung, zusammengesetzte 52
Bewegungsanalyse 162
Bewegungsablauf, kinematischer 81
Bewegungsgröße 82
Bezugssystem 12
Biegung 198
Biomechanik der Rumpfflexion 146 ff
Biomechanik, qualitative 178
Biomechanik therapeutischer Übungen 184 ff
Biomechanische Analyse der Kopfhaltung 148 ff
Biomechanische Analyse des Aufstehens 152 ff
Biomechanik das Hebens 157 ff
Biomechanik des Hüftgelenks 154 ff
Bogenmaß 30
Bodenreaktionskraft 84, 85, 87

C

CCD-Winkel 202
Claudicatio intermittens 49
Cobb-Verfahren 32

D

Deformation 195
Deformationsarbeit 130
Deformationsenergie 131, 134
Deformationsweg 134

Dehnung 195, 196, 198
Diarthrosengelenk 18
Dichte 53
Dichte, relative 188, 189
Dimension 44
distal 14
dorsal 14
Drehachse 49, 94, 96
Drehbewegung 49, 94
Drehbewegungsgröße 110
Drehbewegungsgröße, Vektordarstellung 110
Drehfrequenz 50
Drehimpuls 106
Drehkraft 94, 95
Drehmoment 95, 96, 127
Drehmoment, Bestimmung 97
Drehmoment, internes 96
Drehmoment, externes 96
Drehpunkt 94, 96, 114
Drehrichtung 110
Drehwiderstand 103
Drehwinkel 49, 130
Drehzahl 50
Dreieck, nichtrechtwinkliges 36
Dreieck, rechtwinkliges 34, 36
Druck 197
Druck, hydrostatischer 189
Druckkraft 61
Druckspannung 196
Durchschnittsgeschwindigkeit 46
Dynamik 6

E

Ebene 12
Ebene, schiefe 121, 123
Einheit 44
Einheitensystem 44
Elastizitätsgrenze 196
Elastizitätskonstante 134
Elastizitätsmodul 196

Energie 130
Energieaufwand 174
Energiebedarf 174
Energie der Bewegung 132
Energie der Lage 133
Energie, kinetische 131, 132, 133, 134
Energie, nutzbringende 136
Energie, potentielle 131, 132, 133
Energieerhaltungssatz der Mechanik 133
Erdanziehung 54
Erdbeschleunigung 48
Ergometertraining 50
Exkursionswinkel 30

F

Fahrradergometer 50
Facilitation, assistive 73
Fallbeschleunigung 48
Falltraining 87
Fiederungswinkel 203
Fluid 188
Fluid, inkompressibel 188
Frakturmechanik 201
Freikörperdiagramm 88, 89, 90, 108, 122, 142, 179
Freischneiden 88
Friktion 62
Frontalachse 12
Frontalebene 12, 14
Funktion 25
Funktion, trigonometrische 36
Funktionsgleichung 25

G

Ganganalyse 164 ff
Gangzyklus 164
Gelenkkinematik 176
Gelenkkraft 144
Gegenkraft 84
Gehtempo 166
Gegenvektor 38
Gelenk, dreiachsiges 18
Gelenk, einachsiges 18
Gelenk, zweiachsiges 18
Gerade 29
Gesamtmoment, resultierendes 114
Gesetzesaussage 5

Geschwindigkeit 45, 48
Geschwindigkeitsvektor 52
Gewicht 54, 80, 180
Gewichtskraft 119, 190
Gewichtskraft, effektive 191
Gewichtskraft, reale 191
Gleichgewicht 70, 89
Gleichgewicht, dynamisches 89
Gleichgewicht, indifferentes 71
Gleichgewicht, labiles 71
Gleichgewicht, stabiles 70
Gleichgewicht, statisches 89
Gleichgewicht, translatorisches 89, 101
Gleichgewichtsbedingung der Statik 102, 141
Gleichgewichtsbedingung, erste 89, 102
Gleichgewichtsbedingung, zweite 102, 118
Gleichgewichtstraining 109, 130
Gleichung 22
Gleichung, identische 22
Gleichung, lineare 23
Gleichung, nichtlineare 23
Gleichung, quadratische 23
Gleitreibung 63
Gradmaß 29
Gravitation 60, 79
Gravitationsgesetz 79
Gravitationskonstante 79
Gravitationskraft 79
Größe, abgeleitete 44
Größe, physikalische 44
Grundgrößeneinheiten 44

H

Haftreibung 63
Haftungskraft 85
Hanavan-Modell 14
Hangabtriebskraft 122
Harvard-Stepptest 176
Hauptachse 12
Hebel 113
Hebel, einseitiger 114
Hebel, zweiarmiger 181
Hebel, dritter Klasse 114, 115
Hebel, erster Klasse 114, 115
Hebel, Klassifikation 114
Hebel, zweiseitiger 114
Hebel, zweiter Klasse 114
Hebelarm 96

Hebelgesetz 117, 118
Hebelsystem 113
Heben, ergonomisches 81
Hookesches Gesetz 196
Horizontalebene 14
Horiozontalkomponente 77
Hubarbeit 127, 128, 183
Hubenergie 176
Hubleistung 136
Hydrodynamik 188
Hydrostatik 188
Hydrostatisches Paradoxon 190
Hypotenuse 34

I

Impuls 81, 82
Impulsformen 82
Impulsübertragung 92
Intervalltraining 175

J

Joule 126

K

Kathete 34
kaudal 14
Kippkante 107
Kippmoment 107
Kinetik 6
Kinematik 6
kinematische Muskelketten 53
Klappsches Kriechverfahren 64
Kniegelenkdrehmoment 123
Kniestreckergerät 6, 51, 61
Kniestreckermuskulatur 101
Körpergewicht 54
Körperfunktionsarbeit, interne mechanische 126
Körperlot 35
Körperproportionen 16
Körperschwerpunkt 65, 108, 166, 176, 192
Körperschwerpunkt, Ermittlung 61, 65
Körperschwerpunkt, Verlagerung 69, 130
Konstante 20
Kontraktionskraft 204
Kombinationsbewegung 8

Komponentenzerlegung 75, 76, 77
Koordinatenachse 27
Koordinatensystem, kartesisches 27
Kontaktkraft 60, 61
Kontraktion, auxotonische 202
Kontraktion, isometrische 202
Kosinus 36
Kosinussatz 36
Kraft 54, 59, 71, 84, 113, 117
Kraft, äussere 61, 88, 90
Kraft, innere 61, 88
Kraft, resultierende 71, 72
Kraftabtausch 85
Kraftangriffspunkt 60, 89, 113, 114
Kraftarm 113, 117
Kraftmessung, Einflussfaktoren 206
Kraftreduzierung 119
Kraftstoß 82
Kraftsystem, lineares 62
Kraftsystem, konkurrentes 62
Kraftumlenkung 119, 120
Kraftwirkung, dynamische 61
Kraftwirkung, statische 61
Kraftwirkungslinie 96
Kraftvektor 60, 89, 96
Kräftepaar 84, 86, 87
kranial 14
Krümmung, lordotische 18
Krümmung, kyphotische 18

L

Lageenergie, s. Energie potentielle
Länge 45
Last 113, 117
Lastangriffspunkt 114
Lastarm 113, 117
Lastweg 119
lateral 14
Lateralebene 14
Leistung 135, 136, 188
Lot 35

M

Masse 45, 53
Massenträgheitsmoment 103
Maßeinheit 44

medial 14
Menge 20
Moment 96, 130
Moment, linksdrehend 101, 102
Moment, rechtsdrehend 101, 102
Momentanachse 141
Muskel, agonistisch 92
Muskel, antagonistisch 92
Muskelarbeit 130, 206
Muskelarbeit, physiologische 125
Muskelenergie, potentielle 132
Muskelkraft 134, 203, 204, 206
Muskelkraft, dynamische 203
Muskelkraft, statische 203
Muskelkraftdrehmoment 98, 99, 101
Muskelkraftprüfung 206
Muskelkontraktion 17
Muskelkontraktionskraft 97
Muskellänge 17
Muskelquerschnitt 17, 203, 205
Muskelspannung 130
Muskelvolumen 17, 204

N

Neigungswinkel 121, 123
Neuromuskulärdehnungstest nach Lasègue 198
Newton 54, 59, 80, 96
Newtonsches Gesetz, der Beschleunigung 80
Newtonsches Gesetz, erstes 59
Newtonsches Gesetz, zweites 79
Newtonsches Gesetz, drittes 84
Newtonmeter 96, 127, 130
Neutral-Null-Methode 33
Neutral-Null-Stellung 33
Normalkraft 63, 122, 123
Normalspannung 197
Nullpunkt 27

O

Ordinatenachse 27

P

Pascal 189
Periodendauer 50

phasische Muskulatur 16
Polygonzug 29
Polygonmethode 40
posterior 14
Potenz 20
Proportionalität 20
proximal 14
punctum fixum 17
punctum mobile 17
Punkt 29
Punktmenge 29
Pythagoras, Satz des 34

Q

Quadrant 28

R

Ratschow-Test 46
Reaktionskraft 84
Rechte-Hand-Regel 110, 111
Reibungszahl 63
Referenzachse 13
Referenzebene 13
Regel, goldene der Mechanik 120
Reibung 62, 89
Reibungsarbeit 129
Reibungskoeffizient 63, 64, 88
Reibungskraft 62, 85
Rekrutierungseffekt 83
Resultierende 39, 73, 74
Rolle, anatomische 120
Rolle, feste 119
Rolle, lose 119
Rollreibung 63
Rotation 45, 49, 94, 106

S

Sagittalachse 12
Sagittalebene 12, 14
Sakralwinkel 144
Schenkel eines Winkels 30
Scheitelpunkt eines Winkels 30
Scherkraft 61
Scherung 199
Schnittprinzip 88
Schrittfrequenz 164, 166
Schrittlänge 164, 166
Schubspannung 197

Schweredruck 189, 191
Schwungphase 164
Segmentmethode 66
Sherrington'sches Gesetz 204
Sinus 35
SI-System 44
Skalar 37
Spannung 195, 196
Standfestigkeit 108
Standmoment 107
Statik 6
Stauchung 198
Steigung, prozentuale 121
Strahl 29
Strecke 29
Strömungswiderstand 89, 179, 180
Symbole, mathematische 21
Synarthrosegelenk 18
Synergist 17

T

Tangentialspannung 197
Teilkörperschwerpunkt 66
Tempo 47
Term 20
Tiffeneau-Test 184
tonische Muskulatur 16
Torsion 18, 200
Traktion 88
Trägheit 59, 80
Trägheitsgesetz 59
Trägheitsmoment 103 104, 105
Translation 6, 94, 106
Translationsbewegung 45
Transversalachse 12
Transversalebene 12, 14

U

Umdrehung 50
Umlenksysteme 119
Unabhängigkeitsgesetz der Bewegungen 52
Unabhängigkeitsprinzip 71
Unbekannte 22
Ungleichung 22
Unterstützungsfläche 70, 85
Ursprung 27

V

Variable 20
Variable, abhängige 25
Variable, unabhängige 25
Vektor 37
Vektor, Addition 39
Vektors, Betrag 38
Vektor, Darstellung 37
Vektor, freier 38
Vektor, gebundener 60
Vektor, Komponente 39
Vektor, Länge 38
Vektor, skalare Multiplikation 41
Vektor, Subtraktion 39
ventral 14
Veränderliche 25
Verformung, elastische 194
Verformung, plastische 194
Verformungsarbeit 128
Vertikalkomponente 77
Vorteil, mechanischer 114

W

Watt 135
Weber-Fickscke Regel 196
Weg-Zeit-Diagramm 45
Winkel 29
Winkel, orientierter 29
Winkelbeschleunigung 51
Winkelgeschwindigkeit 49
Winkelhebel 118
Winkeltypen 33
Wirkungsgrad 136
Wirkungslinie 60

Z

Zeit 45
Zehn-Segmente-Modell 14
Zug 197
Zugkraft 61, 88, 119
Zugspannung 196
Zugweg 119
Zwischenstandphase 164

Klar, einprägsam & präzise

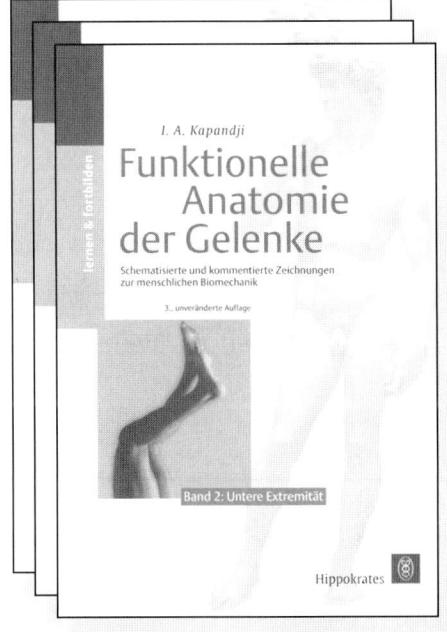

I. A. Kapandji

Funktionelle Anatomie der Gelenke

Schematisierte und kommentierte Zeichnungen zur menschlichen Biomechanik
Übersetzt von J. Koebke.

Band 1: Obere Extremität
3., unveränd. Auflage 1999,
300 S., 550 Abb., kt.,
DM 79,– / ÖS 577 / SFr 72,–
ISBN 3-7773-1401-3

Band 2: Untere Extremität
3., unveränd. Auflage 1999, 256 S.,
690 Abb., kt.,
DM 79,– / ÖS 577 / SFr 72,–
ISBN 3-7773-1402-1

Band 3: Rumpf und Wirbelsäule
3., unveränd. Auflage 1999, 256 S.,
690 Abb., kt.,
DM 79,– / ÖS 577 / SFr 72,–
ISBN 3-7773-1403-X

Serienpreis Band 1, 2, 3,
DM 198,– / ÖS 1.452 / SFr 177,–
ISBN 3-7773-1400-5

Mit klaren, einprägsamen schematischen Zeichnungen und knappen, aber präzisen Begleittexten wird dem Leser die Biomechanik der Gelenke verdeutlicht. Aufgrund seiner fundierten anatomischen Kenntnisse und seines sicheren Gespürs für das Wesentliche gelingt es dem Autor, auch komplexe Zusammenhänge anschaulich darzustellen. Das Nebeneinander von Text und Bild erleichtert dem Lesenden das Verständnis. Im Zusammenhang entstehende Fragen werden stets über das Bild beantwortet.

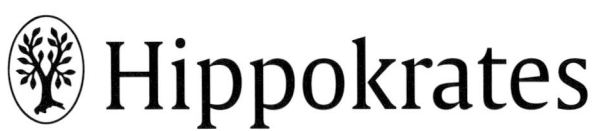

Mit Schwung über die Prüfungshürde

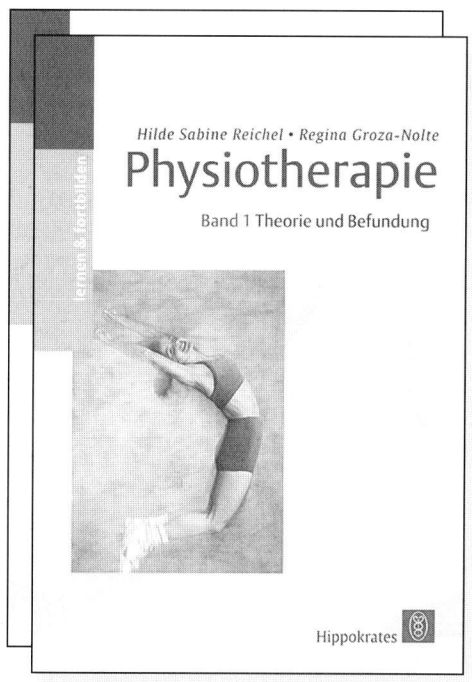

Band 1: **Theorie und Befundung**

1998, 302 S., 433 Abb., kt.
DM 99,– / öS 723 / sFr 90,–
ISBN 3-7773-1309-2

Aus dem Inhalt Band 1:
Grundlagen • Bewegung • Mechanik • Training • Befunderhebung • Neutral-Null • Muskelfunktion Verkürzung • Hypermobilität

Band 2: **Praxis**

1998, 278 S., 604 Abb., kt.
DM 99,– / öS 723 / sFr 90,–
ISBN 3-7773-1310-6

Aus dem Inhalt Band 2:
Passives Bewegen • Aktives Bewegen Halten • Gangschulung

Band 1 und Band 2 zusammen
DM 168,– / öS 1.226 / sFr 149,–
ISBN 3-7773-1329-7

Mehr Lernerfolg durch Visualisierung:

Das ist das überzeugende Grundprinzip dieses herausragend illustrierten Lehrbuchs für Physiotherapie-Schüler. Mit diesem praxisorientierten Studienbuch verfügen Sie über ein optimales Arbeitsmittel für die Ausbildung, das Ihnen sicher über Prüfungshürden hilft. Und auch später in der Praxis eignet es sich hervorragend zum Nachschlagen, Memorieren und Trainieren!

Hippokrates